张锡纯用药心法丛书

现代中医临床高级参考书
中医各家学说教学参考书

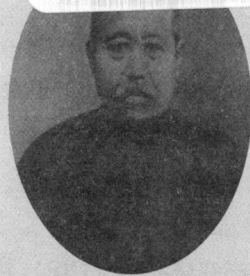

张锡纯用石膏

主编 李成文

中国医药科技出版社

内 容 提 要

　　本书汇集张锡纯临证应用石膏的理、法、方、药、医案与医话，辑石膏方剂 36 首，医案 200 余则，医案涉及内、外、妇、儿等 60 余种病证。可作为中医各家学说辅导参考用书，也适合临床、文献研究者对张锡纯使用的药物进行专题研究参考之用，更适合中医各科临床工作者、中医爱好者系统研究学习张锡纯用药经验之用。

图书在版编目（CIP）数据

张锡纯用石膏 / 李成文主编 . — 北京：中国医药科技出版社，2016.8
（张锡纯用药心法丛书）
　ISBN 978-7-5067-7740-7

　Ⅰ．①张…　Ⅱ．①李…　Ⅲ．①中医学 – 临床医学 – 经验 – 中国 – 现代
Ⅳ．① R249.7

　　中国版本图书馆 CIP 数据核字（2016）第 246487 号

美术编辑　陈君杞

出版　中国医药科技出版社
地址　北京市海淀区文慧园北路甲 22 号
邮编　100082
电话　发行：010 - 62227427　邮购：010 - 62236938
网址　www.cmstp.com
规格　710 × 1000mm $^1/_{16}$
印张　14 $^1/_4$
字数　214 千字
版次　2016 年 8 月第 1 版
印次　2020 年 10 月第 2 次印刷
印刷　三河市百盛印装有限公司
经销　全国各地新华书店
书号　ISBN 978-7-5067-7740-7
定价　32.00 元

编　委　会

主　编　李成文

副主编　张洁玉　马艳妮

编　委　李成文　张洁玉　马艳妮　申旭辉

前　言

　　张锡纯（1860~1933 年）是清末民初著名医学家，学验俱丰。他从 1918 年到 1933 年历经 15 年时间，总结了自己学习、研究中医的心得体会与临床经验，编纂完成《医学衷中参西录》一书。内容包括医方、病证、药解、医论、医话随笔、伤寒等部分，还有大量详细记录其临证精华的医案夹杂其中。该书重视理论，阐发配伍，详述医案，活用经方，化裁古方，创制新方，擅长小方，精研药性，强调生用，善投大剂，喜用对药，注重用法，一经问世，即洛阳纸贵，对后世产生了巨大的影响。

　　《医学衷中参西录》采用方中夹案、病中夹案、药中夹案、论中夹案、医话随笔中夹案，方后附案、病后附案、药后附案、论后附案、医话随笔后附案，案中论方、案中论药、案中论病、案中论理，方中论病、方中论理、方中论药，药中论理、药中论方、药中论病、药后附案，论中夹药、论中夹方、论中夹病、论中夹案、论后附案，杂谈随笔其他中论理、杂谈随笔其他中论方、杂谈随笔其他中论药、杂谈随笔其他中夹案、杂谈随笔其他中附案等编写方法，因撰写时间跨度长达 15 年，体例不一，随写随刊，分五次出版，这导致同一内容分散于多个篇章，给后人系统阅读和掌握张锡纯的学术思想与临证用药心法带来了诸多不便。

　　本丛书共 10 本，其中 9 本分别从石膏、人参、山药、山茱萸、黄芪、桂(桂枝、肉桂)、赭石、姜、龙牡 (龙骨、牡蛎) 的角度来写，以药为纲，以点带面，将同一味中药在张锡纯行医的不同时期、分散在书中不同位置的相关应用收集到一起，包括功效、用法、配伍、相关方剂和医案，以期通过专药专题的形式学习张锡纯用药经验，实现对《医学衷中参西录》一书的全面梳理和学习。另外 1 本《张锡纯用小方》是以方为纲，以临证医案为核心，系统地总结了张锡纯用小方思路的特色，有利于学习与掌握其应用小方的配伍规律与用药经验。希望这种重构类编性质的编排方式，能够帮助读者对经典著作《医学衷中参西录》有一个清晰、系统、全面地认识，从而更好地学习和继承。

丛书遵从以经解经，内容完全出自《医学衷中参西录》一书，最大限度地反映张锡纯本人的经验论述，不添加任何现代人的观点和评价，希望读者读来能有原汁原味、酣畅淋漓的感觉。另外，凡入药成分涉及国家禁猎和保护动物的（如犀角、虎骨等），为保持古籍原貌，原则上不改。但在临床运用时，应使用相关的替代品。

承蒙中国医药科技出版社、《中医各家学说》精编教材编委会、中华中医药学会名医学术思想研究分会的大力支持，使本书得以付梓。

限于作者水平，不当之处敬请斧正。

李成文

于 2016 年孟夏

编写说明

　　本书是作者在长期研读《医学衷中参西录》及编纂《中医学术流派医案·张锡纯医案》的基础上，对张锡纯临证应用石膏的理、法、方、药、医案与医话等进行全面梳理，分类归纳，总结药性功效，配伍规律，汇录方剂，集腋医案，纂成本书，四易其稿。以药为纲，以方为目，以临证医案为核心，涵盖内、外、妇、儿各科疾病。具体内容如下：

　　1. 药效与用法，包括性味、归经、功效、主治、配伍、剂量、用法、禁忌等。

　　2. 石膏方剂分为组成、主治、加减、用法、方论等，按音序排列。方论涵盖经论、病机阐发、辨证思路、方义分析、用药心得、药药配伍、药方配伍、中西药配伍、药药鉴别、方方鉴别、证证鉴别、前人用药得失评价等。对少数没有方名的方剂根据具体情况给予新的方名，所加内容均注明"编者注"，以示区别。原方剂组成中无该药者，若随证加减中，应用该药极具特色者，也酌情选用。医案及论述中所用方剂没有药物组成者，为方便对原文的理解，均用括号注明原方剂药物组成、煎煮与应用方法、主治病证等。

　　3. 医案，汇集《医学衷中参西录》中全部应用石膏的医案，包括张氏所治医案、其子与门徒所治医案、指导他人用药医案、他人用其方药所治医案，及张氏摘录历代名医应用石膏的医案。非张氏所治医案均在案末注明"本案为他人所治，编者注"。出自不同章节的同一医案只取其一，于案后注明另一医案的出处，便于读者相互合参，有利于掌握其处方用药特点。

　　张锡纯用石膏医案按内科、妇科、儿科、外科、五官科分类，14 岁及以下归入儿科。内科医案按肺病、心病、脾胃病、肝胆病、肾病、其他杂病排序；妇科医案按月经病、妊娠病、产后病、杂病排序；儿科医案参考内科排序；

外科病医案按疮疡、皮肤病、肛肠病、性传播病排序。最后附以他人用石膏医案，以满足临床实际需要。所有选录内容全部出自《医学衷中参西录》，只对原文归纳综合，并标明出处，不妄评其内容，使其能尽量原汁原味地反映张锡纯临证应用石膏的心得。

4. 对于必须要说明的问题，采用加编者注的形式用括号标注。

本书系统总结了张锡纯应用石膏的临证经验与心得，希望对进一步挖掘中医学宝库、提高临床疗效、发扬光大中医学具有重要的现实意义和深远的历史意义。

本书李成文及申旭辉编写前言、编写说明、第三章第二节、第三节、第四节、第五节计5万字；张洁玉编写第一章、第三章第一节计10万字；马艳妮编写第二章、第四章计6万余字。李成文通审全稿。

编　者

2016 年孟夏

目 录

第一章 药效与用法

愚临证四十余年，重用生石膏治愈之证当以数千计。有治一证用数斤者，有一证而用至十余斤者，其人病愈之后，饮食有加，毫无寒胃之弊。

寒温为病中第一险证，而石膏为治寒温第一要药。愚生平习用生石膏，未尝少有失误，而俗医见愚重用生石膏之方，病虽治愈，亦骇为鲁莽，或目为行险侥幸。

夫愚之被谤何足惜，独惜夫石膏之功用，原能举天下病热之人，尽登之清凉之域。而愚学浅才疏，独不能为石膏昭雪，俾石膏之功用大显于世。每一念及，曷胜扼腕。因思《伤寒论》序中大意谓其宗族素藩盛，自建安纪年以来，族人多患伤寒，大抵委付凡医，恣其所措，以致户口凋零，遂感愤而作《伤寒论》，故一百一十三方中，救误治之方几居其半。夫仲景为医中之圣，犹任其族人之患伤寒者，为庸医所误而不能以苦口争，何况于愚也。又何怪乎愚用生石膏而遭谤也。愚今师仲景感愤著书之意，僭成《医学衷中参西录》一书。于石膏治愈之案，不觉语长词复，言之慨切，非过为石膏延誉也，实欲为患寒温者，广开生路也。天下后世之仁人君子览斯编者，必当有所兴起也。(《医学衷中参西录·治伤寒温病同用方·仙露汤》)

第一节 药性

石膏性微寒，《本经》原有明文，虽系石药，实为平和之品。且其质甚重，六钱不过一大撮耳。其凉力，不过与知母三钱等。而其清火之力则倍汗之，因其凉而能散也。尝观后世治温之方，至阳明腑实之时，始敢用石膏五六钱，岂能知石膏者哉。然必须生用方妥，煅者用至一两，即足偾事，此编例言中，曾详论之。又此方所主之证，或兼背微恶寒，乃热郁于中，不能外达之征，

非真恶寒也。白虎汤证中，亦相有如此者，用石膏透达其热，则不恶寒矣。（《医学衷中参西录·治温病方·清解汤》）

石膏性本微寒，而以治寒温之热百倍于他药者，以其味微辛，阴中含阳而善发汗也。然宜生用，而不宜煅用。（《医学衷中参西录·治伤寒温病同用方·仙露汤》）

《神农本草经》谓其微寒，则性非大寒可知。（《医学衷中参西录·石膏解》）

至石膏《本经》原谓其微寒，亦系和平之品，若遇寒温大热，为挽回人命计，有时不得不多用，彼见愚所拟之方，一剂恒至七八两，畏其分量过重而不敢轻用，皆未知药性者也。（《医学衷中参西录·第五期》）

夫以七岁孺子，约一昼夜间，共用生石膏六两，病愈后饮食有加，毫无寒中之弊，则石膏果大寒乎？抑微寒乎？此系愚初次重用石膏也。故第一次只用一两，且分三次服下，犹未确知石膏之性也。世之不敢重用石膏者，何妨若愚之试验加多以尽石膏之能力乎？（这是张锡纯在治其长子荫潮，七岁时，感冒风寒，四五日间，身大热，舌苔黄而带黑。孺子苦服药，强与之即呕吐不止。遂单用生石膏两许，煎取清汤，分三次温饮下，病稍愈。又煎生石膏二两，亦徐徐温饮下，病又见愈。又煎生石膏三两，徐徐饮下如前，病遂痊愈案后，对大多数本草文献中石膏性大寒发出的质疑。编者注）（《医学衷中参西录·石膏解》）

《神农本经》药性有寒、有微寒，微寒即后世所谓凉也。石膏之性，《本经》明言微寒，不过为凉药中之一药耳。且为石之膏，而并非石质，诚为凉药中极纯良之品。世俗医者，何至畏之若是。能重用石膏一味，即能挽回寒温中垂危之大证。此愚屡经试验，上所列案中，已略举一二。即使石膏果系大寒，而当阳明腑热方炽之时，用生石膏五六两，煎汤一大碗，一次只饮药一口，以火退为度。若觉微凉，即便停止，何至遽将人凉坏。况愚用此方（指仙露汤，编者注）以救寒温之热，其热退至八九分，石膏即可停止，初不待其觉凉也。又尝思之，寒温中之实火，直等燔柴之烈，惟石膏则可比救燔柴之水。设使人在燔柴中不能出，救之者若不急用水泼灭其火，而复从容周旋，徐为调停，则其人必为忍人。乃何以本属可救之实热，而竟以不敢重用石膏者误之耶？且愚于可重用石膏之证，又得一确实征验，其人能恣饮新汲井泉水而不泻者，即放胆用生石膏治之必愈。此百用不至一失之法也。（《医学衷中参西录·治伤寒温病同用方·仙露汤》）

按：此证 [指奉天北关友人朱贡九之哲嗣文治，年五岁。于庚申立夏后，周身壮热，出疹甚稠密，脉甚洪数，舌苔白厚，知其疹而兼瘟也。欲以凉药清解之，因其素有心下作疼之病，出疹后，贪食鲜果，前一日犹觉疼，又不敢投以重剂。遂勉用生石膏、玄参各六钱，薄荷叶、蝉蜕各一钱，连翘二钱。晚间服药，至翌日午后视之，其热益甚，喉疼，气息甚粗，鼻翅煽动，且自鼻中出血少许，有烦躁不安之意。愚不得已，重用生石膏三两，玄参、麦冬各四钱，仍少佐以薄荷叶、连翘诸药。俾煎汤二茶盅，分三次温饮下。至翌日视之，则诸证皆轻减矣。然余热犹炽，而大便虽下一次，仍系燥粪。询其心犹发热，脉仍有力。遂于凉解药中，仍用生石膏一两，连服两剂，壮热始退。继用凉润清解之剂调之痊愈案。(《医学衷中参西录·石膏解》中也录有本案，"俾煎汤三茶盅"与"俾煎汤二茶盅"不一致，且案前还有论述：石膏之性，又善清瘟疹之热。编者注)]初次投以生石膏、玄参各六钱，其热不但不退而转见增加，则石膏之性原和平，确非大凉可知也。至其证现种种危象，而放胆投以生石膏三两，又立能挽回，则石膏对于有外感实热诸证，直胜金丹可知。近世笃信西术者，恒目石膏为无用之物，彼亦曾亲自试验，若愚之放胆用生石膏乎。盖彼所谓石膏无用者，不过用石膏四五钱极多或至一两，如此以治壮盛之火则诚无用矣。若更用煅者，则不惟无用，而且足害人矣。夫人非圣神，何能出言皆是，世人素重其人，竟于其出言偶差者，亦笃信之，误人即不可胜计。愚愿负当世哲学之名者，其于出言之际，尚自加审慎哉。(《医学衷中参西录·治治瘟疫瘟疹方·清疹汤》)

世医以《伤寒论》有白虎汤方，以石膏为君，遂相传石膏性猛如虎，而不敢轻用，甚或终身不敢一用。即用者，亦多将石膏煅如石灰，且只用二三钱。吁！如此以用石膏，则石膏果何益乎？尝考《伤寒》《金匮》两书，用石膏之方甚多。《伤寒论》白虎汤、竹叶石膏汤，皆用石膏一斤。即古今分量不同，亦约有今之五两许。虽分作三次服，而病未愈者，必陆续服尽，犹一剂也。《金匮》治热瘫痫，治疟，治暑，治妇人乳中虚、烦乱呕逆皆用石膏。《千金》用《伤寒论》理中汤治霍乱，名为治中汤，转筋者加石膏。是石膏为寻常药饵，诸凡有实热之证，皆可用者也。又考《神农本经》石膏气味，辛微寒、无毒。夫既曰微寒，则性非大寒可知，既曰无毒，则性原纯良可知。且又谓能治产乳，是较他凉药尤为和平，故虽产后，亦可用也。愚生平重用石膏治验之案不胜记，今略载数则于下，以释流俗之惑。(《医学衷中参西录·治伤寒温病同用方·仙露汤》)

隔数日，其（指一媪，年过七旬，于孟夏得温证。编者注）夫年与相等，亦受温病。四五日间，烦热燥渴。遣人于八十里外致冰一担，日夜食之，烦渴如故。复迎愚诊治，其脉洪滑而长，重按有力，舌苔白厚，中心微黄。知其年虽高而火甚实也。遂投以白虎加人参以山药代粳米汤，将方中石膏改用四两，连进两剂，而热渴俱愈。其家人疑而问曰：此证从前日食冰若干，热渴分毫不退，今方中用生石膏数两，连进两剂而热渴俱愈，是石膏之性凉于冰远矣。愚曰：非也。石膏原不甚凉，然尽量食冰不愈而重用生石膏即愈者，因石膏生用能使寒温之热有出路也。西人不善治寒温，故遇寒温实热证最喜用冰，然多有不愈者。至石膏生用，性能发汗，其热可由汗解。即使服后无汗，亦可宣通内蕴之热，由腠理毛孔息息达出，人自不觉耳。

按：此证与前证，年岁同，受病之时亦同。而一则辅以熟地、枸杞之类，以滋真阴；一则重加生石膏，以清大热。此乃随病、脉之虚实，活泼加减，所以投之辄效也（本案患者年过七旬，其妻前几日患温病，张氏用白虎加人参以山药代粳米汤配熟地黄、生山药、枸杞子、阿胶、生鸡子黄治愈；是否由其妻传染有待探讨。编者注）。(《医学衷中参西录·治伤寒温病同用方·白虎加人参以山药代粳米汤》)

盖产后外感实热之证，病者十人恒九人不起。诚以外感炽盛之热，传入阳明，非石膏不解。而世俗执定产后最忌寒凉之说，不惟石膏不敢用，即一切稍能清热之药亦不敢用。夫产后气血两亏，为其气亏，脏腑少抵抗之力，则外邪之人也必深；为其血亏，脏腑多阴虚之热，则外热之灼耗益烈。此乃内伤外感相并，为寒温中至险之证，治法不师仲景其何能济乎！至于愚治此证，改用白虎加人参汤加减者，此乃对于此证慎之又慎，百用不至一失也。其有信用愚言者，自能为产后患寒温者广开生路也。(《医学衷中参西录·答王隆骧君石膏生用煅用之研究》)

第二节　主治

一、外感实热

石膏寒而能散，以治外感有实热者，直同金丹。《神农本经》谓其微寒，则性非大寒可知。且谓其能治产乳，则性情纯良可知。(《医学衷中参西录·例言》)

石膏之质，中含硫氧，是以凉而能散，有透表解肌之力，外感有实热者，放胆用之直胜金丹。

用生石膏以退外感之实热，诚为有一无二之良药。乃有时但重用石膏不效，必仿白虎加人参汤之义，用人参以辅之，而其退热之力始大显者，兹详陈数案于下，以备参观。

盖石膏生用以治外感实热，断无伤人之理，且放胆用之，亦断无不退热之理。惟热实脉虚者，其人必实热兼有虚热，仿白虎加人参汤之义，以人参佐石膏亦必能退热。（《医学衷中参西录·石膏解》）

如石膏善退外感实热，为药中最紧要之品。（《医学衷中参西录·第五期》）

或问石膏为治外感实热之药，今此证未夹杂外感，何以方中亦用之？答曰：石膏为治阳明胃腑有实热者之圣药，初不论其为外感非外感也。盖阳明胃气以息息下行为顺，若有热则其气多不下行而上逆，因其胃气挟热上逆，所以多恶心呕吐不思饮食，若但知清其热而不知降其气，治之恒不易见效。惟石膏性凉质重虽煎为汤，仍有沉重之力，其凉也能清实热，其重也能镇气逆，是以凡胃气挟实热上逆令人不思饮食者，服之可须臾奏效。若必谓石膏专治外感实热，不可用治内伤实热，则近代名医徐氏、吴氏医案中皆有重用石膏治愈内伤实热之案，何妨取以参观乎？（《医学衷中参西录·痢疾门·噤口痢》）

是以愚用生石膏以治外感实热，轻证亦必至两许；若实热炽盛，又恒重用至四五两，或七八两，或单用，或与他药同用，必煎汤三四茶杯，分四五次徐徐温饮下，热退不必尽剂。如此多煎徐服者，欲以免病家之疑惧，且欲其药力常在上焦、中焦，而寒凉不至下侵致滑泻也。

石膏之性，又善清瘟疹之热。（《医学衷中参西录·石膏解》）

至谓石膏可以消暑，每当热时，日煎服生石膏两余，以消除暑热，识见更高人数等矣。（《医学衷中参西录·复傅鹤皋书》）

二、外感兼内伤

石膏治外感兼治内伤，功用何其弘哉（这是张锡纯引用清代吴瑭每剂用生石膏八两治愈何叟年六十二岁，手足拘挛案与杨华轩共用生石膏四斤治愈某氏室女，周身拘挛，四肢不能少伸，年余未起床案所发出的感叹。编者注）、石膏用于外感之阳证，虽不当其时，亦无大患。惟用于阴盛格阳，真寒假热证，则危不旋踵。然此等证，即误用他凉药，其害亦同。此非石膏之过，而医者审证不确之过也。今录古人治此等证验案数则于下，以备参观。庶不至误用寒凉之药，以治阴证也。(《医学衷中参西录·治伤寒温病同用方·仙露汤》)

三、热盛于里

《本经》谓石膏能治腹痛，诚有效验。

疟疾虽在少阳，而阳明兼有实热者，亦宜重用生石膏。

且重用石膏治疟，亦非自愚昉也。

石膏之性，又善清咽喉之热。

石膏之性，又善清头面之热。(《医学衷中参西录·石膏解》)

治产乳者，此乳字当作生字解（注疏家多以乳字作乳汁解者非也），谓妇人当生产之后，偶患寒温实热，亦不妨用石膏，即《金匮》谓，妇人乳中虚，烦乱呕逆，安中益气，竹皮大丸主之者是也（竹皮大丸中有石膏）。(《医学衷中参西录·深研白虎汤之功用》)

又按：此证（指天津许姓学生，年八岁，于庚申仲春出疹，发热，便秘，气息微喘，干咳无痰，其咽喉觉疼，其外咽喉两旁各起疙瘩大如桃核；先用鲜茅根半斤，生石膏二两，西药阿司匹林一瓦半，症状有所减轻，遂改为茅根五两，石膏两半，阿司匹林一瓦，前二味煎汤分三次送服阿司匹林。服后疹出见多，大便通下，表里之热已退十之八九，咽喉之疼又轻，惟外边疙瘩则仍旧。恐其疹仍如从前之厉急，每日用鲜茅根四两以之煮汤当茶饮，又用金银花六钱，甘草三钱，煎汤一大杯，分三次温服，每次送梅花点舌丹一丸。如此四日，疙瘩亦消无芥蒂矣。编者注）若于方中多用羚羊角数钱，另煎汤兑药中服之，亦可再将疹表出。而其价此时太昂，无力之家实办不到，是以愚拟得茅根、石膏、阿司匹林并用以代之。凡证之宜用羚羊角者，可将此三味为方治之也。且此三味并用，又有胜于但用羚羊角之时也。第二卷羚羊角辨后附有治愈之案可参观。(《医学衷中参西录·详论猩红热治法》)

观此案（指张锡纯所录徐灵胎治疗嘉兴朱宗臣阳痿兼不育症案：嘉兴朱宗臣以阳胜阴亏之体，又兼痰涎气逆。医者以温补治之，胸膈否塞，而阳道痿。群医谓脾肾两亏，将恐无治。就余于山中。余视其体丰而气旺，阳升而阴不降，诸窍皆闭。笑谓之曰：此为肝肾双实证，先用清润之品，加石膏以降其逆气，后以消痰开胃之药，涤其中宫，更以滋肾强阴之药，镇其元气。阳事既通，五月后，妻即怀孕，得一女。又一年，复得一男。编者注），则无外感而有实热者，石膏亦可用也。俗医妄谈，谓是高能寒人之下焦，令人无子，何其言之谬耶！（《医学衷中参西录·石膏解》中也录有本案，编者注）（《医学衷中参西录·治伤寒温病同用方·仙露汤》）

四、金疮外伤

《本经》谓石膏治金疮，是外用以止其血也。愚尝用煅石膏细末，敷金疮出血者甚效。盖多年壁上石灰，善止金疮出血；石膏经煅与石灰相近，益见煅石膏之不可内服也。（《医学衷中参西录·石膏解》）

治金疮者，人若为刀斧所伤，掺以生石膏细末，立能止血且能消肿愈疼也。（《医学衷中参西录·深研白虎汤之功用》）

第三节　剂量与用法

凡药性之和平者，非多用不能奏效。若地黄、山药、萸肉、枸杞、龙眼肉诸药是也。至石膏《本经》原谓其微寒，亦系和平之品，若遇寒温大热，为挽回人命计，有时不得不多用，彼见愚所拟之方，一剂恒至七八两，畏其分量过重而不敢轻用，皆未知药性者也。（《医学衷中参西录·第五期》）

石膏之质，中含硫氧，是以凉而能散，有透表解肌之力，外感有实热者，放胆用之直胜金丹。

盖石膏生用以治外感实热，断无伤人之理，且放胆用之，亦断无不退热之理。惟热实脉虚者，其人必实热兼有虚热，仿白虎加人参汤之义，以人参佐石膏亦必能退热。（《医学衷中参西录·石膏解》）

按：重用石膏治病，名医之案甚伙。今略载数条于下，并今人之用石膏治验之案数则，连类记之。以明愚之重用石膏，原非一己之私见也。（《医学衷中参西录·治伤寒温病同用方·仙露汤》）

是以愚用生石膏以治外感实热，轻证亦必至两许；若实热炽盛，又恒重用至四五两，或七八两，或单用，或与他药同用，必煎汤三四茶杯，分四五次徐徐温饮下，热退不必尽剂。如此多煎徐服者，欲以免病家之疑惧，且欲其药力常在上焦、中焦，而寒凉不至下侵致滑泻也。（《医学衷中参西录·石膏解》）

按：生石膏若服其研细之末，其退热之力一钱可抵煎汤者半两。若以之通其大便，一钱可抵煎汤者一两。是以方中只用生石膏八钱，而又慎重用之。必分两次服下也。

寒温阳明病，其热甚盛者，投以大剂白虎汤，其热稍退，翌日恒病仍如故。如此反复数次，病家遂疑药不对证，而转延他医，因致病不起者多矣。愚后拟得此方，凡遇投以白虎汤见效旋又反复者，再为治时即用石膏为末送服。其汤剂中用五六两者，送服其末不过一两，至多至两半，其热即可全消失。(《医学衷中参西录·〈伤寒论〉大承气汤病脉迟之研究及脉不迟转数者之变通下法》)

拙著《衷中参西录》中，恒单用生石膏数两，退寒温大热；单用山萸肉数两，治气虚汗脱；单用生山药数两，治阴虚灼热；曾单用蒌仁数两，治外感结胸；曾单用赭石数两，治呕吐兼结证上下不通，若此者非行险也，皆几经尝试，确知其药之能力性质，而后敢放胆用之，百用不至一失也。(《医学衷中参西录·复相臣哲嗣毅武书》)

愚用小青龙治外感痰喘，屡次皆效。然必加生石膏，或七八钱，或至两余，若畏石膏不敢多用，即无效验。(《医学衷中参西录·治伤寒方·小青龙汤解》)

此案(指马朴臣伤寒兼有伏热证案，用白虎汤加连翘，生石膏四两，知母一两、甘草四钱、粳米六钱、青连翘三钱；分三次温服完，其热稍退，翌日病复还原，连服五剂，将生石膏加至八两，病仍如故，大便亦不滑泻；再用生石膏八两煎服，又用生石膏细末二两，俾蘸梨片徐徐嚼服之，服至两半，其热全消，病愈不再反复。编者注)曾登于《名医验案类编》(指《全国名医验案类编》，由民国何廉臣主编。编者注)，何廉臣评此案云："日本和田东郭氏谓：'石膏非大剂则无效，故白虎汤、竹叶石膏汤及其他石膏诸方，其量皆过于平剂。世医不知此意为小剂用之，譬如一杯水救一车薪之火，宜乎无效也。'吾国善用石膏者，除长沙汉方之外，明有缪氏仲淳，清有顾氏松园、余氏师愚、王氏孟英，皆以善治温热名，凡治阳明实热之证，无不重用石膏以奏功。今用石膏由四两加至八两，似已骇人听闻，然连服五六剂热仍如故，大便亦不滑泻，迨外加石膏细末梨片蘸服又至两半，热始全消而病愈，可见石膏为凉药中纯良之品，世之畏石膏如虎者，可以放胆而不必怀疑也。"(《医学衷中参西录·伤寒门·伤寒兼有伏热证》)

疹证多在小儿，想小儿脏腑间原有此毒，又外感时令之毒气而发，则一发表里俱热。若温病初得之剧者，其阳明经腑之间，皆为热毒之所弥漫。故治此证，始则发表，继则清解，其有实热者，皆宜用石膏。至喉疼声哑者，尤为热毒上冲，石膏更宜放胆多用。惟大便滑泻者，石膏、知母皆不宜用，可去此二药，加滑石一两，甘草三钱。盖即滑泻亦非凉证，因燥渴饮水过多，脾胃不能运化故也。故加滑石以利其小便，甘草以和其脾胃，以缓水饮下趋之势。(《医学衷中参西录·治治瘟疫瘟疹方·清疹汤》)

按：此方（指麻黄杏仁甘草石膏汤，编者注）原治温病之汗出无大热者，若其证非汗出且热稍重者，用此方时，原宜因证为之变通，是以愚用此方时，石膏之分量恒为麻黄之十倍，或麻黄一钱石膏一两，或麻黄钱半石膏两半。遇有不出汗者，恐麻黄少用不致汗，服药后可服西药阿司匹林瓦许以助其汗，若遇热重者，石膏又可多用。曾治白喉证及烂喉痧证（烂喉痧证必兼温病，白喉证，亦多微兼外感），麻黄用一钱，石膏恒重至二两，喉证最忌麻黄，而能多用石膏以辅弼之，则不惟不忌，转能籍麻黄之力立见奇功也。(《医学衷中参西录·太阳温病麻杏甘石汤证》)

忆五年前，族家姊，年七旬有三，忽得瘫痪证。迎愚诊视，既至见有医者在座，用药一剂，其方系散风补气理痰之品，甚为稳善。愚亦未另立方。翌日，脉变洪长，知其已成伤寒证。先时愚外祖家近族有病者，订于斯日迎愚，其车适至。息将行，谓医者曰：此证乃瘫痪基础预伏于内，今因伤寒而发，乃两病偕来之证。然瘫痪病缓，伤寒病急。此证阳明实热，已现于脉，非投以白虎加人参汤不可，君须放胆用之，断无差谬。……急取白虎加人参汤一剂，方中生石膏用三两，煎汤两盅，分二次温饮下，病稍愈。又单取生石膏四两，煮汁一大碗，亦徐徐饮下，至亭午尽剂而愈(《医学衷中参西录·治伤寒温病同用方·仙露汤》)

友人毛仙阁夫人，年近七旬，于正月中旬，伤寒无汗。原是麻黄汤证，因误服桂枝汤，汗未得出，上焦陡觉烦热恶心，闻药气即呕吐，但饮石膏所煮清水及白开水亦呕吐。惟昼夜吞小冰块可以不吐，两日之间，吞冰若干，而烦热不减，其脉关前洪滑异常。

俾用鲜梨片，蘸生石膏细末嚼咽之，遂受药不吐，服尽二两而病愈(《医学衷中参西录·石膏解》)

此于厥阴温病如此治法（指辽宁刘允卿年近四旬，于孟秋得吐泻证，六日之间勺饮不存，一昼夜间下利二十余次，四肢甚凉，周身肌肤亦近于凉，而心中则甚觉发热，用冰膏掺生石膏细末服之案。编者注），若在冬令，遇厥阴伤寒之有实热者，亦可如此治法。盖厥阴一经，于五行属木，其性原温，而有少阳相火寄生其间，则温而热矣。若再有伏气化热窜入，以激动其相火，原可成极热之病也。

夫石膏与冰膏、西瓜并用，似近猛浪，然以愚之目见耳闻，因呕吐不止而废命者多矣，况此证又兼下利乎？此为救人之热肠所迫，于万难挽救之中，而拟此挽救之奇方，实不暇计其方之猛浪也。若无冰膏、西瓜时，或用鲜梨切片、蘸生石膏细末服之，当亦不难下咽而止呕吐也。(《医学衷中参西录·厥阴病乌梅丸证》)

第四节　禁忌与注意事项

一、煅石膏不能替代生石膏

特是药房轧细之石膏多系煅者，即方中明开生石膏，亦恒以煅者充之，因煅者为其素备，且又自觉慎重也。故凡用生石膏者，宜买其整块明亮者，自监视轧细（凡石质之药不轧细，则煎不透）方的。若购自药局中难辨其煅与不煅，迨将药煎成，石膏凝结药壶之底，倾之不出者，必系煅石膏，其药汤即断不可服。

医者多误认为大寒而煅用之，则宣散之性变为收敛（点豆腐者必煅用，取其能收敛也），以治外感有实热者，竟将其痰火敛住，凝结不散，用至一两即足伤人，是变金丹为鸩毒也。迨至误用煅石膏偾事，流俗之见，不知其咎在煅不在石膏，转谓石膏煅用之其猛烈犹足伤人，而不煅者更可知矣。于是一倡百和，遂视用石膏为畏途，即有放胆用者，亦不过七八钱而止。夫石膏之质甚重，七八钱不过一大撮耳。以微寒之药，欲用一大撮扑灭寒温燎原之热，又何能有大效？(《医学衷中参西录·石膏解》)

或问：同一石膏也，何以生用之则能散，煅用之则性之散者骤变为敛乎？答曰：石药之性与草木之药不同，恒因煅与不煅而其性迥异。如丹砂无毒，煅之即有毒，煅石作石灰，其燥烈之性顿发，以水沃之其热如火。石膏原硫、氧、氢、钙化合而成，煅之则硫、氧、氢皆飞去，所余之钙已变为石灰，黏涩异常。是以烧洋灰者，必多用石膏，洋灰岂可服乎。故凡煎石膏，其渣凝结于罐底者，即系煅石膏，其药即断不可服。(《医学衷中参西录·例言》)

或问：子尝谓石膏宜生用，不宜煅用。以石膏寒凉之中，原兼辛散，煅之则辛散之力变为收敛，服之转可增病。乃他方中，石膏皆用生者，而此独用煅者何也？答曰：此方所主之病，外感甚轻，原无大热。方中用麻黄以祛肺邪，嫌其性热，故少加石膏佐之。且更取煅者，收敛之力，能将肺中痰涎凝结成块，易于吐出。此理从用煅石膏点豆腐者悟出，试之果甚效验。后遇此等证，无论痰涎如何壅盛，如何杜塞，投以此汤（加味越婢加半夏汤：麻黄二钱、煅石膏三钱、生山药五钱、带心寸麦冬四钱、清半夏三钱、炒牛蒡子三钱、玄参三钱、甘草一钱五分、大枣三枚、生姜三片。主治素患痨嗽，因外感袭肺，而痨嗽益甚，或兼喘逆，痰涎壅滞者。编者注），须臾药方行后，莫不将痰涎结成小块，连连吐出，此皆煅石膏与麻黄并用之效也。若以治寒温大热，则断不可煅，若更多用则更不可煅也（煅石膏用于此方，且止三钱，自无妨碍，然愚后来志愿，欲全国药房皆不备煅石膏，后又用此方者，若改用生石膏四钱更佳）。（《医学衷中参西录·治温病方·加味越婢加半夏汤》）

按：后世本草谓石膏煅不伤胃，此诚谬说。乃一倡百和，流毒无穷，直使患寒温者皆入危险之境，此医学中一大障碍也。我师为悲悯所迫，大声疾呼，唤醒医界，谓石膏生用直同金丹，煅用即同鸩毒（谓煅石膏可代卤水点豆腐，是以不可用），广登报章，举世医界奉为圭臬。而流俗医者，不明化学，犹坚执旧说，蛊惑病家，误人性命，是诚孽由自作矣。（《医学衷中参西录·孙香荪来函·用生石膏治退病验案》）

二、误用煅石膏危害

鄙人浮沉医界者五十余年，凡所目睹耳闻者，恒有病非难治，而误用煅石膏以陷害之者，不知凡几。又有其病本可治，而不知重用生石膏以挽救之者，又不知凡几。因此深动悲悯，言难自秘，不觉语长心重，拟成石膏生用直同金丹煅用即同鸩毒一篇，曾登于各处医学志报，其中征明煅石膏之不可用。（《医学衷中参西录·答王隆骧君石膏生用煅用之研究》）

愚于诸药多喜生用，欲存其本性也，有如石膏……于生石膏之能救人，煅石膏之能伤人，反复论之，再三致意，以其关于人命之安危甚重也。（《医学衷中参西录·第五期》）

又曾见有用煅石膏数钱，其脉即数动一止，浸至言语迟涩，肢体痿废者；有服煅石膏数钱，其胸胁即觉郁疼，服通气活血之药始愈者。至于伤寒瘟疫、痰火充盛，服煅石膏后而不可救药者尤不胜纪。世之喜用煅石膏者，尚其阅仆言而有所警戒哉。（《医学衷中参西录·石膏解》）

石膏性微寒，《本经》原有明文，虽系石药，实为平和之品。且其质甚重，六钱不过一大撮耳。其凉力，不过与知母三钱等。而其清火之力则倍汗之，因其凉而能散也。尝观后世治温之方，至阳明腑实之时，始敢用石膏五六钱，岂能知石膏者哉。然必须生用方妥，煅者用至一两，即足偾事，此编例言中，曾详论之。又此方所主之证，或兼背微恶寒，乃热郁于中，不能外达之征，非真恶寒也。白虎汤证中，亦相有如此者，用石膏透达其热，则不恶寒矣。（《医学衷中参西录·治温病方·清解汤》）

石膏性本微寒，而以治寒温之热百倍于他药者，以其味微辛，阴中含阳而善发汗也。然宜生用，而不宜煅用。煅之则辛散之力顿消，转能收敛外邪，凝聚痰火使之不散（观点豆腐者必用煅），用至一两即足伤人，用石膏者当切戒之。至买此石膏时，又当细心考察，勿为药坊所欺，致以煅者冒充生者。例言中石膏条下言之甚详，可参观。（《医学衷中参西录·治伤寒温病同用方·仙露汤》）

夫石膏之性，生则散煅则敛。第一卷例言中，论之甚详。炽盛之火散之则消，敛之则实，此又不可不知也。况石膏生用，原不甚凉，故《本经》谓微寒，又何必如此之小心乎。（《医学衷中参西录·治咽喉方·咀华清喉丹》）

白虎汤方原以石膏为主药，其原质系硫氧氢钙化合而成，宜生用最忌煅用。生用之则其硫氧氢之性凉而能散，以治外感有实热者，直胜金丹。若煅之则其所含之硫氧氢皆飞去，所余之钙经煅即成洋灰（洋灰原料石膏居多），能在水中结合，点豆腐者用之以代卤水。若误服之，能将人之血脉凝结，痰水锢闭。故煅石膏用至七八钱，即足误人性命。迨至偾事之后，犹不知其误在煅，不在石膏。转以为石膏煅用之其猛烈犹足伤人，而不煅者更可知矣。于斯一倡百和，皆视用石膏为畏途。是以《伤寒论》白虎汤原可为治猩红热有一无二之良方，而疾者遇当用之时，竟不敢放胆一用，即成有用者，纵不至误用煅石膏，而终以生石膏之性为大寒，重用不过三四钱，不知石膏性本微寒，明载于《神农本经》，且质又甚重，三四钱不过一小撮耳，以微寒之药欲止用一小撮，以救炽盛之毒热，杯水车薪，用之果何益乎。是以愚十余年来，对于各省医学志报莫不提倡重用生石膏，深戒误用煅石膏。而河北全省虽设有医会，实无志报宣传，纵欲革此积弊，恒苦无所凭藉，殊难徒口为之呼吁。今因论猩红热治法论及石膏，实不觉心长词费也。

或问：诸家本草皆谓石膏煅用之则不寒胃，今谓若用煅石膏至七八钱即足误人性命，是诸家本草之说皆不可信钦？答曰：本草当以《本经》为主，其石膏条下未言煅用。至《名医别录》原附《本经》而行者，于石膏亦未言煅用。至宋时雷氏本草炮制书出，对于各药之制法论之最详，于石膏亦未言煅用。迨有明李氏《纲目》出始载"近人因其性寒火煅过用之，不伤脾胃。"夫曰近人不过流俗之传说耳。从此以后之撰本草者，载其语而并将"近人"二字节去，似谓石膏之制法亘古如斯，不复研究其可否此诚所谓人云亦云，以讹传讹者也。且即用古人成方，原宜恪遵古人规矩，《伤寒论》白虎汤石膏下，止注打碎绵裹，未尝言煅，其径用生者可知。且煅者煮汤可代卤水点豆腐，是其性与卤水同也。友人桑素村（唐山人）曾言其姊曾饮卤水一两殉夫尽节，是卤水不可服明矣，岂性同卤水之煅石膏独可服乎？（《医学衷中参西录·详论猩红热治法》）

说明：愚平素用白虎汤，凡年过六旬者必加人参，此证年过七旬而不加人参者，以其证兼吐血也。为不用人参，所以重用生山药一两、取其既能代粳米和胃，又可代人参稍补益其正气也。（《医学衷中参西录·温病门·温病兼吐血》）

又辽宁张允孚君，为黑龙江军官养成所总办，有事还家，得温病求为诊治。方中为开生石膏一两，张君阅方大惊，谓在江省因有病服煅石膏五钱，骤成结胸之病，服药十余剂始转危为安，今方石膏一两且系生者，实不敢服。愚因为之详细辩明石膏生熟之异性，彼仍游移。其介绍人韩玉书君，为陆军次长韩麟春之胞兄，曾与张君同时在东洋留学，亦力劝其速服，谓前月家慈病温，先生为开生石膏三两，煎汤三杯，分三次服下，病若失，况此方中止用一两乎。张君遂放胆服下，病遂愈。后张君颇感激，且深赞愚研究药性之精确。就此两案观之，愚目煅石膏为鸩毒，原非过也。况此外服煅石膏而受害者，又不可胜数乎。

愚在辽宁立达医院时，有何裕孙君，为营口何道尹之胞兄。其人学问鸿博，人品端正，恒与愚互相过从，为研究玄学契友。因向充东三省测量局长，曾与吴子玉将军同事。岁在辛酉，闻吴将军在北京有事，欲与相商，遂进京相访，偶受感冒发热，自开一解表清里之方，中有石膏六钱。彼意中是用生石膏，而方中未开生字，北方药铺恶习，凡石膏未注明生字者，必以与煅者。及将药煎服后，陡觉心不舒畅，检视药渣，见石膏凝结于罐底甚坚，乃知为煅石膏所误。自诊其脉数动一止，遂急还，求愚为诊治无效，又经中西医多方治疗皆无效，浸至肢体不遂，言语謇涩，竟至不起。（《医学衷中参西录·答王

三、石膏不与代赭石并用

石膏为石质之药，本重坠且又寒凉，是以白虎汤中以石膏为主，而以甘草缓之，以粳米和之，欲其服后留恋于胃中，不至速于下行。故用石膏者，忌再与重坠之药并用，恐其寒凉侵下焦也，并不可与开破之药同用，因开破之药力原下行也。乃今因肝气胆火相并上冲，更激动冲气挟胃气上冲，且更有外感之热助之上冲，因致脏腑之气化有升无降，是以饮食与药至胃中皆不能存留，此但恃石膏之寒凉重坠原不能胜任，故特用赭石之最有压力者以辅之。此所以旋转脏腑中之气化，而使之归于常也。设非遇此等证脉，则石膏原不可与赭石并用也（这是张锡纯在所治温病医案的说明：刘秀岩，年三十二岁，住天津城北金钢桥西，小学教员，于季夏得温病。兼呕吐不受饮食。病因：学校与住宅相隔甚近，暑假放学，至晚仍在校中宿卧，一日因校中无人，其衾褥被人窃去，追之不及，因努力奔跑，周身出汗，乘凉歇息，遂得斯病。证候：心中烦热，周身时时汗出，自第二日，呕吐不受饮食。今已四日，屡次服药亦皆吐出，即渴时饮水亦恒吐出。舌苔白厚，大便四日未行。其脉左部弦硬，右部弦长有力，一息五至。诊断：其脉左部弦硬者，肝胆之火炽盛也。右部弦长者，冲气挟胃气上冲也。弦长而兼有力者，外感之热已入阳明之腑也。此证因被盗怒动肝气，肝火上冲，并激动冲气挟胃气亦上冲，而外感之热又复炽盛于胃中以相助为虐，是以烦热汗出不受饮食而吐药吐水也。此当投以清热镇逆之剂。处方：生石膏二两细末、生赭石六钱细末、镜面朱砂五钱、细末；和匀分作五包，先送服一包，过两点钟再送服一包，病愈即停服，不必尽剂。方用散剂不用汤剂者止呕吐之药丸散优于汤剂也。效果服至两包，呕吐已愈，心中犹觉烦热。服至四包，烦热痊愈，大便亦通下矣。编者注）。（《医学衷中参西录·温病门·温病兼呕吐》）

方书用石膏未有与赭石并用者，即愚生平用石膏亦未尝与赭石并用，恐其寒凉之性与赭石之重坠者并用，而直趋下焦也。然遇有当用之病则病当之，非人当之。有如此证，不重用石膏则阳明之大热不除，不重用赭石则上逆之冲气莫制，此所以并用之而无妨碍也。设若此证，但阳明热实而无冲气上逆，服此药后其大便当即通下，或更至于滑泻。而阳明胃腑之热转难尽消，为其兼有冲气上逆，故必俟服之第二剂大便始能通下，此正所谓病当之，非人当之之明征也。龙骨、牡蛎之性，皆善镇肝敛冲，以之治痰原非所长，而陈修园谓龙骨、牡蛎同用，能引逆上之火、泛滥之水下归其宅，为治痰之神品。其所谓痰，皆逆上之火、泛滥之水所成，即此证之冲气上冲、痰饮上泛者是也。是以方中龙骨、牡蛎各重用八钱、辅翼赭石以成降逆消痰之功，而非可泛以之治痰也。至于二药必生用者，非但取其生则性凉能清热也，《伤寒论》太阳篇用龙骨、牡蛎者三方，皆表证未罢，后世解者谓，龙骨、牡蛎，敛正气而不敛邪气，是以仲师于表证未罢者亦用之。然三方中之龙骨、牡蛎下皆未注有煅字，其生用可知，虽其性敛正气不敛邪气，若煅之则其性过涩，亦必于外感有碍也。且煅之则其气轻浮，不能沉重下达，以镇肝敛冲更可知矣。
（《医学衷中参西录·温病门·温病兼冲气上冲》）

第二章 方 剂

第一节 辛凉解表/宣散风热

麻黄杏仁甘草石膏汤

[**组成**] 麻黄去节，四两　杏仁去皮尖，五十个　甘草二两　石膏碎，绵裹，八两

[**用法**] 上四味，以水七升，先煮麻黄减二升，去上沫，纳诸药，煮取二升，去渣，温服一升。

[**方论**] 方中之义，用麻黄协杏仁以定喘，伍以石膏以退热，热退其汗自止也。复加甘草者，取其甘缓之性，能调和麻黄、石膏，使其凉热之力溶和无间以相助成功，是以奏效甚捷也。

按：此方原治温病之汗出无大热者，若其证非汗出且热稍重者，用此方时，原宜因证为之变通，是以愚用此方时，石膏之分量恒为麻黄之十倍，或麻黄一钱石膏一两，或麻黄钱半石膏两半。遇有不出汗者，恐麻黄少用不致汗，服药后可服西药阿司匹林瓦许以助其汗，若遇热重者，石膏又可多用。曾治白喉证及烂喉痧证（烂喉痧证必兼温病，白喉证，亦多微兼外感），麻黄用一钱，石膏恒重至二两，喉证最忌麻黄，而能多用石膏以辅弼之，则不惟不忌，转能借麻黄之力立见奇功也。

至于肺病之起点，恒有因感受风温，其风邪稽留肺中化热铄肺，有时肺中作痒，即连连喘嗽者，亦宜投以此汤，清其久蕴之风邪，连服数剂其肺中不作痒，嗽喘自能减轻，再徐治以润肺清火利痰之剂，而肺病可除矣。盖此麻杏甘石汤之用处甚广，凡新受外感作喘嗽，及头疼、齿疼、两腮肿疼，其病因由于外感风热者皆可用之，惟方中药品之分量，宜因证变通耳。(《医学衷中参西录·太阳温病麻杏甘石汤证》)

一为麻杏甘石汤。其方原治汗出而喘无大热者。以治温病，不必有汗与喘之兼证也，但其外表未解，内有蕴热者即可用。然用时须斟酌其热之轻重。热之轻者，麻黄宜用钱半，石膏宜用六钱（石膏必须生用，若煅之则闭人血脉断不可用）；若热之重者，麻黄宜用一钱，石膏宜用一两。至愚用此方时，又恒以薄荷叶代麻黄（薄荷叶代麻黄时其分量宜加倍），服后得微汗，其病即愈。盖薄荷叶原为温病解表最良之药，而当仲师时犹未列于药品，故当日不用也。（《医学衷中参西录·温病之治法详于〈伤寒论〉解》）

伤寒与温病始异而终同，故论者谓《伤寒论》病人阳明以后诸方，皆可用之于温病，而未传阳明以前诸方，实与温病不宜，斯说也，善则善矣。然细阅《伤寒论》诸方，愚又别有会心也。《伤寒论》谓："太阳病，发热而渴，不恶寒者，为温病；若发汗已身灼热者，名风温；风温之为病，脉阴阳俱浮，自汗出，身重多眠睡，息必鼾，言语难出。"此仲景论温病之提纲也。乃提纲详矣，而其后未明言治温病之方，后世以为憾事。及反复详细观之，乃知《伤寒论》中原有治温病之方。汇通参观，经义自明。其第六十一节云："发汗后，不可更行桂枝汤。汗出而喘，无大热者，可与麻杏甘石汤。"夫此节之所谓发汗后，即提纲之所谓若发汗也。此节之所谓喘，即提纲之所谓息必鼾也；由口息而喘者，由鼻息即鼾矣。此节之所谓无大热，即提纲之所谓身灼热也；为其但身灼热，是其热犹在表，心中仍无大热。两两比较，此节原与提纲之文大略相同，而皆为温病无疑也。其所以汗后不解而有种种诸病者，必其用温热之药强发其汗，以致汗出之后病转加剧。仲景恐人见其有汗误认为桂枝汤证而再投以桂枝汤，故特戒之曰不可更行桂枝汤，宜治以麻杏甘石汤。则麻杏甘石汤实为温病表证之的方，虽经误治之后，其表证尤在者，仍可用之以解表也。盖古人立言简贵，多有互文以见义者。为此节所言之病状即温病提纲所言之病状，故此节不再申明其为温病。为提纲未言治法，而此节特言明治法，以补提纲所未备。此将二节相并读之，无待诠解自明也。然此所论者，风温初得之治法（提纲明言风温之为病）。若至冬伤于寒及冬不藏精至春乃发之温病，或至夏秋乃发之温病，恒有初发之时即于表证无涉者，又不必定用麻杏甘石汤也。

或问：此节经文注疏家有疑其有差误者，以为既言汗出，何以复用麻黄？既无大热，何以重用石膏？此诚可疑之点，敢以相质。答曰：此方之用麻黄者，原借以治喘，兼以助石膏之力使达于表也。用石膏者，虽借以清热，亦以调麻黄之性使不过发也。盖此证之热在胃者少，在胸者多，胸居上焦，仍为太阳部位，即此证仍属表证。方中麻黄、石膏并用，石膏得麻黄则凉不留中，麻黄得石膏则发有监制。服后药力息息上达，旋转于膺胸之间，将外感邪热徐徐由皮毛透出，而喘与汗遂因之自愈。仲景制方之妙，实具有化机，而又何疑乎！且石膏性微寒，原非大寒，《本经》载有明文，是以白虎汤用之以清阳明之大热，必佐以知母而后能建奇功。为此证无大热，所以不用知母也。况此节之文两见于《伤寒论》，所微异者，一在发汗后，一在下后也。岂一节之文差，而两节之文皆差乎？特是此节经文虽无差误，而愚用麻杏甘石汤时，于麻黄、石膏之分量但有变通。原方分量，石膏为麻黄之两倍。而愚遇此证热之剧者，必将麻黄减轻，石膏加重，石膏恒为麻黄之十倍；即其热非剧，石膏之分量亦必五倍于麻黄也。

或问：麻杏甘石汤既可为温病表证之的方，何以《衷中参西录》治温病初得诸方，薄荷、连翘、蝉蜕诸药与石膏并用，而不以麻黄与石膏并用乎？答曰：此当论世知人而后可与论古人之方。仲景用药多遵《本经》，薄荷古原名苛，《本经》不载，《别录》亦不载，当仲景时犹未列于药品可知。蝉蜕虽载于《本经》，然古人只知用蝉，不知用蜕，较之蝉蜕皮以达皮者，实远不如，故仲景亦不用。至连翘古惟用根，即麻黄连轺赤小豆汤之连轺也。其发表之力，亦不如连翘也。故身发黄病者，仲景用之以宣通内热利水去湿，非用以发表也。为此三种药当仲景时皆未尝发明，故于温病之初候原宜辛凉解肌者，亦以麻黄发之，且防麻黄之热，而以石膏佐之也。若仲景生当今日，则必不用麻黄而用薄荷、连翘、蝉蜕诸药矣。即初起之证兼喘者，似必赖麻黄之泻肺定喘，而代以薄荷亦可奏效（观小青龙汤证兼喘者，去麻黄加杏仁是治外感之喘不必定用麻黄）。盖此节所言之病状，若在伤寒，原宜麻黄与石膏并用，而在温病，即宜薄荷与石膏并用。若其喘甚轻者，在温病中更宜以牛蒡代杏仁也。

按：麻杏甘石汤柯韵伯亦谓系治温病之方，而愚作此说时犹未见柯氏之说也。为拙说复于柯氏说外另有发明，故仍录之。（《医学衷中参西录·〈伤寒论〉中有治温病初得方用时宜稍变通说》）

[说明] 凡用古人成方治病，其药味或可不动，然必细审其药之分量或加或减，俾与病机相宜。如麻杏甘石汤原方，石膏之分量仅为麻黄之两倍，而此证所用麻杏甘石汤则石膏之分量二十倍于麻黄矣。盖《伤寒论》之麻杏甘

石汤原非为治喉证而设，今借之以治喉证。原用麻黄以散风定喘，又因此证之喉肿太甚，有碍呼吸，而方中犹用麻黄，原为行险之道，故麻黄仅用一钱，而又重用生石膏二两以监制之。且于临服药时先用刀开其患处，用针刺其少商与合谷，此所以于险中求稳也。尝闻友人杨达夫言，有一名医深于《伤寒论》，自著有《注解伤寒论》之书行世，偶患喉证，自服麻杏甘石汤竟至不起，使其用麻杏甘石汤时，亦若愚所用者如此加减，又何患喉证不愈乎？纵使服药不能即愈，又何至竟不起乎？由此知非古人之方误人。麻杏甘石汤，原为发汗后及下后汗出而喘无大热者之的方，原未言及治喉证也。而欲借之以治喉证，能勿将药味之分量为之加减乎？尝总核《伤寒论》诸方用于今日，大抵多稍偏于热，此非仲景之不善制方也。自汉季至今，上下相隔已一千六百余年，其天地之气化，人生之禀赋，必有不同之处，是以欲用古方皆宜细为斟酌也。(《医学衷中参西录·温病门·温病兼喉痧痰喘》)

[说明]《灵枢·痈疽篇》谓："痈发于嗌中，名曰猛疽，猛疽不治，化为脓，脓不泻，塞咽半日死。"此证咽喉两旁红肿日增，即痈发嗌中名为猛疽者也。其脓成不泻则危在目前，若其剧者必俟其化脓而后泻之，又恒有迫不及待之时，是以此证因其红肿已甚有碍呼吸，急刺之以出其紫血而红肿遂愈，此所谓防之于预也。且化脓而后泻之，其疮口恒至溃烂，若未成脓而泻，其紫血所刺之口半日即合矣。喉证原有内伤外感之殊，其内伤者虽宜注重清热，亦宜少佐以宣散之品。如《白喉忌表抉微》方中之用薄荷、连翘是也。由外感者虽不忌用表散之品，然宜表散以辛凉，不宜表散以温热，若薄荷、连翘、蝉蜕、芦根诸药，皆表散之佳品也。或有谓喉证若由于外感，虽麻黄亦可用者，然用麻黄必须重用生石膏佐之。若《伤寒论》之麻杏甘石汤，诚为治外感喉证之佳方也。特是，其方原非治喉证之方，是以方中石膏仅为麻黄之两倍，若借以治外感喉证，则石膏当十倍于麻黄。若遇外感实火炽盛者，石膏尤宜多加方为稳妥。是以愚用此方以治外感喉证时，麻黄不过用至一钱、而生石膏恒用至两余，或重用至二两也。然此犹论喉证之红肿不甚剧者，若至肿甚有碍呼吸，不惟麻黄不可用，即薄荷亦不可用，是以治此证方中止用连翘、芦根也。以上所论者，无论内伤外感，皆咽喉证之属热者也。而咽喉中之变证，间有真寒假热者，又当另议治法。五期四卷载有治此等咽喉证之验案可参观。(《医学衷中参西录·温病门·温疹兼喉痧》)

按：治肺痨投以麻黄杏仁甘草石膏汤，且用至二十余剂，竟将肺痨治愈，未免令阅者生疑，然此中固有精细之理由在也。盖肺病之所以难愈者，为治之者但治其目前所现之证，而不深究其病因也。如此证原以外感受风成肺痨，且其肺中作痒，犹有风邪存留肺中，且为日既久则为锢闭难出之风邪，非麻黄不能开发其锢闭之深，惟其性偏于热，于肺中蕴有实热者不宜，而重用生石膏以辅弼之，既可解麻黄之热，更可清肺中久蕴之热，以治肺热有风痨嗽者，原为正治之方，故服之立时见功。至于此药，必久服始能拔除病根，且久服麻黄、石膏而无流弊者，此中又有理由在。盖深入久锢之风邪，非屡次发之不能透，而伍以多量之石膏以为之反佐，俾麻黄之力惟旋转于肺脏之中，不至直达于表而为汗，此麻黄久服无弊之原因也。至石膏性虽寒凉，然其质重气轻，煎入汤剂毫无汁浆（无汁浆即是无质），其轻而且凉之气，尽随麻黄发表之力外出，不复留中而伤脾胃，此石膏久服无弊之原因也。所遇之证，非如此治法不愈，用药即不得不如此也。（《医学衷中参西录·太阳温病麻杏甘石汤证》）

更定麻杏甘石汤方

[组成] 生石膏捣细，一两　麻黄一钱　杏仁去皮，二钱　甘草钱半

[用法] 上四味，共煎汤一大盅（不先煎麻黄吹去浮沫者，因所用只一钱，而又重用生石膏以监制之也），温服。若服后过点半钟，汗不出者，宜服西药阿司匹林一瓦，合中量二分六厘四毫；若不出汗，仍宜再服，以服至出汗为度。盖风邪由皮毛而入，仍使之由皮毛而出也。（《医学衷中参西录·附温病遗方·太阳经》）

[方论] 有温病初得作喘者，其肌肤不恶寒而发热，心中亦微觉发热，脉象浮而长者，此乃肺中先有痰火，又为风邪所袭也。宜用《伤寒论》麻杏甘石汤，而更定其分量之轻重。

或问：风袭人之皮肤，何以能令人小便不利积成水肿？答曰：小便出于膀胱，膀胱者太阳之腑也。袭入之风由经传腑，致膀胱失其所司，是以小便不利。麻黄能祛太阳在腑之风，佐以石膏、滑石，更能清太阳在腑之热，是以服药汗出而小便自利也。况此证肝中亦有蕴热，《内经》谓"肝热病者小便先黄"，是肝与小便亦大有关系也。方中兼用芍药以清肝热，则小便之利者当

益利。至于薏米、茅根，亦皆为利小便之辅佐品，汇集诸药为方，是以用之必效也。(《医学衷中参西录·肿胀门·受风水肿》)

石膏阿司匹林汤

[组成] 生石膏轧细，二钱　阿司匹林一瓦

[主治] 治周身壮热，心中热而且渴，舌上苔白欲黄，其脉洪滑。或头犹觉疼，周身犹有拘束之意者。

[加减] 若药服完，热犹未尽者，可但用生石膏煎汤，或少加粳米煎汤，徐徐温饮之，以热全退净为度，不用再服阿司匹林也。

[用法] 上药二味，先用白蔗糖冲水，送服阿司匹林。再将石膏煎汤一大碗，待周身正出汗时，乘热将石膏汤饮下三分之二，以助阿司匹林发表之力。迨至汗出之后，过两三点钟，犹觉有余热者，可仍将所余石膏汤温饮下。

[方论] 又此汤不但可以代寒解汤，并可以代凉解汤。若以代凉解汤时，石膏宜减半。(《医学衷中参西录·治温病方·石膏阿司匹林汤》)

石膏之性，又最宜与西药阿司匹林并用。盖石膏清热之力虽大，而发表之力稍轻。阿司匹林之原质，存于杨柳树皮津液中，味酸性凉，最善达表，使内郁之热由表解散，与石膏相助为理，实有相得益彰之妙也。如外感之热，已入阳明胃腑，其人头疼舌苔犹白者，是仍带表证。愚恒用阿司匹林一瓦(含中量二分六厘四毫)，白蔗糖化水送服以汗之。迨其汗出遍体之时，复用生石膏两许，煎汤乘热饮之(宜当汗正出时饮之)，在表之热解，在里之热亦随汗而解矣。若其头已不疼，舌苔微黄，似无表证矣，而脉象犹浮，虽洪滑而按之不实者，仍可用阿司匹林汗之。然宜先用生石膏七八钱，或两许，煮汤服之，俾热势少衰，然后投以阿司匹林，则汗既易出，汗后病亦易解也。若其热未随汗全解，仍可徐饮以生石膏汤，清其余热。不但此也，若斑疹之毒，郁而未发，其人表里俱热，大便不滑泻者，可用生石膏五六钱，煎汤冲服阿司匹林半瓦许，俾服后，微似有汗，内毒透彻，斑疹可全然托出。若出后壮热不退，胃腑燥实，大便燥结者，又可多用生石膏至二三两许，煎汤一大碗(约有三四茶杯)，冲阿司匹林一瓦，或一瓦强，一次温饮数羹匙。初饮略促其期，迨热见退，或大便通下，尤宜徐徐少饮，以壮热全消，仍不至滑泻为度。如此斟酌适宜，斑疹无难愈之证矣。石膏与阿司匹林，或前后互用，或

一时并用，通变化裁，存乎其人，果能息息与病机相赴，功效岂有穷哉。(《医学衷中参西录·石膏解》)

若以治温病中似此证(指胸中先有蕴热，又受外感，胸中烦闷异常，喘息迫促，其脉浮洪有力，按之未实，舌苔白而未黄者。编者注)者，不宜用麻黄，宜用西药阿司匹林一瓦，融化于汤中以代之。若僻处药房无阿司匹林，又可代以薄荷叶二钱。(《医学衷中参西录·治伤寒方·馏水石膏饮》)

或问：前方(生石膏一两、滑石四钱、生杭芍四钱、麻黄三钱、甘草二钱、大枣四枚、生姜二钱，西药阿司匹林一瓦；中药七味，共煎汤一大盅，当煎汤将成之时，先用白糖水将西药阿司匹林送下，候周身出汗若不出汗仍可再服一瓦，将所煎之汤药温服下。编者注)中用麻黄三钱、原可发汗，何必先用西药阿司匹林先发其汗乎？答曰：麻黄用至三钱、虽能发汗，然有石膏、滑石、芍药以监制之，则其发汗之力顿减，况肌肤肿甚者，汗尤不易透出也。若因其汗不易出，拟复多加麻黄，而其性热而且燥，又非所宜。惟西药阿司匹林，其性凉而能散，既善发汗又善清热，以之为麻黄之前驱，则麻黄自易奏功也。(《医学衷中参西录·肿胀门·受风水肿》)

馏水石膏饮

[组成] 生石膏轧细，二两　甘草三钱　麻黄二钱

[主治] 治胸中先有蕴热，又受外感，胸中烦闷异常，喘息迫促，其脉浮洪有力，按之未实，舌苔白而未黄者。

[加减] 若以治温病中似此证者，不宜用麻黄，宜用西药阿司匹林一瓦，融化于汤中以代之。若僻处药房无阿司匹林，又可代以薄荷叶二钱。

[用法] 上药三味，用蒸汽水煎二三沸，取清汤一大碗，分六次温服下。前三次，一点钟服一次，后三次，一点半钟服一次。病愈则停服，不必尽剂。下焦觉凉者，亦宜停服。僻处若无汽水，可用甘澜水代之。

作甘澜水法：用大盆盛水，以杓扬之，扬久水面起有若干水泡，旁有人执杓逐取之，即甘澜水。(《医学衷中参西录·治伤寒方·馏水石膏饮》)

甘露清毒饮

[组成] 鲜茅根去净皮切碎，六两　生石膏捣细，两半　阿司匹林半瓦

［**用法**］将前二味煎汤一大碗，分三次送服阿司匹林，两点钟服一次。若初次服药后遍身出汗，后两次阿司匹林宜少服，若分毫无汗，又宜稍多服。以服后微似有汗者方佳。至石膏之分量，亦宜因证加减，若大便不实者宜少用，若泻者石膏可不用，待其泻止便实仍有余热者，石膏仍可再用。(《医学衷中参西录·甘露清毒饮》)

清解汤

［**组成**］薄荷叶四钱　蝉蜕去足土，三钱　生石膏捣细，六钱　甘草一钱五分

［**主治**］治温病初得，头疼，周身骨节酸疼，肌肤壮热，背微恶寒无汗，脉浮滑者。

［**方论**］《伤寒论》曰："太阳病，发热而渴，不恶寒者，为温病。若发汗已，身灼热者，名曰风温。风温为病，脉阴阳俱浮，自汗出，身重，多眠睡，息必鼾，言语难出。"此仲景论温病之提纲也。乃提纲详矣，而后未明言治温病之方，及反复详细观之，乃知《伤寒论》中原有治温病方，且亦明言治温病方，特涉猎观之不知耳。六十一节云："发汗后，不可更行桂枝汤。汗出而喘，无大热者，可与麻黄杏仁甘草石膏汤主之。"夫此证既汗后不解，必是用辛热之药，发不恶寒证之汗，即温病提纲中，所谓若发汗已也。(提纲中所谓若发汗，是用辛热之药强发温病之汗)。其汗出而喘，无大热者，即温病提纲中，所谓若发汗已，身灼热及后所谓自汗出，多眠睡，息必鼾也。睡而息鼾，醒则喘矣。此证既用辛热之药，误发于前，仲景恐医者见其自汗，再误认为桂枝汤证，故特戒之曰：不可更行桂枝汤，而宜治以麻杏甘石汤。此节与温病提纲遥遥相应，合读之则了如指掌。然麻杏甘石汤，诚为治温病初得之的方矣。而愚于发表药中不用麻黄，而用薄荷、蝉蜕者，曾于葛根黄芩黄连汤解后详论之，兹不再赘。

方中薄荷叶宜用其嫩绿者，至其梗宜用理气药中，若以之发汗，则力减半矣。若其色不绿而苍，则其力尤减。若果嫩绿之叶，方中用三钱即可。

薄荷气味近于冰片，最善透窍。其力内至脏腑筋骨，外至腠理皮毛，皆能透达。故能治温病中之筋骨作疼者。若谓其气质清轻，但能发皮肤之汗，则浅之乎视薄荷矣。

蝉蜕去足者，去其前之两大足也。此足甚刚硬，有开破之力。若用之退

目翳消疮疡，带此足更佳。若用之发汗，则宜去之，盖不欲其于发表中，寓开破之力也。

蝉蜕性微凉味淡，原非辛散之品而能发汗者，因其以皮达皮也。此乃发汗中之妙药，有身弱不任发表者，用之最佳。且温病恒有兼瘾疹者，蝉蜕尤善托瘾疹外出也。(《医学衷中参西录·治温病方·清解汤》)

凉解汤

[组成] 薄荷叶三钱　蝉蜕去足土，二钱　生石膏捣细，一两　甘草一钱五分（本方与清解汤组成相同，但剂量与主治有异。编者注）

[主治] 治温病，表里俱觉发热，脉洪而兼浮者。

[方论] 春温之证，多有一发而表里俱热者。至暑温尤甚，已详论之于前矣。而风温证，两三日间，亦多见有此证脉者，此汤皆能治之，得汗即愈。

西人治外感，习用阿司匹林法。用阿司匹林一瓦，和乳糖（可代以白蔗糖）服之，得汗即愈。愚屡次试之，其发汗之力甚猛，外感可汗解者，用之发汗可愈。若此凉解汤，与前清解汤，皆可以此药代之，以其凉而能散也。若后之寒解汤，即不可以此药代之，盖其发汗之力有余，而清热之力仍有不足也。(《医学衷中参西录·治温病方·凉解汤》)

犹龙汤

[组成] 连翘一两　生石膏捣细，六钱　蝉蜕去足土，二钱　牛蒡子炒捣，二钱

[主治] 治胸中素蕴实热，又受外感。内热为外感所束，不能发泄。时觉烦躁，或喘，或胸胁疼，其脉洪滑而长者。

[加减] 喘者，倍牛蒡子。胸中疼者加丹参、没药各三钱。胁下疼者，加柴胡、川楝子各三钱。

[方论] 按：用连翘发汗，必色青者方有力。盖此物嫩则青，老则黄。凡物之嫩者，多具生发之气，故凡发汗所用之连翘，必须青连翘。

此方所主之证，即《伤寒论》大青龙汤所主之证也。然大青龙汤宜于伤寒，此则宜于温病。至伤寒之病，其胸中烦躁过甚者，亦可用之以代大青龙，故曰犹龙也。(《医学衷中参西录·治温病方·犹龙汤》)

无名方 1

[**组成**] 生石膏捣细，一两　天花粉一两　薄荷叶钱半　连翘钱半

[**用法**] 上药四味，煎汤一大盅，温服得汗即愈。薄荷叶煎时宜后入。

[**方论**] 或问：此方重用石膏、花粉，少用薄荷、连翘，以为发表之剂，特恐石膏、花粉监制薄荷、连翘太过，服后不能作汗耳？答曰：此方虽为发表之剂，实乃调剂阴阳，听其自汗而非强发其汗也。盖此证原为伏气化热，偶为外感触动，遂欲达于表而外出，而重用凉药与之化合，犹如水沃冶红之铁，其蓬勃四达之热气原难遏抑，而复少用薄荷、连翘，为之解其外表之阻隔，则腹中所化之热气，自夺门而出，作汗而解矣。且此等汗，原不可设法为之息止，虽如水流漓而断无亡阴、亡阳之虞，亦断无汗后不解之虞。此方原与《衷中参西录》寒解汤相似（寒解汤：生石膏一两，连翘、蝉蜕各钱半，今以知母多劣，故易以花粉，为蝉蜕发表之力稍弱，又易以薄荷叶）。二方任用其一，果能证脉无误，服后覆杯之顷，即可全身得汗，间有畏石膏之凉将其药先服一半者，服后亦可得汗，后再服其所余，则分毫无汗矣。因其热已化汗而出，所余之热无多也。即此之前后分服，或出汗或不出汗，可不深悟此药发汗之理乎？况石膏原硫氧氢钙化合，硫氧之原质，原具有发表之力也（本条原本是张锡纯在论述太阳经受风甚轻，用薄荷叶二钱、连翘三钱、大葱白三寸轻清辛凉之剂发之后的讨论：有其人预有伏气化热，潜伏未动，后因薄受外感之触动，其伏气陡然肋发，一时表里俱热，其舌苔白厚，中心似干，脉象浮而有洪象，此其病虽伴阳明而仍可由太阳汗解也。编者注）。（《医学衷中参西录·附温病遗方·太阳经》）

第二节　清热攻下

石膏粳米汤

[**组成**] 生石膏轧细，二两　生粳米二两

[**主治**] 治温病初得，其脉浮而有力，身体壮热。并治一切感冒初得，身不恶寒而心中发热者。若其热已入阳明之腑，亦可用代白虎汤。

[**用法**] 上二味，用水三大碗，煎至米烂熟，约可得清汁两大碗。趁热

尽量饮之，使周身皆汗出，病无不愈者。若阳明腑热已实，不必乘热顿饮之，徐徐温饮下，以消其热可也。(《医学衷中参西录·治伤寒温病同用方·石膏粳米汤》)

[方论] 或问：外感初得，即中有蕴热，阳明胃腑，不至燥实，何至遽用生石膏二两？答曰：此方妙在将石膏同粳米煎汤，乘热饮之。俾石膏寒凉之性，随热汤发散之力，化为汗液尽达于外也。西人谓，胃本无化水之能，亦无出水之路。而壮实之人，饮水满胃，须臾水气旁达，胃中即空。盖周中原多微丝血管，能引水气以入回血管。由回血管过肝入心，以运行于周身。由肺升出为气，由皮肤渗出为汗，余透肾至膀胱为溺。石膏煎汤，毫无气味，毫无汁浆，直与清水无异。且又乘热饮之，则敷布愈速，不待其寒性发作，即被胃中微丝血管吸去，化为汗、为气，而其余为溺，则表里之热，亦随之俱化。此寒因热用，不使伤胃之法也。且与粳米同煮，其冲和之气，能助胃气之发达，则发汗自易。其稠润之汁，又能逗留石膏，不使其由胃下趋，致寒凉有碍下焦。不但此也，清水煎开后，变凉甚速，以其中无汁浆，不能留热也。此方粳米多至二两半，汤成之后必然汁浆甚稠，饮至胃中又普留蓄热力，以为作汗之助。是以人之欲发汗者，饮热茶不如吸热粥也。

初拟此方时，惟用以治温病。实验既久，知伤寒两三日后，身不恶寒而发热者，用之亦效。(《医学衷中参西录·治伤寒温病同用方·石膏粳米汤》)

白虎汤

[组成] 知母六两　石膏打碎，一斤　甘草炙，二两　粳米六合

[用法] 上四味，以水一斗，煮米熟汤成，去滓，温服一升，日三服。

[方论] 白虎者，西方之金神也。于时为溽暑既去，金风乍来，病暍之人当之，顿觉心地清凉，精神爽健，时序之宜人，莫可言喻。以比阳明实热之人，正当五心烦灼，毫无聊赖之际，而一饮此汤，亦直觉凉沁心脾，转瞬之间已置身于清凉之域矣。方中重用石膏为主药，取其辛凉之性，质重气轻，不但长于清热，且善排挤内蕴之热息息自毛孔达出也。用知母者，取其凉润滋阴之性，既可佐石膏以退热，更可防阳明热久者之耗真阴也。用甘草者，取其甘缓之性，能逗留石膏之寒凉不至下趋也。用粳米者，取其汁浆浓郁能调石膏金石之药使之与胃相宜也。药止四味，而若此相助为理，俾猛悍之剂归于和平，任人放胆用之，以挽回人命于垂危之际，真无尚之良方也。何犹

多畏之如虎而不敢轻用哉？

白虎汤所主之病，分载于太阳、阳明、厥阴篇中，惟阳明所载未言其脉象何如，似令人有未惬意之处。然即太阳篇之脉浮而滑及厥阴篇之脉滑而厥，推之其脉当为洪滑无疑，此当用白虎汤之正脉也。故治伤寒者，临证时若见其脉象洪滑，知其阳明之腑热已实，放胆投以白虎汤必无差谬，其人将药服后，或出凉汗而愈，或不出汗其热亦可暗消于无形。若其脉为浮滑，知其病犹连表，于方中加薄荷叶一钱，或加连翘、蝉蜕各一钱，服后须臾即可由汗解而愈（此理参看寒解汤下诠解自明）。其脉为滑而厥也，知系厥阴肝气不舒，可用白茅根煮汤以之煎药，服后须臾厥回，其病亦遂愈。此愚生平经验所得，故敢确实言之，以补古书所未备也。

近世用白虎汤者，恒恪守吴氏四禁。所谓四禁者，即其所著《温病条辨》白虎汤后所列禁用白虎汤之四条也。然其四条之中，显有与经旨相反之两条，若必奉之为金科玉律，则此救颠扶危挽回人命之良方，几将置之无用之地。愚非好辩而为救人之热肠所迫，实有不能已于言者。（《医学衷中参西录·深研白虎汤之功用》）

白虎汤方三见于《伤寒论》。一在太阳篇，治脉浮滑；一在阳明篇，治三阳合病自汗出者；一在厥阴篇，治脉滑而厥，注家于阳明条下，谓苟非自汗，恐表邪抑塞，亦不敢鲁莽而轻用白虎汤。自此说出，医者遇白虎汤证，恒因其不自汗出即不敢用，此误人不浅也。盖寒温之证，邪愈深入则愈险。当其由表入里，阳明之腑渐实，急投以大剂白虎汤，皆可保完全无虞。设当用而不用，由胃实以至肠实而必须降下者，已不敢保其完全无虞也。况自汗出之文惟阳明篇有之，而太阳篇但言脉浮滑，厥阴篇但言脉滑而厥，皆未言自汗出也。由是知其脉但见滑象，无论其滑而兼浮、滑而兼厥，皆可投以白虎汤，经义昭然，何医者不知尊经，而拘于注家之谬说也。

特是白虎汤证，太阳、厥阴篇皆言其脉，而阳明篇未尝言其脉象何如。然以太阳篇之浮滑、厥阴篇之滑而厥，比例以定其脉，当为洪滑无疑。夫白虎汤证之脉象既不同，至用白虎汤时即不妨因脉象之各异而稍为变通。是以其脉果为洪滑也，知系阳明腑实，投以大剂白虎汤原方，其病必立愈。其脉为浮滑也，知其病犹连表，于方中加薄荷叶一钱，或加连翘、蝉蜕各一钱，服后须臾即可由汗解而愈（此理参看寒解汤下诠解自明）。其脉为滑而厥也，可用白茅根煮汤以之煎药，服后须臾厥回，其病亦遂愈。此愚生平经验有得，故敢确实言之也。至白虎加人参汤两见于《伤寒论》。一在太阳上篇，当发汗之后；一在太阳下篇，当吐下之后。其证皆有白虎汤证之实热，而又兼渴，此因汗吐下后伤其阴分也。为其阴分有伤，是以太阳上篇论其脉处，但言洪大，而未言滑。洪大而不滑，其伤阴分可知也。至太阳下篇，未尝言脉，其脉与上篇同又可知也。于斯加人参于大队寒润之中，能济肾中真阴上升，协同白虎以化燥热，即以生津止渴，渴解热消，其病自愈矣。

独是白虎加人参汤宜用于汗、吐、下后证兼渴者，亦有非当汗、吐、下后，其证亦非兼渴，而用白虎汤时亦有宜加人参者。其人或年过五旬，或气血素亏，或劳心劳力过度，或阳明腑热虽实而脉象无力，或脉搏过数，或脉虽有力而不数，仍无滑象，又其脉或结代者，用白虎汤时皆宜加人参。至于妇人产后患寒温者，果系阳明胃腑热实，亦可治以白虎汤，无论其脉象何如，用时皆宜加人参。而愚又恒以玄参代知母，生山药代粳米，用之尤为稳妥。诚以产后肾虚，生山药之和胃不让粳米，而汁浆稠黏兼能补肾；玄参之清热不让知母，而滋阴生水亦善补肾也。况石膏、玄参《本经》原谓其可用于产乳之后，至知母则未尝明言，愚是以谨遵《本经》而为之变通。盖胆大心小，医者之贵。凡遇险证之犹可挽救者，固宜毅然任之不疑，而又必熟筹完全，不敢轻视人命，为孤注之一掷也。至方中所用之人参，当以山西之野党参为正。药房名为狮头党参，亦名野党参，生苗处状若狮头，皮上皆横纹。吉林亦有此参，形状相似，亦可用。至若高丽参、石柱参（亦名别直参），性皆燥热，不可用于此汤之中。

按：白虎汤、白虎加人参汤皆治阳明胃实之药，大、小承气汤皆治阳明肠实之药。而愚治寒温之证，于阳明肠实大便燥结者，恒投以大剂白虎汤，或白虎加人参汤，往往大便得通而愈，且无下后不解之虞。间有服药之后大便未即通下者，而少投以降下之品，或用玄明粉二三钱和蜜冲服，或用西药蓖那叶钱半开水浸服，其大便即可通下。盖因服白虎汤及服白虎加人参汤后，壮热已消，燥结已润，自易涌下也。（《医学衷中参西录·论白虎汤及白虎加人参汤之用法》）

《伤寒论》阳明篇中，白虎汤后继以承气汤，以攻下肠中燥结，而又详载不可攻下诸证。诚以承气力猛，倘或审证不确，即足误事。愚治寒温三十余年，得一避难就易之法。凡遇阳明应下证，亦先投以大剂白虎汤一两剂。大便往往得通，病亦即愈。即间有服白虎汤数剂，大便犹不通者，而实火既消，津液自生，肠中不致干燥，大便自易降下。用玄明粉三钱，加蜂蜜或柿霜两许，开水冲调服下，大便即通。若仍有余火未尽，而大便不通者，单用生大黄末一钱（若凉水调服生大黄末一钱可抵煮服者一两），蜜水调服，通其大便亦可。且通大便于服白虎汤后，更无下后不解之虞。盖下证略具，而脉近虚数者，遽以承气下之，原多有下后不解者，以其真阴亏元气虚也。惟先服白虎汤或先服白虎加人参汤，去其实火，即以复其真阴，培其元气，而后微用降药通之，下后又何至不解乎。此亦愚百用不至一失之法也。

又按：重用石膏以退火之后，大便间有不通者，即可少用通利之药通之。此固愚常用之法，而随证制宜，又不可拘执成见（这是张锡纯在接到湖北省潜江红十字分会张港义务医院院长崔兰亭用其方所治疗医案后的按语，编者注）。（《医学衷中参西录·治伤寒温病同用方·仙露汤》）

寒温阳明腑病，原宜治以白虎汤，医者畏不敢用，恒以甘寒之药清之，遇病之轻者，亦可治愈，而恒至稽留余热（甘寒药滞泥，故能闭塞外感热邪），变生他证。迨至病久不愈，其脉之有力者，仍可用白虎汤治之，其脉之有力而不甚实者，可用白虎加人参汤治之。（《医学衷中参西录·石膏解》）

间有用白虎汤润下大便，病仍不解，用大黄降之而后解者，以其肠中有匿藏之结粪也。（《医学衷中参西录·治伤寒温病同用方·仙露汤》）

《伤寒论》原文：伤寒，脉滑而厥者，里有热也，白虎汤主之。

太阳篇白虎汤证，脉浮滑是表里皆有热也。此节之白虎汤证，脉滑而厥，是里有热表有寒也。此所谓热深厥深也。

愚遇此等证，恒先用鲜白茅根半斤切碎，煮四五沸，取汤一大碗，温饮下，厥回身热，然后投以白虎汤，可免病家之疑，病人亦敢放胆服药。若无鲜茅根时，可以药房中干茅根四两代之，若不用茅根时，愚恒治以白虎加人参汤，盖取人参能助人生发之气，以宣通内热外出也。（《医学衷中参西录·厥阴病白虎汤证》）

《伤寒论》白虎汤，治阳明腑热之圣药也。盖外邪炽盛，势若燎原，胃中津液，立就枯涸。故用石膏之辛寒以祛外感之邪，知母之凉润以滋内耗之阴。特是石膏质重（虽煎作汤性也下坠），知母味苦，苦降与重坠相并，下行之力速，胃腑之热或难尽消，且恐其直趋下焦而为泄泻也，故又借粳米之浓汁，甘草之甘味，缓其下趋之势，以待胃中微丝血管徐徐吸去，由肺升出为气，由皮肤渗出为汗，余入膀胱为溺，而内蕴之热邪随之俱清，此仲景制方之妙也。然病有兼证，即用药难拘成方。犹是白虎汤证也，因其人胃气上逆，心下胀满，粳米、甘草不可复用，而以半夏、竹茹代之，取二药之降逆，以参赞石膏、知母成功也。(《医学衷中参西录·治伤寒温病同用方·镇逆白虎汤》)

伤寒初得宜用热药发其汗，麻黄、桂枝诸汤是也。风温初得宜用凉药发其汗，薄荷、连翘、蝉蜕诸药是也。至传经已深，阳明热实，无论伤寒、风温，皆宜治以白虎汤。而愚用白虎汤时，恒加薄荷少许或连翘、蝉蜕少许，往往服后即可得汗。即但用白虎汤，亦恒有服后即汗者。因方中石膏原有解肌发表之力，故其方不但治阳明腑病，兼能治阳明经病，况又少加辛凉之品引之，以由经达表，其得汗自易易也。(《医学衷中参西录·伤寒风温始终皆宜汗解说》)

按：白虎汤方原以石膏为主药，其原质系硫氧氢钙化合而成，宜生用最忌煅用。生用之则其硫氧氢之性凉而能散，以治外感有实热者，直胜金丹。若煅之则其所含之硫氧氢皆飞去，所余之钙经煅即成洋灰（洋灰原料石膏居多），能在水中结合，点豆腐者用之以代卤水。若误服之，能将人之血脉凝结，痰水锢闭。故煅石膏用至七八钱，即足误人性命。迨至偾事之后，犹不知其误在煅，不在石膏。转以为石膏煅用之其猛烈犹足伤人，而不煅者更可知矣。于斯一倡百和，皆视用石膏为畏途。是以《伤寒论》白虎汤原可为治猩红热有一无二之良方，而疾者遇当用之时，竟不敢放胆一用，即成有用者，纵不至误用煅石膏，而终以生石膏之性为大寒，重用不过三四钱，不知石膏性本微寒，明载于《神农本经》，且质又甚重，三四钱不过一小撮耳，以微寒之药欲止用一小撮，以救炽盛之毒热，杯水车薪，用之果何益乎。是以愚十余年来，对于各省医学志报莫不提倡重用生石膏，深戒误用煅石膏。而河北全省虽设有医会，实无志报宣传，纵欲革此积弊，恒苦无所凭藉，殊难徒口为之呼吁。今因论猩红热治法论及石膏，实不觉心长词费也（这是张锡纯在天津陆军做医正时治中学教员宋志良之九岁女儿患猩红热用白虎汤石膏剂量自三两渐加至六两痊愈后所加的按语。编者注）。

或问：诸家本草皆谓石膏煅用之则不寒胃，今谓若用煅石膏至七八钱即足误人性命，是诸家本草之说皆不可信钦？答曰：本草当以《本经》为主，其石膏条下未言煅用。至《名医别录》原附《本经》而行者，于石膏亦未言煅用。至宋时雷氏本草炮制书出，对于各药之制法论之最详，于石膏亦未言煅用。迨有明李氏《纲目》出始载"近人因其性寒火煅过用之，不伤脾胃。"

夫曰近人不过流俗之传说耳。从此以后之撰本草者，载其语而并将"近人"二字节去，似谓石膏之制法亘古如斯，不复研究其可否。此诚所谓人云亦云，以讹传讹者也。且即用古人成方，原宜恪遵古人规矩，《伤寒论》白虎汤石膏下，只注打碎绵裹，未尝言煅，其径用生者可知。且煅者煮汤可代卤水点豆腐，是其性与卤水同也。友人桑素村（唐山人）曾言其姊曾饮卤水一两殉夫尽节，是卤水不可服明矣，岂性同卤水之煅石膏独可服乎？（《医学衷中参西录·详论猩红热治法》）

或问方书治温疹之方，未见有用参者。开首之方原以治温疹为急务，即有内伤亦当从缓治之，而方中（生石膏二两、野台参三钱、玄参一两、生怀山药一两、大甘枸杞六钱、知母四钱、连翘三钱、蝉蜕二钱、茵陈二钱、僵蚕钱半、鲜芦根四钱。编者注）用野台参者其义何居？答曰：《伤寒论》用白虎汤之例，汗吐下后加人参以其虚也；渴者加人参以其气虚不能助津液上潮也。今此证当久病内亏之余，不但其血分虚损，其气分亦必虚损。若但知用白虎汤以清其热，不知加参以助之，而热转不清，且更有病转加剧之时（观四期人参后附载医案可知）。此证之用人参，实欲其热之速退也。且此证疹屬之急，亦气分不足之故。用参助石膏以清外感之热，即借其力以托疹毒外出，更可借之以补从前之虚劳。是此方中之用参，诚为内伤外感兼顾之要药也。（《医学衷中参西录·妇女科·月闭兼温疹魇急》）

上所论有葛根诸方，皆治阳明在经之病者也。至阳明在腑之病，又当另议治法，其治之主要，自当以白虎汤为称首也。

《伤寒论》原文：伤寒，脉浮滑，此表有热里有寒，白虎汤主之（此节载太阳篇）。

按：此脉象浮而且滑，夫滑则为热入里矣，乃滑而兼浮，是其热未尽入里，半在阳明之腑，半在阳明之经也。在经为表，在腑为里，故曰表有热里有寒。《内经》谓，热病者皆伤寒之类也。又谓人之伤于寒也，则为病热。此所谓里有寒者，盖谓伤寒之热邪已入里也。陈氏之解原如斯，愚则亦以为然。至他注疏家有谓此寒热二字，宜上下互易，当作外有寒里有热者，然其脉象既现浮滑，其外表断不至恶寒也。有谓此寒字当系痰之误，因痰寒二音相近，且脉滑亦为有痰之征也。然在寒温，其脉有滑象，原主阳明之热已实，且足征病者气血素充，治亦易愈。若因其脉滑，而以为有痰，则白虎汤岂为治痰之剂乎？

《伤寒论》原文：三阳合病，腹满身重，难以转侧，口不仁，面垢，谵语，遗尿。发汗则谵语；下之则额上生汗，手足逆冷。若自汗出者，白虎汤主之（此节载阳明篇）。

按：证为三阳合病，乃阳明外连太阳内连少阳也。由此知三阳会合以阳明为中间，三阳之病会合，即以阳明之病为中坚也。是以其主病之方，仍为白虎汤，势若帅师以攻敌，以全力捣其中坚，而其余者自瓦解。

《伤寒论》原文：伤寒，脉滑而厥者，里有热，白虎汤主之（此节载厥阴篇）。

按：脉滑者阳明之热传入厥阴也。其脉滑而四肢厥逆者，因肝主疏泄，此证乃阳明传来之热郁于肝中，致肝失其所司，而不能疏泄，是以热深厥亦深也，治以白虎汤，热消而厥自回矣。

或问：伤寒传经之次第，原自阳明而少阳，三传而后至厥阴，今言阳明之热传入厥阴，将勿与经旨有背谬乎？答曰：白虎汤原为治阳明实热之正药，其证非阳明之实热者，仲景必不用白虎汤。此盖因阳明在经之热，不传于腑（若入腑则不他传矣）而传于少阳，由少阳而为腑脏之相传（如由太阳传少阴，即腑脏相传，《伤寒论》少阴篇麻黄附子细辛汤所主之病是也），则肝中传入阳明实热矣。究之，此等证其左右两关必皆现有实热之象。盖此阳明在经之热，虽由少阳以入厥阴，必仍有余热入于阳明之腑，俾其腑亦蕴有实热，故可放胆投以白虎汤，而于胃腑无损也。

吴鞠通原文：白虎汤本为达热出表，若其人脉浮弦而细者，不可与也；脉沉者，不可与也；不渴者，不可与也；汗不出者，不可与也，当须识此，勿令误也。

按：前两条之不可与，原当禁用白虎汤矣。至其第三条谓不渴者不可与也。夫用白虎汤之定例，渴者加人参，其不渴者即服白虎汤原方，无事加参可知矣。吴氏以为不渴者不可与，显与经旨相背矣。且果遵吴氏之言，其人若渴即可与以白虎汤，而亦无事加参矣，不又显与渴者加人参之经旨相背乎？至其第四条谓汗不出者不可与也。夫白虎汤三见于《伤寒论》，惟阳明篇中所主之三阳合病有汗，其太阳篇所主之病及厥阴篇所主之病，皆未见有汗也。仲圣当日未见有汗即用白虎汤，而吴氏则于未见有汗者禁用白虎汤，此不又显与经旨相背乎？且石膏原具有发表之性，其汗不出者不正可借以发其汗乎？且即吴氏所定之例，必其人有汗且兼渴者始可用白虎汤。然阳明实热之证，渴而兼汗出者，十人之中不过一二人，是不几将白虎汤置之无用之地乎？夫吴氏为清季名医，而对于白虎汤竟误设禁忌若此，彼盖未知石膏之性也。及至所著医案，曾治何姓叟，手足拘挛，因误服热药所致，每剂中用生石膏八两，服近五十日始愈，计用生石膏二十余斤。又治赵姓中焦留饮，上泛作喘，每剂药中皆重用生石膏，有一剂药中用六两、八两者，有一剂中用十二两者，有一剂中用至一斤者，共服生石膏近百斤，其病始愈。以观其《温病条辨》中，所定白虎汤之分量生石膏止用一两，犹煎汤三杯分三次温饮下者，岂不天壤悬殊哉。盖吴氏先著《温病条辨》，后著《医案》（指《吴鞠通医案》，编者注），当其著《条辨》时，因未知石膏之性，故其用白虎汤慎重若此；至其著《医案》时，是已知石膏之性也，故其能放胆重用石膏若此，学问与年俱进，故不失其为名医也。

按：人之所以重视白虎汤而不敢轻用者，实皆未明石膏之性也。夫自古论药之书，当以《神农本经》为称首，其次则为《名医别录》。《本经》创于开天辟地之圣神，洵堪为药性之正宗，至《别录》则成于前五代之陶弘景，乃取自汉以后及五代以前名医论药之处而集为成书，以为《本经》之辅翼（弘景曾以朱书《本经》、墨书《别录》为一书，进之梁武帝），今即《本经》及《别录》之文而细为研究之。

《本经》石膏原文：气味辛，微寒，无毒，主治中风寒热，心下逆气，惊喘，口干舌焦，不能息，腹中坚痛，除邪鬼、产乳、金疮。

按：后世本草，未有不以石膏为大寒者，独《本经》以为微寒，可为万古定论。为其微寒，是以白虎汤中用至一斤，至《吴氏医案》治痰饮上泛作喘，服石膏近百斤而脾胃不伤也。其言主中风者，夫中风必用发表之药，石膏既主之则性善发表可知。至其主寒热惊喘，口干舌焦，无事诠解。至其能治心下逆气、腹中坚痛，人或疑之，而临证细心品验，自可见诸事实也。曾治一人，患春温，阳明腑热已实，心下胀满异常，投以生石膏二两、竹茹碎末五钱，煎服后，顿觉药有推荡之力，胀满与温病皆愈。又尝治一人，少腹肿疼甚剧，屡经医治无效，诊其脉沉洪有力，投以生石膏三两，旱三七二钱（研细冲服），生蒲黄三钱，煎服两剂痊愈。此证即西人所谓盲肠炎也，西人恒视之为危险难治之病，而放胆重用生石膏即可随手奏效。至谓其除邪鬼者，谓能治寒温实热证之妄言妄见也。治产乳者，此乳字当作生字解（注疏家多以乳字作乳汁解者，非是），谓妇人当生产之后，偶患寒温实热，亦不妨用石膏，即《金匮》谓妇人乳中虚，烦乱呕逆，安中益气，竹皮大丸主之者是也（竹皮大丸中有石膏）。治金疮者，人若为刀斧所伤，按以生石膏细末，立能止血且能消肿愈疼也。

《别录》石膏原文：石膏除时气，头疼身热，三焦大热，肠胃中结气，解肌发汗，止消渴、烦逆、腹胀暴气、咽痛，亦可作浴汤。

按：解肌者，其力能达表，使肌肤松畅，而内蕴之热息息自毛孔透出也。其解肌兼能发汗者，言解肌之后，其内蕴之热又可化汗而出也。特是后世之论石膏者，对于《本经》之微寒既皆改为大寒，而对于《别录》之解肌发汗，则尤不相信。即如近世所出之本草，若邹润安之《本经疏证》、周伯度之《本草思辨录》，均可为卓卓名著，而对于《别录》谓石膏能解肌发汗亦有微词，今试取两家之论说以参考之。

邹润安曰：石膏体质最重，光明润泽，乃随击即解，纷纷星散，而丝丝纵列，无一缕横陈，故其性主解横溢之热邪，此正石膏解肌之所以然。至其气味辛甘，亦兼具解肌之长，质重而大寒，则不足于发汗，乃《别录》于杏仁曰解肌，于大戟曰发汗，石膏则以解肌发汗连称，岂以仲圣尝用于发汗耶？不知石膏治伤寒阳明病之自汗，不治太阳病之无汗，若太阳表实而兼阳明热郁，则以麻黄发汗，石膏泄热，无舍麻黄而专用石膏者。白虎汤治无表证之自汗，且戒人以无汗勿与，即后世发表经验之方，亦从无用石膏者，所谓发表不远热也。然则解肌非欤？夫白虎证至表里俱热，虽尚未入血分成腑实，而阳明气分之热已势成连横，非得辛甘寒解肌之石膏，由里达表以散其连横之势，热焉得除，而汗焉得止，是则石膏解肌所以止汗，非所以出汗。他如竹叶石膏汤、白虎加桂枝汤，非不用于无汗，而其证则非发表之证，学者勿过泥《别录》可耳。

无汗禁用白虎之言，《伤寒论》未见，欲自是其说，而设为古人之言以自作证据，其误古人也甚矣。至讲解肌为止汗，则尤支离，不可为训。

周伯度曰：王海藏谓石膏发汗，朱丹溪谓石膏出汗，皆以空文附和，未能实申其义。窃思方书石膏主治，如时气、肌肉壮热、烦渴喘逆、中风眩晕、阳毒发斑等证，无一可以发汗而愈者，病之倚重石膏莫如热疫。余师愚清瘟败毒散一剂用至六两、八两，而其所著《疫证一得》，则谆谆以发表致戒。顾松园以白虎汤治汪缵功阳明热证，每剂石膏用至三两，两服热顿减而遍身冷汗、肤冷发呃，群医哗然，阻勿再进。顾引仲圣热深厥深，及喻氏阳证忽变阴厥，万中无一之说与辩，勿听。迨投参附回阳之剂，而汗益多体益冷，复求顾诊。顾仍以前法用石膏三两，而二服后即汗止身温，此尤可为石膏解肌不发汗之明证，要之顾有定识定力，全在审证之的，而仲圣与喻氏有功后世，亦可见矣。

按：周氏之见解，与邹氏大致相同。所可异者，自不知石膏能发汗，而转笑王海藏谓石膏发汗、朱丹溪谓石膏出汗者，皆以空文附和，未能实申其义，此何异以己之昏昏誉人之昭昭也哉。至顾松园治汪缵功之热深厥深、周身冷汗，重用生石膏三两，两服病愈，以为石膏非能发汗之明证，而不知石膏能清热即能回厥，迨厥回之后，其周身之冷汗必先变为温和之汗其内蕴之热，借石膏发表之力，皆息息自皮毛达出，内热随汗出尽，则汗自止而病自愈也。若认为将石膏服下，其冷汗即立止而病亦遂愈，此诚不在情理中矣。夫邹氏之《本经疏证》及周氏之《本草思辨录》，其讲解他药莫不精细入微，迥异于后世诸家本草，而独于石膏之性未能明了甚矣，石膏之令人难知也。

愚浮沉医界者五十余年，尝精细体验白虎汤之用法，若阳明之实热，一半在经、一半在腑，或其热虽入腑而犹连于经，服白虎汤后，大抵皆能出汗，斯乃石膏之凉与阳明之热化合而为汗以达于表也。若犹虑其或不出汗，则少加连翘、蝉蜕诸药以为之引导，服后覆杯之顷，其汗即出，且汗出后其病即愈，而不复有外感之热存留矣。若其阳明之热已尽入腑，服白虎汤后，大抵出汗者少，不出汗者多，其出汗者热可由汗而解，其不出汗者其热亦可内消。盖石膏质重气轻，其质重也可以逐热下行。其气轻也可以逐热上出，俾胃腑之气化升降皆湛然清肃，外感之热自无存留之地矣。

石膏之发汗，原发身有实热之汗，非能发新受之风寒也。曾治一人，年近三旬，于春初得温病，医者以温药发其汗，汗出而病益加剧，诊其脉洪滑而浮，投以大剂白虎汤，为加连翘、蝉蜕各钱半，服后遍体得凉汗而愈。然愈后泄泻数次，后过旬日又重受外感，其脉与前次相符，乃因前次服白虎汤后作泄泻，遂改用天花粉、玄参各八钱，薄荷叶、甘草各二钱，连翘三钱，服后亦汗出遍体，而其病分毫不减，因此次所出之汗乃热汗非凉汗也。不得已遂仍用前方，为防其泄泻，以生怀山药八钱代方中粳米，服后仍遍体出凉汗而愈。由此案观之，则石膏之妙用，有真令人不可思议者矣。

重用石膏以发汗，非仅愚一人之实验也。邑中友人刘聘卿，肺热劳喘，热令尤其，时当季夏，病犯甚剧，因尝见愚重用生石膏治病，自用生石膏四两，煎汤一大碗顿饮下，周身得凉汗，劳喘骤见轻，隔一日又将石膏如前煎饮，病又见轻，如此隔日一饮石膏汤，饮后必然出汗，其病亦随之递减，饮过六次，而百药难愈之痼疾竟霍然矣。后聘卿与愚相遇，因问石膏如此凉药，何以能令人发汗？愚曰：石膏性善发汗，《别录》载有明文，脏腑蕴有实热之人，服之恒易作汗也。此证因有伏气化热，久留肺中不去，以致肺受其伤，屡次饮石膏汤以逐之，则久留之热不能留，遂尽随汗出而消解无余矣。用石膏以治肺病及劳热，古人早有经验之方，因后世未知石膏之性，即见古人之方亦不敢信，是以后世无用者。其方曾载于王焘《外台秘要》，今特详录于下，以备医界之采取。

《外台秘要》原文：治骨蒸劳热久嗽，用石膏纹如束针者一斤，粉甘草一两，研细如面，日以水调三四服，言其无毒有大益，乃养命上药，不可忽其贱而疑其寒，《名医别录》言陆州杨士丞女，病骨蒸，内热外寒，众医不能瘥，处州吴医用此方而体遂凉。

按：书中所载杨氏女亦伏气化热病。凡伏气化热之病，原当治以白虎汤，脉有数象者，白虎加人参汤，医者不知如此治法，是以久不瘥。吴医治以石膏、甘草粉，实为白虎汤之变通用法，乃有其证非如此变通用之而不能愈者（必服石膏面始能愈）。此愚治伏气化热临证之实验，爰录一案于下，以明用古方者，原宜因证变通也。(《医学衷中参西录·深研白虎汤之功用》)

镇逆白虎汤

[组成] 生石膏捣细，三两　知母两半　清半夏八钱　竹茹粉六钱

[主治] 治伤寒温病，邪传胃腑，燥渴身热，白虎证俱，其人胃气上逆，心下满闷者。

[用法] 用水五盅，煎汁三盅，先温服一盅，病已愈者，停后服，若未瘥愈者，过两点钟，再温服一盅。

[方论]《伤寒论》白虎汤，治阳明腑热之圣药也。盖外邪炽盛，势若燎原，胃中津液，立就枯涸。故用石膏之辛寒以祛外感之邪，知母之凉润以滋内耗之阴。特是石膏质重（虽煎作汤性也下坠），知母味苦，苦降与重坠相并，下行之力速，胃腑之热或难尽消，且恐其直趋下焦而为泄泻也，故又借粳米之浓汁，甘草之甘味，缓其下趋之势，以待胃中微丝血管徐徐吸去，由肺升出为

气，由皮肤渗出为汗，余入膀胱为溺，而内蕴之热邪随之俱清，此仲景制方之妙也。然病有兼证，即用药难拘成方。犹是白虎汤证也，因其人胃气上逆，心下胀满，粳米、甘草不可复用，而以半夏、竹茹代之，取二药之降逆，以参赞石膏、知母成功也。(《医学衷中参西录·治伤寒温病同用方·镇逆白虎汤》)

寒解汤

[**组成**] 生石膏捣细，一两　知母八钱　连翘一钱五分　蝉蜕去足土，一钱五分

[**主治**] 治周身壮热，心中热而且渴，舌上苔白欲黄，其脉洪滑。或头犹觉疼，周身犹有拘束之意者。

[**方论**] 或问：此汤为发表之剂，而重用石膏、知母，微用连翘、蝉蜕，何以能得汗？答曰：用此方者，特恐其诊脉不真，审证不确耳。果如方下所注脉证，服之覆杯可汗，毋庸虑此方之不效也。盖脉洪滑而渴，阳明腑热已实，原是白虎汤证。特因头或微疼，外表犹似拘束，是犹有一分太阳流连未去。故方中重用石膏、知母以清胃腑之热；而复少用连翘、蝉蜕之善达表者，引胃中化而欲散之热，仍还太阳作汗而解。斯乃调剂阴阳，听其自汗，非强发其汗也。况石膏性凉(《本经》谓其微寒即凉也)味微辛，有实热者，单服之即能汗乎。(《医学衷中参西录·治温病方·寒解汤》)

伤寒脉若沉细，多系阴证。温病脉若沉细，则多系阳证。盖温病多受于冬，至春而发，其病机自内向外。有时病机郁而不能外达，其脉或即现沉细之象，误认为凉必至误事。又此证寒解汤既对证见愈矣，而明晨舌之强直更甚，乃将方中生石膏倍作二两，分两次前后服下，其病即愈。由是(指一妇人年二十余，得温病。咽喉作疼，舌强直，几不能言，心中热而且渴，频频饮水，脉竟沉细异常，肌肤亦不发热。遂舍脉从证，投以拙拟寒解汤，得微汗，病稍见愈。明晨又复如故，舌之强直更甚。知药原对证，而力微不能胜病也。遂仍投以寒解汤，将石膏加倍，煎汤两盅，分二次温饮下，又得微汗，病遂愈。编者注)观之，凡治寒温之热者，皆宜煎一大剂，分数次服下，效古人一剂三服之法也。(《医学衷中参西录·治伤寒温病同用方·仙露汤》)

青盂汤

[**组成**] 荷叶用周遭边浮水者良，鲜者尤佳，一个　生石膏捣细，一两　真羚羊角另

煎兑服，二钱　知母六钱　蝉蜕去足土，三钱　僵蚕二钱　金线重楼切片，二钱　粉甘草钱半

[主治] 治瘟疫表里俱热，头面肿疼，其肿或连项及胸，亦治阳毒发斑疹。

[方论]《易》系辞谓，"震为萑苇"。荷生水中，藕茎皆中空，亦萑苇类也。其叶边平兜，茎在中央，更有震卦仰盂之象，故能察初阳上升之气，为诸药之舟揖，能载清火解毒之药上至头面，且其气清郁，更能解毒逐秽，施于疫毒诸证尤宜也。至于叶宜取其浮水者，以水为二分氢气，一分氧气，化合而成。浮水者，贴水而生，得水面氢气最多，故善发表。如浮萍之生于水面，而善发汗也。

金线重楼，一名蚤休，一名紫河车草，味甘而淡，其解毒之功，可仿甘草。然甘草性温，此药性凉，以解一切热毒，尤胜于甘草，故名蚤休。言若中一切蛊毒，或蝎螫蛇咬，或疮疡用之而皆可早早止住。古蚤与早，原相通也。古谚赞蚤休曰："七叶一枝花，深山是我家。痈疽遇着我，一似手捻拿。"盖此物七叶对生茎腰，状如莲花一朵，自叶中心出茎，至巅开花一朵，形扁而黄，花上有黄丝下垂，故又名金线重楼。重楼者，其叶与花似各作一层也。其名紫河车草者，盖紫河为初生之地点，其处蕃多，可采之盈车，俗名为草河车误矣。其形状皮色皆如干姜，若皮不黄，而微带紫色者，其味必微辣而不甘，含有毒性，即不可用。若无佳者，方中不用此味亦可。

羚羊角与犀角，皆性凉而解毒。然犀禀水土之精气而生，为其禀土之精，故能入胃，以消胃腑之实热。为其禀水之精，故又能以水胜火兼入心中，以消心脏本体之热力。而疫邪之未深入者，转因服犀角后，心气虚冷，不能捍御外邪，致疫邪之恣横，竟犯君主之宫，此至紧要之关系，医者不可不知。羚羊角善清肝胆之火，兼清胃腑之热。其角中天生木胎，性本条达，清凉之中，大具发表之力，与石膏之辛凉，荷叶、连翘之清轻升浮者并用，大能透发温疫斑疹之毒火郁热，而头面肿处之毒火郁热，亦莫不透发消除也。曾治一六岁孺子，出疹三四日间，风火内迫，喘促异常。单投以羚羊角三钱，须臾喘止，其疹自此亦愈。夫疹之毒热，最宜表散清解，乃至用他药表散清解无功，势已垂危，而单投以一味羚羊角，即能挽回，其最能清解而兼能表散可知也。且其能避蛊毒，《本经》原有明文。疫病发斑，皆挟有毒疠之气也。

僵蚕乃蚕将脱皮时，因受风不能脱下，而僵之蚕。因其病风而僵，故能

为表散药之向导，而兼具表散之力。是以痘疹不出者，僵蚕最能表出之。不但此也，僵蚕僵而不腐，凡人有肿疼之处，恐其变为腐烂，僵蚕又能治之，此气化相感之妙也。今坊间鬻者，多用缫丝所剩之蚕充之，其蚕能敛戢心火，与僵蚕性正相反。用此药者，当加审慎，必色白而直，且分毫无乱丝者，乃为真僵蚕。又药坊中，恒误僵蚕为姜蚕，而以姜水炒之，甚非所宜。盖此药经火炒后，则发表之力顿减矣。（《医学衷中参西录·治瘟疫瘟疹方·青盂汤》）

清疹汤

［组成］生石膏捣细，一两　知母六钱　羚羊角二钱　金钱重楼切片，钱半　薄荷叶二钱　青连翘二钱　蝉蜕去足土，钱半　僵蚕二钱

［主治］治小儿出疹，表里俱热，或烦躁引饮，或喉疼声哑，或喘逆咳嗽。

［加减］喉疼声哑者，可将石膏加重五钱，合前得两半。若疹出不利者，用鲜苇根（活水中者更佳）一大握去节水煎沸，用其水煎药。

［用法］用水煎取清汤一盅半，分二次温饮下，以服后得微汗为佳。若一次得微汗者，余药仍可再服。若服一次即得大汗者，余药当停服。此药分量，系治七八岁以上者，若七八岁以下者，可随其年之大小，斟酌少用。或将药减半或用三分之一皆可。

［方论］疹证多在小儿，想小儿脏腑间原有此毒，又外感时令之毒气而发，则一发表里俱热。若温病初得之剧者，其阳明经腑之间，皆为热毒之所弥漫。故治此证，始则发表，继则清解，其有实热者，皆宜用石膏。至喉疼声哑者，尤为热毒上冲，石膏更宜放胆多用。惟大便滑泻者，石膏、知母皆不宜用，可去此二药，加滑石一两，甘草三钱。盖即滑泻亦非凉证，因燥渴饮水过多，脾胃不能运化故也。故加滑石以利其小便，甘草以和其脾胃，以缓水饮下趋之势。若其滑泻之甚者，可用拙拟滋阴宣解汤（滑石一两、甘草三钱、连翘三钱、蝉蜕三钱、生白芍四钱、生山药一两；主治温病，太阳未解，渐入阳明，其人胃阴素亏，阳明腑证未实，已燥渴多饮，饮水过多，不能运化，遂成滑泻，而燥渴益甚。或喘，或自汗，或小便秘。编者注），即可止泻，又可表疹外出也。然此证最忌滑泻，恐其毒因滑泻内陷即不能外出。若服以上方而滑泻不止，可用生山药两许，轧细煮作粥，再将熟鸡子黄两三枚捏碎调粥中服之，其滑

泻必止。泻止后，再徐徐以凉药清补之。

羚羊角最为治疹良药，于前青盂汤后曾论及之。惜此药今昂贵，坊间且多以他角伪充。若系整者，其角上有节若螺纹，而非若螺纹之斜绕，至其角尖二寸许则无螺纹矣。其中有木胎，作苍黄参半之色（其色似木非真木也），是为真者。可锉取其周遭及角尖，用时另煮，兑药中服，或与所煮他药，前后随服皆可。益以其药珍重，不欲以他药渣混之也。若药坊已切成片，真伪亦可辨。其真者，片甚硬，其中碎片甚多，以其硬而脆故也。其色有直白者，有间带苍黄色者，即其近木胎处也。以火燃之，无腥臭气，而转有清郁之气（角上之节有假作旋成者。细审可辨）。(《医学衷中参西录·治瘟疫痧疹方·清疹汤》)

离中丹

[组成] 生石膏细末，二两　甘草细末，六钱　朱砂末一钱半

[主治] 治肺病发热，咳吐脓血，兼治暴发眼疾，红肿作痛，头痛齿痛，一切上焦实热之症。

[加减] 咳嗽甚者，方中加川贝五钱。咳血多者，加三七四钱。大便不实者，将石膏去一两，加滑石一两，用生山药面熬粥，送服此丹。若阴虚作喘者，亦宜山药粥送服。至于山药面熬粥自五钱可至一两。

[用法] 共和匀，每服一钱，日再服，白水送。热甚者，一次可服钱半。

(《医学衷中参西录·医话拾零·诊余随笔》)

无名方 2

[组成] 滑石一两　连翘三钱　蝉蜕去土足，三钱　地肤子三钱　甘草二钱

[用法] 上药五味，共煎一大盅，温服。

[方论] 有温病旬日不解，其舌苔仍白，脉仍浮者，此邪入太阳之腑也，其小便必发黄。宜于发表清热药中，加清膀胱之药，此分解法也。今拟二方于下，以便用者相热之轻重而自斟酌用之。

[附方] 生石膏（捣细）一两，滑石八钱，连翘三钱，蝉蜕（去土足）三钱，地肤子三钱，甘草二钱。

上药六味，共煎汤一大盅，温服。(《医学衷中参西录·附温病遗方·太阳经》)

和解汤

[**组成**] 连翘五钱 蝉蜕去足土,二钱 生石膏捣细,六钱 生杭芍五钱 甘草一钱

[**主治**] 治温病表里俱热,时有汗出,舌苔白,脉浮滑者。

[**加减**] 若脉浮滑,而兼有洪象者,生石膏当用一两。(《医学衷中参西录·治温病方·和解汤》)

镇逆承气汤

[**组成**] 芒硝六钱 赭石研细,二两 生石膏捣细,二两 潞党参五钱

[**主治**] 治寒温阳明腑实,大便燥结,当用承气下之,而呕吐不能受药者。

[**用法**] 上药四味,用水四盅,先煎后三味,汤将成,再加芒硝,煎一两沸,取清汁二盅,先温服一盅。过三点钟,若腹中不觉转动,欲大便者,再温服余一盅。(《医学衷中参西录·治伤寒温病同用方·镇逆承气汤》)

第三节 清热益气

白虎加人参汤

[**组成**] 知母六两 石膏碎,绵裹,一斤 甘草炙,二两 粳米六合 人参二两

[**用法**] 上五味,以水一斗,煮米熟汤成,去滓,温服一升,日三服。

[**方论**] 白虎汤之外,又有白虎加人参汤,以辅白虎汤之所不逮,其方五见于《伤寒论》,今试约略录其数节以为研究之资料。

《伤寒论》原文:服桂枝汤,大汗出后,大烦渴不解,脉洪大者,白虎加人参汤主之。

服桂枝汤原取微似有汗,若汗出如水流漓,病必不解,此谓服桂枝汤而致大汗出,是汗出如水流漓也。因汗出过多,大伤津液,是以大烦大渴,脉洪大异常,以白虎汤解其热,加人参以复其津液而病可愈矣。

又伤寒,若吐若下后,七八日不解,热结在里,表里俱热,时时恶风,大渴,舌上干燥而烦,欲饮水数升者,白虎加人参汤主之。

按：所谓若吐若下者，实因治失其宜，误吐误下，是以吐下后而病不愈也。且误吐则伤其津液，误下则伤其气分，津液伤损可令人作渴，气分伤损，不能助津液上潮更可作渴，是以欲饮水数升也。白虎汤中加人参，不但能生津液，且能补助气分以助津液上潮，是以能立建奇功也。

又伤寒，脉浮，发热无汗，其表不解者，不可与白虎汤。渴欲饮水，无表证者，白虎加人参汤主之。

凡服白虎汤之脉，皆当有滑象脉，滑者中有热也。此节之脉象但浮，虽曰发热，不过其热在表，其不可与以白虎汤之实际，实在于此。乃因节中有无汗及表不解之文，而后世之治伤寒者，或谓汗不出者，不可用白虎汤，或谓表不解者，不可用白虎汤，至引此节之文以为证据，而不能连上数句汇通读之，以重误古人。独不思太阳篇中白虎汤证，其脉浮滑，浮非连于表乎？又不思白虎汤证三见于《伤寒论》，惟阳明篇白虎汤证，明言汗出，而太阳篇与厥阴篇之所载者，皆未言有汗乎？至于其人欲饮水数升，且无寒束之表证，是其外感之热皆入于里，灼耗津液，令人大渴，是亦宜急救以白虎加人参汤而无可迟疑也。《医学衷中参西录·续申白虎加人参汤之功用》

愚临证五十年，用白虎加人参汤时不知凡几，约皆随手奏效。（《医学衷中参西录·温病门·温病兼疹疹》）

按：白虎加人参汤所主之证，或渴，或烦、若舌干，固由内陷之热邪所伤，实亦由其人真阴亏损也。人参补气之药非滋阴之药，而加于白虎汤中，实能于邪火炽盛之时立复真阴，此中盖有化合之妙也。曾治一人，患伤寒热入阳明之腑，脉象有力而兼硬，时作谵语，按此等脉原宜投以白虎加人参汤，而愚时当少年，医学未能深造，竟与以大剂白虎汤，俾分数次温饮下，翌日视之热已见退，而脉搏转数，谵语更甚，乃恍然悟会，改投以白虎加人参汤煎一大剂，分三次徐徐温饮下，尽剂而愈。盖白虎汤证其脉宜见滑象，脉有硬象即非滑矣，此中原有阴亏之象，是以宜治以白虎加人参汤，而不可但治以白虎汤也。自治愈此案之后，凡遇其人脉数或弦硬，或年过五旬，或在劳心劳力之余，或其人身形素羸弱，即非在汗吐下后，渴而心烦者，当用白虎汤时，皆宜加人参，此立脚于不败之地，战则必胜之师也。

推广白虎加人参汤之用法，不必其人身体虚弱，或有所伤损也。忆愚年三旬时，曾病伏气化热，五心烦热，头目昏沉，舌苔白厚欲黄，且多芒刺，大便干燥，每日用生石膏数两煮水饮之，连饮数日，热象不退，因思或药轻不能胜病，乃于头午用生石膏五两煮水饮下，过午又用生石膏五两煮水饮下，一日之间共服生石膏十两，而心中分毫不觉凉，大便亦未通下。踌躇再四，精思其理，恍悟此必伏气之所入甚深，原当补助正气，俾吾身之正气壮旺，自能逐邪外出也。于斯欲仿白虎加人参汤之义，因无确实把握，犹不敢遽用大剂，就已所预存之药，用生石膏二两，野台参二钱，甘草钱半，适有所轧生怀山药粗渣又加少许，煎汤两盅，分三次温饮下，饮完晚间即觉清爽，一夜安睡，至黎明时少腹微疼，连泻三次，自觉伏气之热全消，再自视舌苔，已退去一半，而芒刺全无矣。夫以常理揆之，加人参于白虎汤中，必谓能减石膏之凉力，而此次之实验乃知人参反能助石膏之凉力，其理果安在乎？盖石膏煎汤，其凉散之力皆息息由毛孔透达于外，若与人参并用，则其凉散之力，与人参补益之力互相化合，能旋转于腑脏之间，以搜剔深入之外邪使之净尽无遗，此所以白虎加人参汤，清热之力远胜于白虎汤也。

愚生平治寒温实热，用白虎加人参汤时，恒多于用白虎汤时，而又恒因证制宜，即原方少有通变，凡遇脉过六至者，恒用生怀山药一两以代方中粳米。盖以山药含蛋白质甚多，大能滋阴补肾，而其浓郁之汁浆又能代粳米调胃也。若遇阳明之热既实，而其人又兼下痢者，恒用生杭芍一两以代方中知母，因芍药善清肝热以除痢疾之里急后重，而其凉润滋阴之性又近于知母也。若妇人产后患寒温实热者，亦以山药代粳米，又必以玄参八钱以代方中知母，因山药既可补产后之肾虚，而玄参主产乳余疾，《本经》原有明文也（《本经》中石膏、玄参皆主产乳，知母未言治产乳，不敢师心自用，轻以苦寒之药施于产后也）。且玄参原非苦寒之品，实验之原甘而微苦（《本经》谓其味苦者，当系后世传写之误），是以虽在产后可放胆用之无碍也。

有外感之实热日久不退，致其人气血两亏，危险迫于目前，急救以白虎加人参汤，其病只愈一半，必继服他种补益之药始能痊愈者，今试详述一案以征明之。《医学衷中参西录·续申白虎加人参汤之功用》

而愚治产后寒温之实热，则用白虎加人参汤，以玄参代知母。盖退寒温之实热，知母不如石膏，而其性实寒于石膏，当为产后所忌。故竹皮大丸中不用知母。至玄参则宜于产乳余疾，《本经》有明文也。用白虎汤之例，汗吐下后，皆加人参，以其虚也。产后较汗吐下后更虚，故必加之方妥。（《医学衷中参西录·治伤寒温病同用方·仙露汤》）

一幼女年九岁，于季春上旬感受温病，医者以热药发之，服后分毫无汗，转觉表里大热，盖已成白虎汤证也。医者不知按方施治，迁延二十余日，身体尫羸，危险之征兆歧出，其目睛上窜，几至不见，筋惕肉瞤，周身颤动，时作嗳声，间有喘时，精神昏愦，毫无知觉，其肌肤甚热，启其齿见舌缩而干，苔薄微黄，其脉数逾六至，左部弦细而浮，不任重按，右部亦弦细而重诊似有力，大便旬日未行。此久经外感之热灼耗，致气血两虚，肝风内动，真阴失守，元气将脱之候也。宜急治以白虎加人参汤，再辅以滋阴固气之品，庶可救愈，特虑病状若此，汤药不能下咽耳。其家人谓偶与以勺水或米汤犹知下咽，想灌以药亦知下咽也，于斯遂为疏方。

[处方] 生石膏细末二两，野台参三钱，生怀山药六钱，生怀地黄一两，生净萸肉一两，甘草二钱，共煎汤两大盅，分三次温饮下。

按：此方即白虎加人参汤以生地黄代知母，生山药代粳米，而又加山萸肉也。此方若不加萸肉，为愚常用之方，以治寒温证当用白虎加人参汤而体弱阴亏者。今重加山萸肉一两者，诚以人当元气不固之时，恒因肝脏之疏泄而上脱，此证目睛之上窜，乃显露之征兆（当属于肝），重用萸肉以收敛肝脏之疏泄，元气即可不脱。且喻嘉言谓，上脱之证，若但知重用人参，转令人气高不返。重用萸肉为之辅弼，自无斯弊，可稳重建功。

将药三次服完，目睛即不上窜，身体安稳，嗳声已止，气息已匀，精神较前明了，而仍不能言，大便犹未通下，肌肤犹热，脉数已减，不若从前之浮弦，右部重诊仍似有力，遂即原方略为加减，俾再服之。

[第二方] 生石膏（细末）两半，野台参三钱，生怀地黄一两，生净萸肉六钱，天冬六钱，甘草二钱。煎汤两盅，分两次温饮下，每饮一次调入生鸡子黄一枚。

按：目睛已不上窜而犹用萸肉者，诚以此证先有嗳气之病，是其气难于上达也。凡气之难于上达者，须防其大便通后气或下脱，故用萸肉以预防之。至于鸡子黄，化学家谓其含有副肾髓质，即善滋真阴，生用之又善润大便，是以加之。

此药日服一剂，服两日热已全退，精神之明了似将复原，而仍不能言，大便仍未通下，间有努力欲便之状。诊其脉热象已静且微弱，拟用灌肠法通其大便。先用野台参三钱，萸肉、天冬各四钱，煎汤服下；然后用灌肠法以通其大便。安然通下，仍不能言，细诊其脉微弱益甚，右部关前之脉几至不见。乃恍悟其所以不能言者，胸中大气下陷也，升补其胸中大气，使之上达于舌本必能言矣。

[第三方] 生箭芪三钱，野台参三钱，生怀山药一两，大甘枸杞一两，北沙参一两，天冬六钱，寸冬（带心）六钱，升麻一钱，桔梗钱半，共煎汤一盅半，分两次温服下。此方连服两剂，遂能言语，因方中重用滋阴之药以培养其精神，而精神亦复常矣。(《医学衷中参西录·续申白虎加人参汤之功用》)

白虎汤及白虎加人参汤两方，皆治足阳明有实热者也。至热入手阳明之腑，致大便因热燥结，其燥结愈甚者，蕴蓄之热必愈深，此非开其燥结其热固不能消也。若斯则攻下之剂，若承气汤诸方在所必需矣。(《医学衷中参西录·阳明病三承气汤证》)

[说明] 愚用白虎加人参汤，或以玄参代知母产后寒温证用之，或以芍药代知母寒温兼下痢者用之，或以生地黄代知母寒温兼阴虚者用之，或以生山药代粳米寒温热实下焦气化不固者用之、产后寒温证用之，又恒于原方之外，加生地黄、玄参、沙参诸药以生津液，加鲜茅根、芦根、生麦芽诸药以宣通气化，初未有加莱菔子者，惟此证之气分虚而且郁，白虎汤中加人参可补其气分之虚，再加莱菔子更可理其气分之郁也。至于莱菔子必须生用者，取其有升发之力也。又须知此证不治以白虎汤而必治以白虎加人参汤者，不但为其气分虚也，凡人外感之热炽盛，真阴又复亏损，此乃极危险之证，此时若但用生地黄、玄参诸滋阴之品不能奏效，即将此等药加于白虎汤中亦不能奏效，惟生石膏与人参并用，独能于邪热炽盛之时立复真阴，此所以伤寒汗吐下后与渴者治以白虎汤时，仲圣不加他药而独加人参也。(《医学衷中参西录·温病门·温病兼气虚气郁》)

按：治此证（指一叟年六旬余，于孟冬得伤寒证，脉洪滑按之亦似有力，表里俱觉发热，间作呻吟，又兼喘逆，然不甚剧。投以白虎汤，一剂大热稍减。再诊其脉，或七八动一止，或十余动一止，两手皆然，而重按无力。编者注）时，愚习用白虎汤，而犹未习用白虎汤加参也。自此以后，凡年过六旬之人，即脉甚洪实，用白虎汤时，亦必少加人参二三钱。(《医学衷中参西录·治伤寒温病同用方·白虎加人参以山药代粳米汤》)

伤寒定例，汗、吐、下后，用白虎汤者加人参，渴者用白虎汤亦加人参。而愚临证品验以来，知其人或年过五旬，或壮年在劳心劳力之余，或其人素有内伤，或禀赋羸弱，即不在汗、吐、下后与渴者，用白虎汤时，亦皆宜加人参。(《医学衷中参西录·石膏解》)

　　[说明] 按伤寒定例，凡用白虎汤若在汗吐下后及渴者，皆宜加人参。细询此证之经过始知曾发大汗一次，此次所服之药虽非白虎汤原方，实以山药代粳米，又以石膏如此服法，其力之大，可以不用知母是其方亦白虎汤也。若早加党参数钱、与山药、甘草同煎汤以送服石膏，当即安然病愈。乃因一时疏忽，并未见及，犹幸病者自知医理以挽回于末路。此虽白虎汤与人参前后分用之，仍不啻同时并用之也。

　　又按：此证加人参于白虎汤中其益有三：发汗之后人之正气多虚，人参大能补助正气，俾正气壮旺自能运化药力以胜邪，其为益一也；又发汗易伤津液，津液伤则人之阴分恒因之亏损。人参与石膏并用，能于邪热炽盛之时滋津液以复真阴，液滋阴复则邪热易退，其为益二也；又用药之法，恒热因凉用、凉因热用，《内经》所谓伏其所因也。此证用山药、甘草煎汤送服石膏之后，病则纯热，药则纯凉，势若冰炭不相容，是以其热益激发而暴动。加人参之性温者以为之作引，此即凉因热用之义，为凉药中有热药引之以消热，而后热不格拒转与化合，热与凉药化合则热即消矣，此其为益三也。统此三益观之，可晓然于此病之所以愈，益叹仲圣制方之妙。即约略用之，亦可挽回至险之证也。(《医学衷中参西录·温病门·温病》)

　　[说明] 医者救危险将脱之证喜用人参，而喻嘉言谓气若上脱，但知重用人参转令人气高不返，必重用赭石辅之始能奏效，此诚千古不磨之论也。此方（生石膏二两轧细、野台参三钱、生怀地黄一两、净萸肉一两、生怀山药六钱、甘草二钱；共煎汤两大盅，分三次温饮下，每次调入生鸡子黄一枚。编者注）中之用人参原非用其救脱，因此证真阴大亏，惟石膏与人参并用，独能于邪火炽盛之时立复真阴，此白虎加人参汤之实用也。至于萸肉，其补益气分之力远不如参，而其挽救气分之上脱则远胜于参。诚以肝主疏泄，人之元气甚虚者，恒因肝之疏泄过甚而上脱，重用萸肉以敛肝使之不复疏泄，则元气之欲上脱者即可不脱，此愚屡次用之奏效而确知其然者也。(《医学衷中参西录·温病门·温病兼大气下陷》)

　　或问：伏气化热，原可成温，即无新受之外感，而忽然成温病者是也。此证伏气所化之热，何以不成温病而成肺病？答曰：伏气之侵入，伏于三焦脂膜之中，有多有少，多者化热重，少者化热轻，化热重者当时即成温病，化热轻者恒循三焦脂膜而窜入各脏腑。愚临证五十年，细心体验，知有窜入肝胆病目者，窜入肠中病下痢者，有窜入肾中病虚劳者，窜入肺中病咳嗽久而成肺病者，有窜入胃中病吐衄而其热上熏亦可成肺病者，如此证是也。是以此证心中初发热时，医者不知其有伏气化热入胃，而泛以凉药治之，是以不效，而投以白虎加人参汤即随手奏效。至于不但用白虎汤而必用白虎加人参汤者，诚以此证已阅数月，病久气化虚损，非人参与石膏并用，不能托深陷之热外出也。(《医学衷中参西录·虚劳喘嗽门·肺病咳吐脓血》)

寒温之证，最忌舌干。至舌苔薄而干，或干而且缩者，尤为险证。而究其原因，却非一致，有因真阴亏损者，有因气虚不上潮者，有因气虚更下陷者，皆可治以白虎加人参汤，更以生山药代方中粳米，无不效者。盖人参之性，大能补气，元气旺而上升，自无下陷之虞。而与石膏同用，又大能治外感中之真阴亏损。况又有山药、知母以濡润之呼！若脉象虚数者，又宜多用人参，再加玄参、生地滋阴之品，煎汤四五茶盅，徐徐温饮下。一次只饮一大口，防其寒凉下侵，致大便滑泻，又欲其药力息息上达，助元气以生津液，饮完一剂，再煎一剂，使药力昼夜相继，数日舌润火退，其病自愈。(《医学衷中参西录·石膏解》)

白头翁汤所主之热利下重，当自少阴传来，不然则为伏气化热窜入厥阴，其证虽热，而仍非外感大实之热，故白头翁汤可以胜任。乃有病在阳明之时，其病一半入腑，一半由经而传于少阳，即由少阳入厥阴而为腑脏之相传。则在厥阴者既可成厥阴热利之下重，而阳明腑中稽留之热，更与之相助而为虐，此非但用白头翁汤所能胜任矣。愚遇此等证，恒将白头翁、秦皮加于白虎加人参汤中，则莫不随手奏效也（这是张锡纯在阐发厥阴病白头翁汤证时所加的按语，编者注）。(《医学衷中参西录·厥阴病白头翁汤证》)

痢证，又有肝胆肠胃先有郁热，又当暑月劳苦于烈日之中，陡然下痢，多带鲜血，脉象洪数，此纯是一团火气。宜急用大苦大寒之剂，若芩、连、知、柏、胆草、苦参之类，皆可选用。亦可治以白虎汤，方中生石膏必用至二两，再加生白芍一两。若脉大而虚者，宜再加人参三钱。若其脉洪大甚实者，可用大承气汤下之，而佐以白芍、知母。(《医学衷中参西录·治痢方·通变白虎加人参汤》)

痢证身热不休，服一切清火之药，而热仍不休者，方书多诿为不治。夫治果对证，其热焉有不休之理？此乃因痢证夹杂外感，其外感之热邪，随痢深陷，弥漫于下焦经络之间，永无出路，以致痢为热邪所助，日甚一日而永无愈期。夫病有兼证，即治之宜有兼方也，斯非重用生石膏更助以人参以清

外感之热不可。(《医学衷中参西录·石膏解》)

或问《伤寒论》用白虎汤之方定例，汗吐下后加人参，渴者加人参。此案（指天津一区橘街，张氏妇，年近三旬，怀妊，受温病兼下痢；用白虎加人参汤合白头翁汤治愈案，编者注）之证非当汗吐下后，亦未言渴，何以案中两次用白虎皆加人参乎？答曰：此案证兼下痢，下痢亦下之类也。其舌苔干黄毫无津液，舌干无液亦渴之类也。且其温病之热，不但入胃，更随下痢陷至下焦永无出路。惟人参与石膏并用，实能升举其下陷之温热而清解消散之，不至久留下焦以耗真阴。况此证温病与下痢相助为虐，实有累于胎气，几至于莫能支，加人参于白虎汤中，亦所以保其胎气使无意外之虞也。(《医学衷中参西录·妇女科·怀妊得温病兼下痢》)

在女子有因外感之热内迫，致下血不止者，亦可重用白虎加人参汤治之。(《医学衷中参西录·石膏解》)

至于妊妇外感热实，大便燥结者，承气汤亦不妨用，《内经》所谓"有故无殒，亦无殒也。"然此中须有斟酌，以上所列方中诸药，芒硝断不可用，至赭石则三月以前可用，三月以后不可用，其余虽皆可用，然究宜先以白虎汤或白虎加人参汤代承气，即不能完全治愈，后再用承气时亦易奏效也。(《医学衷中参西录·阳明病三承气汤证》)

白虎承气汤

[组成] 生石膏捣细，八钱　大潞党参三钱　知母八钱　甘草二钱　粳米二钱

[用法] 药共五味，将后四味煎汤一盅半，分两次将生石膏细末用温药汤送下。服初次药后，迟两点钟，若腹中不见行动，再服第二次。若腹中已见行动，再迟点半钟大便已下者，停后服。若仍未下者，再将第二次药服下。至若其脉虽数而洪滑有力者，用此方时亦可不加党参。

[方论] 然愚临证实验以来，知阳明病既当下，其脉迟者固可下，即其脉不迟而亦不数者，亦可下。惟脉数及六至则不可下，即强下之病必不解，或病更加剧。而愚对于此等证，原有变通之下法，即白虎加人参汤，将石膏不煎入汤中，而以所煎之汤将石膏送服者是也。愚因屡次用此方奏效，遂名之为白虎承气汤，爰详录之于下，以备医界采用。

愚从前遇寒温证之当下而脉象数者，恒投以大剂白虎汤，或白虎加人参

汤，其大便亦可通下。然生石膏必须用至四五两，煎一大碗，分数次温服，大便始可通下。间有服数剂后大便仍不通下者，其人亦恒脉净身凉，少用玄明粉二三钱和蜜冲服，大便即可通下。然终不若白虎承气汤用之较便也。

按：生石膏若服其研细之末，其退热之力一钱可抵煎汤者半两。若以之通其大便，一钱可抵煎汤者一两。是以方中只用生石膏八钱，而又慎重用之。必分两次服下也。

寒温阳明病，其热甚盛者，投以大剂白虎汤，其热稍退，翌日恒病仍如故。如此反复数次，病家遂疑药不对证，而转延他医，因致病不起者多矣。愚后拟得此方，凡遇投以白虎汤见效旋又反复者，再为治时即用石膏为末送服。其汤剂中用五六两者，送服其末不过一两，至多至两半，其热即可全消失。(《医学衷中参西录·《伤寒论》大承气汤病脉迟之研究及脉不迟转数者之变通下法》)

白虎加人参以山药代粳米汤

[**组成**] 生石膏捣细，三两　知母一两　人参六钱　生山药六钱　粉甘草三钱

[**主治**] 治寒温实热已入阳明之腑，燥渴嗜饮凉水，脉象细数者。

[**用法**] 上五味，用水五盅，煎取清汁三盅，先温服一盅，病愈者，停后服。若未痊愈者，过两点钟，再服一盅。至其服法详细处，与仙露汤同。

[**方论**] 按：伤寒法，白虎汤用于汗吐下后，当加人参。究之脉虚者，即宜加之，不必在汗吐下后也。愚自临证以来，遇阳明热炽，而其人素有内伤，或元气素弱，其脉或虚数，或数微者，皆投以白虎加人参汤。实验既久，知以生山药代粳米，则其方愈稳妥，见效亦愈速。盖粳米不过调和胃气，而山药兼能固摄下焦元气。使元气素虚者，不至因服石膏、知母而作滑泻。且山药多含有蛋白之汁，最善滋阴，白虎汤得此，既祛实火又清虚热，内伤外感，须臾同愈。愚用此方救人多矣。略列数案于下，以资参考。

又寒温证表里皆虚，汗出淋漓，阳明胃腑仍有实热者，用此汤时，宜加龙骨、牡蛎。(《医学衷中参西录·治伤寒温病同用方·白虎加人参以山药代粳米汤》)

愚于伤寒、温病，热实脉虚，心中怔忡，精神骚扰者，恒龙骨与萸肉、生石膏并用，即可随手奏效（有案载萸肉条下可参观）。(《医学衷中参西录·龙骨解》)

又仲景治伤寒脉结代者，用炙甘草汤，诚佳方也。愚治寒温，若其外感之热不盛，遇此等脉，即遵仲景之法。若其脉虽结代，而外感之火甚实者，亦用白虎加人参以山药代粳米汤。

按：治此证时，愚习用白虎汤，而犹未习用白虎汤加参也。自此以后，凡年过六旬之人，即脉甚洪实，用白虎汤时，亦必少加人参二三钱。(《医学衷中参西录·治伤寒温病同用方·白虎加人参以山药代粳米汤》)

寒温之证，最忌舌干，至舌苔薄而干，或干而且缩者，尤为险证。而究其原因，却非一致。有因真阴亏损者，有因气虚不上潮者，有因气虚更下陷者，皆可治以白虎加人参以山药代粳米汤。

盖人参之性，大能补气，元气旺而上升，自无下陷之虞，而与石膏同用，又大能治外感中之真阴亏损。况又有山药、知母以濡润之乎！若脉象虚数者，又宜多用人参，减石膏一两再加玄参、生地滋阴之品。煎汁三四茶盅，徐徐温饮下，一次只饮一大口，防其寒凉下侵，致大便滑泻，又欲其药力息息上达，助元气以生津液。饮完一剂，再煎一剂，使药力昼夜相继，数日舌润火退，其病自愈。

脉虚数而舌干者，大便虽多日不行，断无可下之理，即舌苔黄而且黑亦不可下。惟按上所载治法，使其大便徐徐自通，方为稳善。若大便通后，而火犹炽，舌仍干者，可用潞参一两，玄参二两煮汁，徐徐饮之，以舌润火退为度。若或因服药失宜，大便通后，遂滑泻，其虚火上逆，舌仍干者，可用拙拟滋阴固下汤（滋阴固下汤：生山药两半、怀熟地两半、野台参八钱、滑石五钱、生杭芍五钱、甘草二钱、酸石榴连皮捣烂一个。上药七味，用水五盅，先煎酸石榴十余沸，去滓再入诸药，煎汤两盅，分二次温饮下。若无酸石榴，可用煅牡蛎一两代之。汗多者，加山萸肉六钱。主治前证服药后，外感之火已消，而渴与泻仍未痊愈，或因服开破之药伤其气分，致滑泻不止；其人或兼喘逆，或兼咳嗽，或自汗，或心中怔忡者，皆宜急服此汤。编者注）去滑石，加沙参数钱。若其为日既久，外感之火全消，而舌干神昏，或呼吸之间，常若气不舒，而时作太息者，此大气因服药下陷，病虽愈而不能自复也。宜单用人参两许煎汤服之，或少加柴胡亦可。若微有余热，可加玄参佐之。

寒温下后不解，医者至此，恒多束手。不知《伤寒论》原有治此证的方，即白虎加人参汤也。其一百六十八节云："伤寒病，若吐若下后，七八日不解，热结在里，表里俱热，时时恶风，大渴，舌上干燥而烦，欲饮水数升者，白虎加人参汤主之。"愚生平治寒温，未有下后不解者，于仙露汤后曾详论之。然恒有经他医下后不解，更延愚为诊治者。其在下后多日，大便未行，脉象不虚弱者，即按《伤寒论》原方。若在甫下之后，或脉更兼虚弱，即以山药代粳米，或更以生地代知母，莫不随手奏效。盖甫下之后，大便不实，骤用寒凉，易至滑泻。而山药收涩，地黄黏润，以之代粳米、知母，实有固下之力，而于脉之兼虚弱者，则尤宜也。况二药皆能滋真阴，下后不解，多系阴分素虚之人，阴分充足，自能胜外感之余热也。

寒温之证，过十余日大热已退，或转现出种种危象，有宜单治以人参，不必加人参于白虎汤中者。王宇泰（指明代著名医学家王泰林，编者注）曰：余每治伤寒温热等证，为庸医妄汗误下，已成坏证，危在旦夕者，以人参二两，童子小便煎之，水浸冰冷，饮之立效。又张致和曾治一伤寒坏证，势近垂危，手足俱冷，气息将断。用人参一两，附子一钱，于石铫内煎至一碗，新汲水浸之冰冷，一服而尽。少顷病人汗出，鼻梁尖上涓涓如水。盖鼻梁应脾，若鼻端有汗者可救。以土在人身之中周遍故也。

白虎汤加人参，又以山药代粳米，既能补助气分托邪外出，更能生津止渴，滋阴退热，询为完善之方。间有真阴太虚，又必重用滋阴之药以辅冀之，始能成功者。(《医学衷中参西录·治伤寒温病同用方·白虎加人参以山药代粳米汤》)

仲景治伤寒脉结代者，用炙甘草汤，诚佳方也。愚治寒温，若其外感之热不盛，遇此等脉，即遵仲景之法。若其脉虽结代，而外感之热甚实者，宜用白虎加人参汤，若以山药代粳米，生地代知母更佳。有案详人参解中，可参观。(《医学衷中参西录·石膏解》)

[说明] 白虎汤中以石膏为主药，重用至三两，所以治上脉之洪实也；于白虎汤中加人参更以玄参代知母，生山药代粳米，退热之中大具滋阴之力。石膏、人参并用，能于温寒大热之际，立复真阴，所以治左脉之弦硬也。用药如用兵，料敌详审，步伍整齐，此所以战则必胜也。至于脉象兼浮，知其表证未罢，犹可由汗而解，遂佐以阿司匹林之善透表者以引之出汗，此所谓因其病机而利导之也。若无阿司匹林之处，于方中加薄荷叶一钱、连翘二钱、亦能出汗。若疑二药如此少用，似不能出汗者，观三期五卷寒解汤后之全语自明。(《医学衷中参西录·温病门·温病兼劳力过度》)

从来产后之证，最忌寒凉。而果系产后温病，心中燥热，舌苔黄厚，脉象洪实，寒凉亦在所不忌。然所用寒凉之药，须审慎斟酌，不可漫然相投也。

愚治产后温证之轻者，其热虽入阳明之腑，而脉象不甚洪实，恒重用玄参一两，或至二两，辄能应手奏效。若系剧者，必用白虎加人参汤方能退热。然用时须以生山药代粳米、玄参代知母，方为稳妥。处方编中白虎加人参以山药代粳米汤下附有验案可参观。盖以石膏、玄参，《本经》皆明言其治产乳，至知母条下则未尝言之，不敢师心自用也。(《医学衷中参西录·石膏解》)

　　至产后之证，忌用寒凉。而果系产后温证，心中燥热，舌苔黄厚，脉象洪实，亦宜投以白虎加人参以山药代粳米汤，而更以玄参代知母则尤妥善。盖愚于产后温证之轻者，其热虽入阳明之腑，脉象不甚洪实，恒重用玄参一两或至二两，辄能应手奏效；若系剧者，必白虎加人参以山药代粳米汤，而更以玄参代知母方能有效。诚以石膏、玄参《本经》皆明载其治产乳。故于产后温病之轻者，可单用玄参，至温病之剧者，不妨石膏、玄参并用也。然用石膏必须佐以人参，因其时当产后，其热虽实，而体则虚也。不用知母者，《本经》未载其治产乳，不敢师心自用，漫以凉药治产后也。(《医学衷中参西录·治伤寒温病同用方·白虎加人参以山药代粳米汤》)

通变白虎加人参汤

　　[**组成**]生石膏捣细，二两　生杭白芍八钱　生山药六钱　人参用野党参按此分量，若辽东真野参宜减半，至高丽参则断不可用，五钱　甘草二钱

　　[**主治**]治下痢，或赤，或白，或赤白参半，下重腹疼，周身发热，服凉药而热不休，脉象确有实热者。

　　[**用法**]上五味，用水四盅，煎取清汤两盅，分二次温饮之。

　　[**方论**]此方即《伤寒论》白虎加人参汤，以芍药代知母、山药代粳米也。痢疾身热不休，服清火药而热亦不休者，方书多透为不治。夫治果对证，其热焉有不休之理。此乃因痢证夹杂外感，其外感之热邪，随痢深陷，永无出路，以致痢为热邪所助，日甚一日而永无愈期。惟治以此汤，以人参助石膏，能使深陷之邪，徐徐上升外散，消解无余。加以芍药、甘草以理下重腹疼。山药以滋阴固下。连服数剂，无不热退而痢愈者。

　　按：外感之热已入阳明胃腑，当治以苦寒，若白虎汤、承气汤是也。若治以甘寒，其病亦可暂愈，而恒将余邪锢留胃中，变为骨蒸劳热，永久不愈(《世补斋医书》论之甚详)，石膏虽非苦寒，其性寒而能散(若煅用之则敛矣，

故石膏不可煅用）且无汁浆，迥与甘寒黏腻者不同。而白虎汤中，又必佐以苦寒之知母，即此汤中，亦必佐以芍药，芍药亦味苦（《本经》）微寒之品，且能通利小便。故以佐石膏，可以消解阳明之热而无余也。

惟治以此汤，以人参助石膏，能使深陷之邪，徐徐上升外散，消解无余。（《医学衷中参西录·治痢方·通变白虎加人参汤》）

按：此证（指王荷轩，年六十七，中秋得痢证，用通变白虎加人参汤治疗案。编者注）两次皆随手奏效者，诚以石膏得人参之助，能使深陷之热邪徐徐上升外散，消解无余。加以芍药、甘草，以理下重腹疼，山药以滋阴固下，所以热消而痢亦愈也。又此证因初次外感之热邪未清，后虽经屡次重用生石膏，其热仍锢结莫解，迨蓄至期年之久，热邪勃然反复，必俟连次重用生石膏，始能消解无余。因悟得凡无新受之外感，而其脉象确有实热，屡服凉药不效，即稍效而后仍反复者，皆预有外感邪热伏藏其中，宜重用生石膏清之，或石膏与人参并用以清之也。不然，则外邪溜滞，消铄真阴，经年累月而浸成虚劳者多矣。志在活人者，何不防之于预，而有采于刍荛之言也。（《医学衷中参西录·石膏解》）

护心至宝丹

［**组成**］生石膏捣细，一两　人参二钱　犀角二钱　羚羊角二钱　朱砂研细，三分　牛黄研细，一分

［**主治**］治瘟疫自肺传心，其人无故自笑，精神恍惚，言语错乱。

［**用法**］将药前四味共煎汤一茶盅，送服朱砂、牛黄末。

［**方论**］此证属至危之候，非寻常药饵所能疗治。故方中多用珍异之品，借其宝气以解入心之热毒也。

瘟疫之毒未入心者，最忌用犀角。于前青盂汤下，曾详言之。而既入心之后，犀角又为必须之药。

按：瘟疫之毒，随呼吸之气传入，原可入肺心与肺同居膈上，且左心房之血脉管与右心房之回血管，又皆与肺循环相通，其相传似甚易。而此证不常有者，因有包络护于心上代心受邪，由包络下传三焦，为手厥阴、少阳脏腑之相传，此心所以不易受邪也。愚临证二十余年仅遇一媪患此证，为拟此方，服之而愈。（《医学衷中参西录·治治瘟疫瘟疹方·护心至宝丹》）

搜风汤

[组成] 防风六钱　真辽人参另炖同服，贫者可用野台参七钱代之，高丽参不宜用，四钱　清半夏三钱　生石膏八钱　僵蚕二钱　柿饼霜冲服，五钱　麝香药汁送服，一分

[主治] 治中风。

[方论] 中风之证，多因五内大虚，或禀赋素虚，或劳力劳神过度，风自经络袭入，直透膜原而达脏腑，令脏腑各失其职。或猝然昏倒，或言语謇涩，或溲便不利，或溲便不觉，或兼肢体痿废偏枯，此乃至险之证。中之轻者，犹可迟延岁月，中之重者，治不如法，危在翘足间也。故重用防风引以麝香深入脏腑以搜风。犹恐元气虚弱，不能运化药力以逐风外出，故用人参以大补元气，扶正即以胜邪也。用石膏者，因风蕴脏腑多生内热，人参补气助阳分亦能生热，石膏质重气轻性复微寒，其重也能深入脏腑，其轻也能外达皮毛，其寒也能祛脏腑之热，而即解人参之热也。用僵蚕者，徐灵胎谓邪之中人，有气无形，穿经入络，愈久愈深，以气类相反之药投之，则拒而不入，必得与之同类者和入诸药使为向导，则药至病所，而邪与药相从，药性渐发，邪或从毛孔出，从二便出，不能复留，此从治之法也。僵蚕因风而僵，与风为同类，故善引祛风之药至于病所成功也。用半夏、柿霜者，诚以此证皆痰涎壅滞有半夏以降之，柿霜以润之，而痰涎自息也。

此证有表不解，而浸生内热者。宜急用发汗药，解其表，而兼清其内热。又兼有内风煽动者，可与后内中风治法汇通参观，于治外感之中兼有息内风之药，方为完善。(《医学衷中参西录·治内外中风方·搜风汤》)

坎离互根汤

[组成] 生石膏捣细，三两　知母八钱　玄参八钱　野台参五钱　生怀山药五钱　甘草二钱　鸡子黄三枚　鲜茅根切碎，四两

[用法] 先将茅根煎数沸，视茅根皆沉水底，取其汤以之代水，煎方中前六味，取汤三盅，分三次温服下。每服一次，调入生鸡子黄一枚。

[方论] 此方比前方多鸡子黄，而又以茅根汤煎药者，因鸡子黄生用善滋肾润肺，而茅根禀少阳最初之气，其性凉而上升，能发起脉象之沉细也。上方乃取《伤寒论》少阴篇黄连阿胶汤与太阳篇白虎加人参汤之义，而合为

一方也。黄连阿胶汤原黄连、黄芩、芍药、阿胶、鸡子黄并用，为此时无真阿胶，故以玄参代之；为方中有石膏、知母，可以省去黄连、黄芩诸药。西人渭鸡子黄中含有副肾髓质之分泌素，故能大滋肾中真阴，实为黄连阿胶汤中之主药，而不以名汤者，以其宜生调入而不可煎汤也。是以单用此一味，而黄连阿胶汤之功用仍在。至于白虎加人参汤中去粳米，而以生山药代之，以山药之性既能和胃（原方用粳米亦取其和胃），又能助玄参、鸡子黄滋肾也。用白虎汤以解伏气之热，而更加人参者，取人参与石膏并用，最善生津止渴，以解寒温之燥热，而其补益之力，又能入于下焦，以助肾气之上达，俾其阴阳之气相接续，其脉之微细者可变为洪大，而邪可外透矣。继又服之，脉之洪大者渐臻于和平，而病即痊愈矣。(《医学衷中参西录·论鼠疫之原因及治法》)

按：此节（指少阴病黄连阿胶汤证，编者注）所言之病，原系少阴病初得无大热者，故治以黄连阿胶汤已足清其热也。若其为日既久，而热浸加增，或其肾经素有蕴热，因有伏气之热激发之则其热益甚，以致心肾皆热，其壮热充实于上下，又非此汤所能胜任矣。愚遇此等证，则恒用白虎加人参汤，以玄参代知母、山药代粳米，又加鲜茅根、生鸡子黄，莫不随手奏效，用之救人多矣，因名之为坎离互根汤（本方与《医学衷中参西录·论鼠疫之原因及治法》中坎离互根汤的剂量有所不同，编者注），详录其方之分量及煎法于下。

生石膏细末三两、玄参一两、知母八钱、生怀山药八钱、甘草三钱、野台参四钱、鲜茅根（洗净切碎）六两、生鸡子黄三枚。

上共六味，先将茅根煎三四沸去滓，纳余药五味，煎汤三盅，分三次温服，每服一次调入鸡子黄一枚。

方中之意，石膏、人参并用，不但能解少阴之实热，并能于邪热炽盛之时立复真阴，辅以茅根更能助肾气上升与心火相济也，至于玄参，性凉多液，其质轻松，原善清浮游之热，而心之烦躁可除，其色黑入肾，又能协同鸡子黄以滋肾补阴，俾少阴之气化壮旺，自能逐邪外出也。

或问：外感之伏气，恒受于冬日，至春日阳生，随春日之阳而化热，是以温病多有成于伏气化热者，至伤寒约皆在于冬日，何亦有伏气化热者乎？答曰：伏气化热，原有两种化法。伏气冬日受之，伏于三焦脂膜之中，迟至春日随春日之阳生而化热，此伏气化热之常也。乃有伏气受于冬日，其所伏之处，阻塞腹内升降之气化，其气化因阻塞而生热，伏气亦可随之化热，此伏气化热之变也。迨其化热之后，或又微受外感而触发之，其触发之后，又恒因某经素有虚损，乘虚而窜入其经，此所以伤寒病中亦有伏气化热者也。注疏诸家，因不知伤寒中亦有伏气化热，故对于少阴病之热者，而释之终涉影响也。（《医学衷中参西录·少阴病黄连阿胶汤证》）

黄芪膏

[组成] 生箭芪四钱　生石膏捣细，四钱　鲜茅根锉碎，如无鲜者可用干者二钱代之，四钱　粉甘草细末，二钱　生怀山药细末，三钱　净蜂蜜一两

[主治] 治肺有劳病，薄受风寒即喘嗽，冬时益甚者。

[用法] 上药六味，先将黄芪、石膏、茅根煎十余沸去渣，澄取清汁二杯，调入甘草、山药末同煎，煎时以箸搅之，勿令二末沉锅底，一沸其膏即成。再调入蜂蜜，令微似沸，分三次温服下，一日服完，如此服之，久而自愈。然此乃预防之药，喘嗽未犯时，服之月余，能拔除病根。

[方论] 肺胞之体，原玲珑通彻者也。为其玲珑通彻，故具阖辟之机，而司呼吸之气。其阖辟之机无碍，即呼吸之气自如也。有时肺脏有所损伤，其微丝血管及肺胞涵津液之处，其气化皆湮淤凝滞，致肺失其玲珑之体，即有碍于阖辟之机，呼吸即不能自如矣。然当气候温和时，肺叶舒畅，呼吸虽不能自如，犹不至甚剧。有时薄受风寒，及令届冱寒之时，肺叶收缩，则瘀者益瘀，能阖而不能辟，而喘作矣。肺中之气化，瘀而且喘，痰涎壅滞，而嗽亦作矣。故用黄芪以补肺之阳，山药以滋肺之阴，茅根以通肺之窍，俾肺之阴阳调和，窍络贯通，其阖辟之力自适均也。用石膏者，因其凉而能散，其凉也能调黄芪之热，其散也能助茅根之通也。用甘草者，因其味甘，归脾益土，即以生金也。用蜂蜜者，因其甘凉滑润，为清肺润肺，利痰宁嗽之要品也。

茅根不但中空，周遭廾上兼有十余小孔，乃通体玲珑之物，与肺胞之形体大有相似，故善通肺胞之窍络。又治病之法，当兼取对宫之药，第根系萑苇之属，于卦为震，禀初春少阳之气，升而能散，原肺脏对宫，肝家之药也。夫肺金主敛，肝木主散，此证因肺金之敛太过，故用茅根导引肝木之气，入肺以宣散之，俾其阖辟之机自若，而喘嗽均不作矣。

或问：凡药之名膏者，皆用其药之原汁，久经熬炼而成膏。今仅取黄芪、

石膏、茅根之清汁，而调以山药、甘草之末与蜜，以成膏者何也？答曰：古人煎药，皆有火候，及药之宜先入、后入，或浸水掺入，及药之宜汤、宜膏、宜丸、宜散之区别，然今人不讲久矣。如此方黄芪、茅根过炼，则宣通之力微，石膏过炼，则清凉之力减，此三味所以不宜熬膏也。然拙恐药入胃之后，由中焦而直趋下焦，其力不能灌注于肺，故加山药、蜂蜜之润而黏，甘草之和而缓者，调入成膏。使人服之，能留恋胃中不速下，俾其由胃输脾，由脾达肺也。

或问：调之成膏者，恃山药、蜂蜜也。至甘草何不与黄芪、石膏同煎取汁，而亦为末调入？答曰：西人谓甘草微有苛（苛即薄荷）辣之味，煎之则甘味减，而苛辣之味转增。是以西人润肺之甘草水，止以开水浸水，取其味甘，且清轻之气上升也。此方将甘草调入汤中，只煎一沸，亦犹西人作甘草水之愈也。（《医学衷中参西录·治肺病方·黄芪膏》）

第四节　清热养阴

仙露汤

[**组成**] 生石膏捣细，四两　玄参一两　连翘三钱　粳米五钱

[**主治**] 治寒温阳明证，表里俱热，心中热，嗜凉水，而不至燥渴，脉象洪滑而不至甚实。舌苔白厚，或白而微黄，或有时背微恶寒者。

[**用法**] 上四味，用水五盅，煎至米熟，其汤即成。约可得清汁三盅，先温服一盅。若服完一剂，病犹在者，可仍煎一剂，服之如前。使药力昼夜相继，以病愈为度。然每次临服药，必详细问询病人。若腹中微觉凉，或欲大便者，即停药勿服。候两三点钟，若仍发热未大便者，可少少与服之。若已大便，即非溏泻而热犹在者，亦可少少与服。

《伤寒论》白虎汤，为阳明腑病之药，而兼治阳明经病；此汤为阳明经病之药，而兼治阳明腑病。为其所主者，责重于经，故于白虎汤方中，以玄参之甘寒（《本经》言苦寒，细嚼之实甘而微苦，古今药有所不同），易知母之苦寒，又去甘草，少加连翘。欲其轻清之性，善走经络，以解阳明在经之热也。

方中粳米，不可误用糯米（宿命浆米）。粳米清和甘缓，能逗留金石之

药于胃中，使之由胃输脾，由脾达肺，药力四布，经络贯通。糯米质黏性热，大能固闭药力、留中不散，若错用之，即能误事。(《医学衷中参西录·治伤寒温病同用方·仙露汤》)

竹叶石膏汤

[组成] 竹叶二把　石膏一斤　半夏洗，半升　麦门冬去心，一升　人参三两　甘草炙，二两　粳米半升

[用法] 上七味，以水一斗，煮取六升，去滓，纳粳米，煮米熟汤成，去米，温服一升，日三服。

[方论]《伤寒论》原文：伤寒解后，虚羸少气，气逆欲吐者，竹叶石膏汤主之。

前节是病时过用凉药伤其阳分；此节是病时不能急用凉药以清外感之热致耗阴分。且其大热虽退，仍有余热未清，是以虚羸少气、气逆欲吐，此乃阴虚不能恋阳之象，又兼有外感之余热为之助虐也。故方中用竹叶、石膏以清外感之热，又加人参、麦冬协同石膏以滋阴分之亏。盖石膏与人参并用，原有化合之妙，能于余热未清之际立复真阴也。用半夏者，降逆气以止吐也。用甘草、粳米者，调和胃气以缓石药下侵也。自常情观之，伤寒解后之余热，何必重用石膏，以生地、玄参、天冬、麦冬诸药亦可胜任，然而甘寒留邪，可默酿痨瘵之基础，此又不可不知也。(《医学衷中参西录·不分经之病烧裈散证理中丸证竹叶石膏汤证》)

又仲景治"伤寒解后，气逆欲呕"有竹叶石膏汤，半夏与石膏并用；治"妇人乳中虚、烦乱呕逆"有竹皮大丸，竹茹与石膏并用，是半夏、竹茹善降逆气可知也。今师二方之意，用之以易白虎汤中之甘草、粳米，降逆气而不伤正气，服后仍可托邪外出，由汗而解，而胀满之证，亦即消解无余。此方愚用之屡矣，未有不随手奏效者。医者闻言省悟，听愚用药，服后，病人自觉胀满之处，如以手推排下行，病亦遂愈。(《医学衷中参西录·治伤寒温病同用方·镇逆白虎汤》)

按：竹叶石膏汤，原寒温大热退后，涤余热、复真阴之方。故其方不列于六经，而附载于六经之后。其所以能退余热者，不恃能用石膏，而恃石膏与参并用。盖寒温余热，在大热铄涸之余，其中必兼有虚热。石膏得人参，

能使寒温后之真阴顿复，而余热自消，此仲景制方之妙也。又麦冬甘寒黏滞，虽能为滋阴之佐使，实能留邪不散，致成痨嗽。而惟与石膏、半夏并用则无忌，诚以石膏能散邪，半夏能化滞也。或疑炙甘草汤（亦名复脉汤）中亦有麦冬，却无石膏、半夏。然有桂枝、生姜之辛温宣通者，以驾驭之，故亦不至留邪。彼惟知以甘寒退寒温之余热者，安能援以为口实哉（这是张氏在一叟年七十有一，因感冒风寒，头疼异常，彻夜不寝。其脉洪大有力，表里俱发热，喜食凉物，大便三日未行，舌有白苔甚厚；用寒解汤不效再改为仙露汤而愈溲加的按语。编者注）！

又按：上焦烦热太甚者，原非轻剂所能疗，而投以重剂，又恐药过病所，而病转不愈。惟用重剂，徐徐饮下，乃为合法。(《医学衷中参西录·治伤寒温病同用方·仙露汤》)

第五节　其他

小柴胡汤

[**方论**]《伤寒论》原文：伤寒，脉弦细，头痛发热者，属少阳。少阳不可发汗，发汗则谵语。此属胃，胃和则愈；胃不和，烦而悸。

按：此节所言之证，乃少阳病之偏于热者也，弦细固为少阳之脉。观提纲中谆谆以胃和、胃不和为重要之点，想自阳明传少阳时，其外感之热仍有一半入腑，而非尽传于少阳，脉虽弦细，重按必然甚实，此原当为少阳、阳明合病也。愚遇此等证脉时，恒将柴胡汤方中药味减半（惟人参与甘草不减），外加生石膏一两，知母五钱（此为白虎加人参汤与小柴胡汤各用一半），则少阳之病可解，其胃中之热亦可尽清，而不至有胃不和之虞矣。又此节合上节，为少阳病汗、吐、下、三禁，凡治少阳病者当切记之。(《医学衷中参西录·少阳病提纲及汗吐下三禁》)

少阳证，不必皆传自阳明也。其人若胆中素有积热，偶受外感，即可口苦、心烦、寒热往来，于柴胡汤中加生石膏、滑石、生杭芍各六钱，从小便中分消其热，服后即愈。若其左关甚有力者，生石膏可用至一两（小柴胡汤证宜加石膏者甚多，不但此证），自无转阳明之虞也。

按：小柴胡汤本为平和之剂，而当时医界恒畏用之，忌柴胡之升提也。

即名医若叶天士，亦恒于当用柴胡之处避而不用，或以青蒿代之。诚以古今之人，禀赋实有不同，古人禀质醇厚，不忌药之升提，今人体质多上盛下虚，上焦因多有浮热，见有服柴胡而头疼目眩者，见有服柴胡而齿龈出血者，其人若素患吐血及脑充血证者，尤所忌服。至愚用小柴胡汤时，恒将原方为之变通，今试举治验之数案以明之。

按：热入血室之证，其热之甚者，又宜重用石膏二三两以清其热，血室之中，不使此外感之热稍有存留始无他虞。愚曾治有血室溃烂脓血者数人，而究其由来，大抵皆得诸外感之余，其为热入血室之遗恙可知矣。盖当其得病之初，医者纵知治以小柴胡汤，其遇热之剧者，不知重用石膏以清血室之热，遂致酿成危险之证，此诚医者之咎也。医界有治热入血室之证者，尚其深思愚言哉。(《医学衷中参西录·论小柴胡汤证》)

大柴胡汤

[方论] 就此案（指又治一人，年逾弱冠，禀赋素羸弱。又专心医学，昕夕研究，破费深思。偶于初夏感冒案。编者注）观之，则知大柴胡汤中用大黄，诚不如用石膏也（重用白虎汤即可代承气，曾于前节论承气汤时详言之）。盖愚当成童时，医者多笃信吴又可，用大剂承气汤以治阳明腑实之证，莫不随手奏效。及愚业医时，从前之笃信吴又可者，竟恒多偾事，此相隔不过十余年耳，况汉季至今千余年哉。盖愚在医界颇以善治寒温知名，然对于白虎汤或白虎加人参汤，旬日之间必用数次，而对于承气汤恒终岁未尝一用也。非敢任意左右古方，且僭易古方，此诚为救人计而甘冒不韪之名。医界同人之览斯编者尚其谅之。(《医学衷中参西录·论大柴胡汤证》)

桂枝二越婢一汤

[方论] 或问：太阳病，发热恶寒，热多寒少，脉微弱者，此无阳也，不可发汗，宜桂枝二越婢一汤。夫既曰无阳，何以复用石膏？既曰不可发汗，何以复用麻黄？

答曰：人之血分属阴，气分属阳，无阳从脉微弱看出，是言其气分不足也。盖证既热多寒少，其脉原当有力，若脉果有力时，可直投以越婢汤矣，或麻杏甘石汤。今因其气分虚而脉象微弱，故用桂枝助其脉（凡脉之微弱者，服桂枝则脉大），以托肌肉中外感之邪外出，随麻黄以达于皮毛也。其云不可发汗者，盖证止宜解肌。麻黄发汗之力虽猛，然所用甚少，且有石膏凉之、芍药敛之，是以服药之后，止为解肌之小汗，而不至于为淋漓之大汗也。(《医学衷中参西录·医话拾零·诊余随笔》)

小青龙汤

[**用法**] 愚用小青龙治外感痰喘，屡次皆效。然必加生石膏，或七八钱，或至两余，若畏石膏不敢多用，即无效验。(《医学衷中参西录·治伤寒方·小青龙汤解》)

[**方论**] 愚从此（指：犹忆岁在乙酉，邻村武生李杏春，年三十余，得外感痰喘证，求为诊治。其人体丰，素有痰饮，偶因感冒风寒，遂致喘促不休，表里俱无大热，而精神不振，略一合目即昏昏如睡，胸膈又似满闷，不能饮食，舌苔白腻，其脉滑而濡，至数如常。投以散风清火利痰之剂，数次无效。继延他医数人诊治，皆无效。迁延日久，势渐危险，复商治于愚。愚诊一老医皮隆伯先生，年近八旬，隐居渤海之滨，为之介绍延至。诊视毕，曰："此易治，小青龙汤证也。"遂开小青龙汤原方加杏仁三钱，仍用麻黄一钱。一剂喘定。继用苓桂术甘汤加天冬、厚朴，服两剂痊愈。编者注）知小青龙汤之神妙。自咎看书未到，遂广阅《伤寒论》诸家注疏，至喻嘉言《尚论篇》论小青龙汤处，不觉狂喜起舞，因叹曰："使愚早见此名论，何至不知用小青龙汤也。"从此以后，凡遇外感喘证可治以小青龙汤者，莫不投以小青龙汤。而临证细心品验，知外感痰喘之挟热者，其肺必胀，当仿《金匮》用小青龙汤之加石膏，且必重加生石膏方效。迨至癸巳，李杏春又患外感痰喘，复求愚为诊治，其证脉大略如前，而较前热盛。投以小青龙汤去麻黄，加杏仁三钱，为其有热又加生石膏一两。服后其喘立止。药力歇后而喘仍如故，连服两剂皆然。此时皮姓老医已殁，无人可以质正，愚方竭力筹思，将为变通其方，其岳家沧州为送医至，愚即告退。后经医数人，皆延自远方，服药月余，竟至不起。(《医学衷中参西录·用小青龙汤治外感痰喘之经过及变通之法》)

愚因反复研究，此证非不可治，特用药未能吻合，是以服药终不见效。徐灵胎谓"龙骨之性，敛正气而不敌邪气"，故《伤寒论》方中，仲景于邪气未尽者，亦用之。外感喘证服小青龙汤愈而仍反复者，正气之不敛也。遂预拟一方，用龙骨、牡蛎（皆不煅）各一两以敛正气，苏子、清半夏各五钱以降气利痰，名之曰从龙汤，谓可用于小青龙汤之后。甫拟成，适有愚外祖家近族舅母刘媪得外感痰喘证，迎为诊治，投以小青龙汤去麻黄、加杏仁，为脉象有热又加生石膏一两，其喘立愈。翌日喘又反复，而较前稍轻。又投以原方，其喘止后迟四五点钟，遂将从龙汤煎服一剂，其喘即不反复而脱然痊愈矣。

因将其方向医界同人述之。有毛仙阁者，邑中宿医，与愚最相契，闻愚言医学，莫不确信。闻此方后，旋为邑中卢姓延去。其处为疫气传染，患痰喘者四人已死其三。卢叟年过六旬，得病两日，其喘甚剧。仙阁投以小青龙汤去麻黄，加杏仁、生石膏，服后喘定。追药力歇后，似又欲作喘，急将从龙汤煎服，其病遂愈。

由斯用二方治外感痰喘，诚觉确有把握。而临证品验既久，益知从龙汤方若遇脉虚弱者，宜加净萸肉、生山药，或更加人参、赭石；其脉有热者，宜加生石膏、知母；若热而且虚者，更宜将人参、生石膏并加于方中。或于服小青龙汤之先，即将诸药备用，以防服小青龙汤喘止后转现虚脱之象，或汗出不止，或息微欲无，或脉形散乱如水上浮麻莫辨至数（若此者皆愚临证经验所遇，不早备药恐取药无及）。至于小青龙汤除遵例加杏仁、石膏之外，若人参、萸肉诸补药之加于从龙汤者，犹不敢加于其中，诚以其时外感未净，里饮未清，不敢参以补药以留邪也。孰意愚不敢用者，而阅历未深者转敢用之，为治斯证者别开捷径，亦云奇哉。(《医学衷中参西录·用小青龙汤治外感痰喘之经过及变通之法》)

外感痰喘，宜投以《金匮》小青龙加石膏汤。若其外感之热，已入阳明之腑，而小青龙中之麻、桂、姜、辛诸药，实不宜用。(《医学衷中参西录·石膏解》)

寒温中，皆有痰喘之证，其剧者甚为危险。医者自出私智治之，皆不能效，惟治以小青龙汤，或治以小青龙加石膏汤，则可随手奏效。然寒温之证，兼喘者甚多，而有有痰无痰与虚实轻重之分，又不必定用小青龙汤也。

有血证者，最忌桂枝，不甚忌麻黄。用此方时，宜稍为变通，去桂枝留麻黄，再加生石膏，服之亦可愈病，且妥善无他虞。

麻黄能泻肺气以定喘，桂枝能降肺气以定喘。外感痰喘，多有兼气虚者，故不敢用麻黄泻肺，而易以杏仁，助桂枝以降肺。由是观之，若其气分不虚，而证又甚实，不去麻黄亦可，或加杏仁，减麻黄之半亦可。况《金匮》小青龙加石膏汤，治肺胀作喘，原不去麻黄，亦不加杏仁。盖加石膏，即可以不去麻黄，为有麻黄，所以不用杏仁。若遇其气分甚虚者，虽加石膏，亦宜以杏仁代麻黄而又加参也。(《医学衷中参西录·治伤寒方·小青龙汤解》)

用小青龙汤治外感痰喘，定例原去麻黄加杏仁，而此证则当去桂枝留麻黄，且仿《金匮》用小青龙汤之法，再加生石膏方为稳安。盖麻黄、桂枝皆能定喘，而桂枝动血分，麻黄不动血分，是以宜去桂枝留麻黄，再借石膏凉镇之力以预防血分之妄动，乃为万全之策，而当日徐氏用此方，未言加减，岂略而未言乎？抑用其原方乎？若用其原方，病虽治愈，亦几等孤注之一掷矣。(《医学衷中参西录·桂枝解》)

一为小青龙汤。其方外能解表，内能涤饮，以治外感痰喘诚有奇效，中风、伤寒、温病皆可用。然宜酌加生石膏，以调麻、桂、姜、辛之热方效。是以《伤寒论》小青龙汤无加石膏之例，而《金匮》有小青龙加石膏汤，所以补《伤寒论》之未备也。至愚用此汤时，遇挟有实热者，又恒加生石膏至一两强也。(《医学衷中参西录·温病之治法详于《伤寒论》解》)

尝视《伤寒》之方，不但小青龙汤宜加石膏，而他方亦多有宜加凉药者，仲景为医中之圣，所著《伤寒论》一书，弘博渊深，开后人无限法门，原不可轻加拟议。特是天地之气运，数十年而一变。仲景先成《伤寒论》，小青龙汤一方，加法甚多，而独不加石膏，盖其时无可加石膏之证也。后著《金匮》，则小青龙汤加石膏矣，其时有其证可知。相隔应不甚远，气运即有变迁，况自汉季至今，一千六百余年，必执定古人之方，以治今人之病，不知少有变通，是亦不善用古方也。况《伤寒论》前原散佚，经王叔和编次而成，其中能保无舛讹乎？是以愚于《伤寒论》一书，其可信者，尊之如《本经》《内经》，间有不敢信者，不得不存为疑案，以待质高明也。(《医学衷中参西录·治伤寒方·小青龙汤解》)

《伤寒论》用小青龙汤无加石膏之例。而《金匮》有小青龙加石膏汤，治肺胀，咳而上气，烦躁而喘，脉浮者，心下有水。是以愚治外感痰喘之挟热者，必遵《金匮》之例，酌加生石膏数钱，其热甚者又常用至两余。

《伤寒论》小青龙汤治喘，去麻黄加杏仁者，因喘者多兼元气不能收摄，故不取麻黄之温散，而代以杏仁之苦降。至《金匮》小青龙加石膏汤有石膏之寒凉镇重，自能监制麻黄，不使过于温散。故虽治喘而肺胀兼烦躁者，不妨仍用麻黄，为不去麻黄，所以不必加杏仁也。惟此汤与越婢加半夏汤，皆主肺胀作喘，而此汤所主之证又兼烦躁，似更热于越婢加半夏汤所主之证。乃越婢加半夏汤中石膏半斤；小青龙汤所加之石膏只二两，且又有桂枝、姜、辛诸药为越婢加半夏汤中所无，平均其药性，虽加石膏二两，仍当以热论，又何以治肺胀烦躁作喘乎？由斯知其石膏之分量必有差误。是以愚用此方时，必使石膏之分量远过于诸药之分量，而后能胜热定喘，有用此汤者尚其深思愚言哉。

小青龙汤虽善治外感作喘，而愚治外感作喘亦非概用小青龙汤也。今即愚所经验者，缕析条分，胪列于下，以备治外感作喘者之采用。

（一）气逆迫促，喘且呻，或兼肩息者，宜小青龙汤减麻黄之半，加杏仁。热者加生石膏。

（二）喘状如前，而脉象无力者，宜小青龙汤去麻黄，加杏仁，再加人参、生石膏。若其脉虚而兼数者，宜再加知母。

（三）喘不至呻，亦不肩息，惟吸难呼易，苦上气，其脉虚而无力或兼数者，宜拙拟滋阴清燥汤。

（四）喘不甚剧，呼吸无声，其脉实而至数不数者，宜小青龙汤原方加生石膏。若脉数者，宜减麻黄之半，加生石膏、知母。

（五）喘不甚剧，脉洪滑而浮，舌苔白厚，胸中烦热者，宜拙拟寒解汤。服后自然汗出，其喘即愈。

（六）喘不甚剧，脉象滑实，舌苔白厚，或微兼黄者，宜白虎汤少加薄荷叶。

（七）喘而发热，脉象洪滑而实，舌苔白或兼黄者，宜白虎汤加瓜蒌仁。

（八）喘而发热，其脉象确有实热，至数兼数，重按无力者，宜白虎加人参，再加川贝、苏子。若虚甚者，宜以生山药代粳米。

（九）喘而结胸者，宜酌其轻重，用《伤寒论》中诸陷胸汤、丸，或拙拟荡胸汤以开其结，其喘自愈。

（十）喘而烦躁，胸中满闷，不至结胸者，宜越婢加半夏汤，再加瓜蒌仁。若在暑热之时，宜以薄荷叶代方中麻黄。

平均小青龙汤之药性，当以热论，而外感痰喘之证又有热者十之八九，是以愚用小青龙汤三十余年，未尝一次不加生石膏。即所遇之证分毫不觉热亦必加生石膏五六钱，使药性之凉热归于平均。若遇证之觉热，或脉象有热者，则必加生石膏两许或一两强。若因其脉虚用人参于汤中者，即其脉分毫无热，亦必加生石膏两许以辅之，始能受人参温补之力。至其证之或兼烦躁，或表里壮热者，又宜加生石膏至两半或至二两，方能有效。曾有问治外感痰喘于愚者，语以当用小青龙汤及如何加减之法。切嘱其必多加生石膏然后有效。后其人因外感病发，自治不愈，势极危殆，仓惶迎愚。既至知其自服小青龙汤两剂，每剂加生石膏三钱，服后其喘不止，转加烦躁，惴惴惟恐不愈，乃仍为开小青龙汤，去麻黄，加杏仁，又加生石膏一两。一剂喘止，烦躁亦愈十之八九。又用生龙骨、生牡蛎各一两，苏子、半夏、牛蒡子各三钱，生杭芍五钱（从龙汤），为其仍有烦躁之意又加生石膏一两。服后霍然痊愈。此证因不敢重用生石膏，几至病危不起。彼但知用小青龙汤以治外感痰喘，而不重用生石膏以清热者，尚其以兹为鉴哉。(《医学衷中参西录·用小青龙汤治外感痰喘之经过及变通之法》)

大青龙汤

[**方论**] 一为大青龙汤……惟系温病则仍可重用石膏如鸡子大，约有今之四两，因温病当以清燥热救真阴为急务也。(《医学衷中参西录·温病之治法详于〈伤寒论〉解》)

天水散

[**方论**] 河间天水散，为清暑之妙药。究之南方用之最为适宜，若北方用之，原宜稍为变通。盖南方之暑多挟湿，故宜重用滑石，利湿即以泻热。若在北方，病暑者多不挟湿，或更挟有燥气，若亦重用滑石以利其湿，将湿去而燥愈甚，暑热转不易消也。愚因是拟得一方，用滑石四两，生石膏四两，粉甘草二两，朱砂一两，薄荷冰一钱，共为细末，每服二钱，名之曰加味天水散。以治北方之暑病固效，以治南方之暑病，亦无不效也。方中之义，用滑石、生石膏以解暑病之热；而石膏解热兼能透表，有薄荷冰以助之，热可自肌肤散出；滑石解热兼能利水，有甘草以和之（生甘草为末服之，最善利水且水利而不伤阴），热可自小便泻出；又恐暑气内侵，心经为热所伤，故仿益元散之义加朱砂（天水散加朱砂名益元散）以凉心血，即以镇安神明，使不至怔忡瞀乱也。

又人受暑热未必即病，亦恒如冬令伏气伏于膜原，至秋深感凉气激薄而陡然暴发，腹疼作泻，其泻也，暴注下迫，恒一点钟泻十余次，亦有吐泻交作者。其甚者，或两腿转筋。然身不凉，脉不闭，心中惟觉热甚，急欲饮凉食冰者，此仍系暑热为病，实与霍乱不同。丁卯季夏，暑热异常，中秋节后发现此等证甚多。重用生石膏煎汤送服益元散，其病即愈。腹中疼甚者，可用白芍、甘草（益元散中甘草甚少故加之）与石膏同煎汤，送服益元散。若泻甚者，可用生山药、甘草与石膏同煎汤，送服益元散，或用拙拟滋阴润燥汤加生石膏两余或二两，同煎服，病亦可愈。其欲食冰者，可即与之以冰，欲饮井泉凉水者，可即与之以井泉水，听其尽量食之饮之无碍也。且凡吐不止者，若欲食冰，听其尽量食之，其吐即可止，腹疼下泻亦可即愈。其间有不并愈者，而其吐既止，亦易用药为之调治也。[《医学衷中参西录·论天水散（即六一散）治中暑宜于南方，北方用之宜稍变通》]

石膏配代赭石

[**方论**]方书用石膏未有与赭石并用者，即愚生平用石膏亦未尝与赭石并用，恐其寒凉之性与赭石之重坠者并用，而直趋下焦也。然遇有当用之病则病当之，非人当之。有如此证，不重用石膏则阳明之大热不除，不重用赭石则上逆之冲气莫制，此所以并用之而无妨碍也。设若此证，但阳明热实而无冲气上逆，服此药后其大便即通下，或更至于滑泻。而阳明胃腑之热转难尽消，为其兼有冲气上逆，故必俟服之第二剂大便始能通下，此正所谓病当之，非人当之之明征也。（《医学衷中参西录·温病门·温病兼冲气上冲》）

愚用石膏治大便之因热燥结者实多次矣，或单用石膏细末，或少佐以赭石细末，莫不随手奏效，为此次 [指所治便秘医案：一人年近四旬，身形素强壮，时当暮春，忽觉心中发热，初未介意，后渐至大小便皆不利，屡次延医服药病转加剧，腹中胀满，发热益甚，小便犹可通滴沥，而大便则旬余未通矣，且又觉其热上逆，无论所服何药，下咽即吐出，因此医皆束手无策。后延愚为诊视，其脉弦长有力，重按甚实，左右皆然，视其舌苔厚而已黄，且多芒刺，知为伏气化热，因谓病者曰，欲此病愈非治以大剂白虎汤不可。病者谓：我未受外感，何为服白虎汤？答曰，此伏气化热证也。盖因冬日或春初感受微寒，未能即病，所受之寒伏藏于三焦脂膜之中，阻塞升降之气化，久而生热，至春令已深，而其所伏之气更随春阳而化热，于斯二热相并，而脏腑即不胜其灼热矣。此原与外感深入阳明者治法相同，是以宜治以白虎汤也。病者闻愚言而颔之，遂为开白虎汤方，方中生石膏用三两，为其呕吐为加生赭石细末一两，为其小便不利为加滑石六钱，至大便旬余不通，而不加通大便之药者，因赭石与石膏并用，最善通热结之大便也。俾煎汤一大碗，徐徐温饮下，服后将药吐出一半，小便稍通，大便未通下。翌日即原方将石膏改用五两，赭石改用两半，且仿白虎加人参汤之义，又加野台参三钱，复煎汤徐徐温饮下，仍吐药一半，大便仍未通下。于是变汤为散，用生石膏细末一两，赭石细末四钱、和匀，为一日之量，鲜白茅根四两煎汤，分三次将药末送服，服后分毫未吐，下燥粪数枚，小便则甚畅利矣。翌日更仿白虎加人参汤之义，又改用野党参（古之人参生于上党，今之党参即古之人参也。然此参人工种者甚多，而仍以野山自生者为贵）五钱，煎汤送服从前药末，又下燥粪数枚，后或每日如此服药，歇息一日不服药，约计共服生石膏细末斤许，下燥粪近百枚，病始霍然痊愈。其人愈后，饮食增加，脾胃分毫无伤，则石膏之功用及石膏之良善可知矣。编者注］**所用石膏末最多，故特志之。**（《医学衷中参西录·深研白虎汤之功用》方名为编者所加，编者注）

第三章　张锡纯用石膏医案

第一节　内科医案

感　冒

○ 曾治邻村夏姓，年三十余，于冬令感冒风寒，周身恶寒无汗，胸间烦躁，原是大青龙汤证。医者投以麻黄汤，服后分毫无汗，而烦躁益甚，几至疯狂。其脉洪滑异常，两寸皆浮，而右寸尤甚。投以拙拟寒解汤 [寒解汤：生石膏一两、知母八钱、连翘一钱五分、蝉蜕一钱五分。治周身壮热，心中热而且渴，舌上苔白欲黄，其脉洪滑。或头犹觉疼，周身犹有拘束之意者。或问：此汤为发表之剂，而重用石膏、知母，微用连翘、蝉蜕，何以能得汗？答曰：用此方者，特恐其诊脉不真，审证不确耳。果如方下所注脉证，服之覆杯可汗，毋庸虑此方之不效也。盖脉洪滑而渴，阳明腑热已实，原是白虎汤证。特因头或微疼，外表似乎拘束，是犹有一分太阳流连未去。故方中重用石膏、知母以清胃腑之热；而复少用连翘、蝉蜕之善达表者，引胃中化而欲散之热，仍还太阳作汗而解。斯乃调剂阴阳，听其自汗，非强发其汗。况石膏性凉（《本经》谓其微寒即凉也）味微辛，有实热者，单服之即能汗乎。编者注]，覆杯之倾，汗出如洗而愈。（《医学衷中参西录·伤寒风温始终皆宜汗解说》）

○ 一叟，年六旬余。素吸鸦片，羸弱多病，于孟冬感冒风寒，其脉微弱而浮。愚用生黄芪数钱，同表散之药治之，得汗而愈。间日，因有紧务事，冒寒出门，汗后重感，比前较剧。病卧旅邸，不能旋里。因延彼处医者诊治，时身热饮水，病在阳明之腑。医者因其脉微弱，转进温补，病益进。更延他医，以为上有浮热，下有实寒，用附子、吴茱萸，加黄连治之。服后，齿龈尽肿，且甚疼痛，时觉烦躁，频频饮水，不能解渴。不得已复来迎，愚至，诊其脉细而数，按之略实。遂投以此汤（白虎加人参以山药代粳米汤：生石膏三两、知母一两、人参六钱、生山药六钱、粉甘草三钱。上五味，用水五盅，煎取清汁三盅，先温服一盅，病愈者，停后服。若未痊愈者，过两点钟，再服一盅。主治寒温实热已入阳明之腑，燥渴嗜饮凉水，脉象细数者。编者注），加玄参六钱，以散其浮游之热。一剂牙疼即愈，烦躁与渴亦见轻。翌日用原方去玄参，将药煎成，调入生鸡子黄三枚，作三次温饮下，大便得通而愈。（《医学衷中参西录·治伤寒温病同用方·白虎加人参以山药代粳米汤》）

○ 又治邑北境常庄于姓，年四旬，为风寒所束不得汗，胸中烦热，又兼喘促。医者治以苏子降气汤兼散风清火之品，数剂病益进。诊其脉，洪滑而浮。投以寒解汤，须臾上半身即汗，又须臾，觉药力下行，其下焦及腿亦皆出汗，病若失。（《医学衷中参西录·伤寒风温始终皆宜汗解说》）

伤　寒

○ 曾治一少妇，素日多病，于孟春中旬得伤寒，四五日表里俱壮热，其舌苔白而中心微黄，毫无津液，脉搏近六至，重按有力，或十余动之后，或二十余动之后，恒现有雀啄之象，有如雀之啄粟，恒连二三啄也。其呼吸外出之时，恒似有所龃龉而不能畅舒。细问病因，知其平日司家中出入账目，其姑察账甚严，未病之先，因账有差误，曾被责斥，由此知其气息不顺及脉象之雀啄，其原因皆由此也。问其大便自病后未行，遂仍治以前案钱姓方（生石膏细末四两，知母八钱，以生山药六钱，野台参四钱，甘草三钱，生莱菔子捣碎四钱，煎汤三盅，分三次温服下。编者注），将生石膏减去一两，为其津液亏损，为加天花粉八钱，亦煎汤三盅，分三次温服下，脉象已近和平，至数调匀如常，呼吸亦顺，惟大便犹未通下，改用滋阴润燥清火之品，服两剂大便通下痊愈。（《医学衷中参西录·太阳病炙甘草汤证》）

○ 曾治一叟，年近六旬，得伤寒证，四五日间表里大热，其脉象洪而不实，现有代象，舌苔白而微黄，大便数日未行。为疏方，用生石膏三两，大生地一两，野台参四钱，生怀山药六钱，甘草三钱，煎汤三盅，分三次温饮下，将三次服完，脉已不代，热退强半，大便犹未通下，遂即原方减去石膏五钱，加天冬八钱，仍如从前煎服，病遂痊愈。（《医学衷中参西录·太阳病炙甘草

汤证》)

○ 曾治一媪，年七十余，季冬得伤寒证，七八日间，延愚诊视。其脉洪长有力，表里俱热，烦渴异常，大便自病后未行。投以白虎加人参汤二剂，大便遂通，一日降下三次，病稍见愈，而脉仍洪长。细审病情，当有结粪未下，遂单用大黄三钱，煮数沸服之，下结粪四五枚，病遂见愈，仍非脉净身凉，又用拙拟白虎加人参以山药代粳米汤（白虎加人参以山药代粳米汤：生石膏三两、知母一两、人参六钱、生山药六钱、粉甘草三钱。上五味，用水五盅，煎取清汁三盅，先温服一盅，病愈者，停后服。若未痊愈者，过两点钟，再服一盅。主治寒温实热已入阳明之腑，燥渴嗜饮凉水，脉象细数者。编者注），服未尽剂而愈。然此乃百中之一二也。临证者，不可因此生平仅遇之证，遂执为成法，轻视白虎，而重视承气也（张氏在医案前论述说，间有用白虎汤润下大便，病仍不解，用大黄降之而后解者，以其肠中有匿藏之结粪也。编者注）。

又按：石膏用于外感之阳证，虽不当其时，亦无大患。惟用于阴盛格阳，真寒假热证，则危不旋踵。然此等证，即误用他凉药，其害亦同。此非石膏之过，而医者审证不确之过也。今录古人治此等证验案数则于下，以备参观。庶不至误用寒凉之药，以治阴证也。（《医学衷中参西录·治伤寒温病同用方·仙露汤》）

○ 曾治一叟，年六十三，于仲冬得伤寒证，痰喘甚剧，其脉浮而弱，不任循按。问其平素，言有痨病，冬日恒发喘嗽。愚再三踌躇，勉强治以小青龙汤，去麻黄加杏仁、生石膏。为其脉弱，俾预购补药数种备用，服药喘稍愈。再诊其脉微弱益甚，愚遂用龙骨、牡蛎（皆不用煅）、野台参、生杭芍、山萸肉（去净核）为方，皆所素购也。煎汤甫成，此时病人呼吸俱微，自觉气息不续，急将药饮下，气息遂可接续。愚将旋里，嘱再服药数剂，以善其后。隔三日复来迎愚，言病又反复。愚至，见其喘促异常，其脉尺部无根，寸部有热。急用酸石榴一个，连皮捣烂煮汤，调白砂糖多半两，服之喘愈大半。又用所服原方去萸肉，仍加酸石榴一个，与药同煎好，再兑生梨自然汁半茶盅，服之喘遂大愈。盖石榴与萸肉，同系酸敛之品，而一则性温，一则性凉，此时脉象有火，故以酸石榴易萸肉，而又加生梨汁之甘寒，所以服之能效也（张氏在医案前论述说，有血证者，最忌桂枝，不甚忌麻黄。用小青龙汤时，宜稍为变通，去桂枝留麻黄再加生石膏，服之亦可愈病，且妥善无他虞。又愚用小青

龙汤，凡遇脉虚者，必预购补药，以备不时之需。编者注)。(《医学衷中参西录·治伤寒方·小青龙汤解》)

初拟此方（石膏粳米汤：生石膏二两、生粳米二两。上二味，用水三大碗，煎至米烂熟，约可得清汁两大碗。乘热尽量饮之，使周身皆汗出，病无不愈者。若阳明腑热已实，不必乘热顿饮之，徐徐温饮下，以消其热可也。主治温病初得，其脉浮而有力，身体壮热。并治一切感冒初得，身不恶寒而心中发热者。若其热已入阳明之腑，亦可用代白虎汤。编者注）时，惟用以治温病。实验既久，知伤寒两三日后，身不恶寒而发热者，用之亦效。

○ 丙辰正月上旬，愚随巡防营，自广平移居德州。自邯郸上火车，自南而北，复自北而南，一昼夜绕行千里余。车窗多破，风寒彻骨。至德州，同行病者五六人，皆身热无汗。遂用生石膏、粳米各十余两，饭甑煮烂熟，俾病者尽量饮其热汤，皆周身得汗而愈，一时称快。(《医学衷中参西录·治伤寒温病同用方·石膏粳米汤》)

○ 近曾在津治一钱姓壮年，得伤寒证，三四日间延为诊视，其脉象洪滑甚实，或七八动一止，或十余动一止，其止皆在左部，询其得病之由，知系未病之前曾怒动肝火，继又出门感寒，遂得斯病，因此知其左脉之结乃肝气之不舒也。为疏方，仍白虎加人参汤加减，生石膏细末四两，知母八钱，以生山药代粳米用六钱，野台参四钱，甘草三钱，外加生莱菔子四钱捣碎，煎汤三盅，分三次温服下。结脉虽除，而脉象仍有余热，遂即原方将石膏减去一两，人参、莱菔子各减一钱，仍如前煎服，其大便从前四日未通，将药三次服完后，大便通下，病遂痊愈。

按：此次所用之方中不以生地黄代知母者，因地黄之性与莱菔子不相宜也。(《医学衷中参西录·太阳病炙甘草汤证》)

○ 李淑颜，盐山城西八里庄人，年六旬，蒙塾教员，于季冬患伤寒兼脑膜生炎。

[病因] 素有头昏证，每逢上焦有热，精神即不清爽，腊底偶冒风寒，病传阳明，邪热内炽，则脑膜生炎，累及神明失其知觉。

[证候] 从前医者治不如法，初得时未能解表，遂致伤寒传里，阳明腑实，舌苔黄而带黑，其干如错，不能外伸，谵语不休，分毫不省人事，两目

直视不瞬。诊其脉两手筋惕不安，脉象似有力而不实，一息五至，大便四日未行，小便则溺时不知。

[**诊断**] 此乃病实脉虚之证，其气血亏损难抗外邪，是以有种种危险之象。其舌苔黑而干者，阳明热实津液不上潮也；其两目直视不瞬者，肝火上冲而目发胀也；其两手筋惕不安者，肝热血耗而内风将动也；其谵语不省人事者，固有外感之邪热过盛，昏其神明，实亦由外感之邪热上蒸，致脑膜生炎，累及脑髓神经也。拟用白虎加人参汤，更辅以滋补真阴之品，庶可治愈。

[**处方**] 生石膏五两（捣细），生怀地黄二两、野台参八钱、天花粉八钱、北沙参八钱、知母六钱、生杭芍六钱、生怀山药六钱、甘草四钱、荷叶边一钱；共煎汤三盅，分三次温服下，每服一盅调入生鸡子黄两枚。方中不用粳米者，以生山药可代粳米和胃也；用生鸡子黄者，以其善息肝风之内动也；用荷叶者，以善引诸凉药之力直达脑中以清脑膜之炎也。

再诊 将药如法煎服，翌晨下大便一次，舌苔干较愈，而仍无津液，精神较前明了而仍有谵语之时，其目已不直视而能瞬，诊其脉筋惕已愈强半，至数较前稍缓，其浮分不若从前有力，而重按却比从前有根底，此皆佳兆也。拟即前方略为加减，清其余热即以复其真阴，庶可痊愈。

[**处方**] 生石膏四两（捣细），生怀地黄二钱、野台参八钱、大甘枸杞一两、生怀山药一两、天花粉八钱、北沙参八钱、知母六钱、生杭芍六钱、甘草四钱；共煎汤三盅。为其大便已通，俾分多次徐徐温饮下，一次只饮一大口。

[**效果**] 阅十点钟将药服完，精神清爽，诸病皆愈。

[**说明**] 按治脑膜炎证，羚羊角最佳，而以治筋惕不安亦羚羊角最效，以其上可清头脑，下可息肝风之萌动也。然此药价太昂，僻处药房又鲜真者，是以方中未用，且此证虽兼有脑膜炎病，实因脏腑之邪热上蒸，清其邪热则脑膜炎自愈，原不必注重于清脑也。

或问：筋惕之病，西人谓脑髓神经失其常度而妄行，是以脑膜炎证，恒有痉搐拘挛，角弓反张诸病，此皆筋惕之类，诚以脑膜生炎而累及神经也。今则谓肝经血虚有热使然，将勿西人之说不足信欤？答曰：此二说原可相通，脑髓神经与肝有至切之关系，肝有所伤，脑髓神经恒失其常，度西医所谓脑髓神经病，多系方书中谓肝经病也。况方中用荷叶边作引，原能引诸凉药上行以清其脑部乎。(《医学衷中参西录·伤寒门·伤寒兼脑膜炎》)

○ 马朴臣，辽宁大西关人，年五十一岁，业商，得伤寒兼有伏热证。

[**病因**] 家本小康，因买卖俄国银币票赔钱数万元，家计顿窘，懊悔不已，致生内热；孟冬时因受风，咳嗽有痰微喘，小便不利，周身漫肿。愚为治愈，旬日之外，又重受外感，因得斯证。

[**证候**] 表里大热，烦躁不安，脑中胀疼，大便数日一行，甚干燥，舌苔白厚，中心微黄，脉极洪实，左右皆然，此乃阳明腑实之证。凡阳明腑实之脉，多偏见于右手，此脉左右皆洪实者，因其时常懊悔，心肝积有内热也，其脑中胀疼者，因心与肝胆之热挟阳明之热上攻也。当用大剂寒凉微带表散，清其阳明胃腑之热，兼以清其心肝之热。

[**处方**] 生石膏四两（捣细），知母一两、甘草四钱、粳米六钱、青连翘三钱；共作汤煎至米熟，取汤三盅，分三次温服下，病愈勿尽剂。

[**方解**] 此方即白虎汤加连翘也，白虎汤为伤寒病阳明腑热之正药，加连翘者取其色青入肝，气轻入心，又能引白虎汤之力达于心肝以清热也。

[**效果**] 将药三次服完，其热稍退，翌日病复还原，连服五剂，将生石膏加至八两，病仍如故，大便亦不滑泻，病家惧不可挽救，因晓之曰：石膏原为平和之药，惟服其细末则较有力，听吾用药勿阻，此次即愈矣。为疏方，方中生石膏仍用八两，将药煎服之后，又用生石膏细末二两，俾蘸梨片徐徐嚼服之，服至两半，其热全消，遂停服，从此病愈，不再反复。

附记：此案曾登于《名医验案类编》，何廉臣评此案云："日本和田东郭氏谓：'石膏非大剂则无效，故白虎汤、竹叶石膏汤及其他石膏诸方，其量皆过于平剂。世医不知此意为小剂用之，譬如一杯水救一车薪之火，宜乎无效也。'吾国善用石膏者，除长沙汉方之外，明有缪氏仲淳，清有顾氏松园、余氏师愚、王氏孟英，皆以善治温热名，凡治阳明实热之证，无不重用石膏以奏功。今用石膏由四两加至八两，似已骇人听闻，然连服五六剂热仍如故，大便亦不滑泻，迨外加石膏细末梨片蘸服又至两半，热始全消而病愈，可见石膏为凉药中纯良之品，世之畏石膏如虎者，可以放胆而不必怀疑也。"（《医学衷中参西录·伤寒门·伤寒兼有伏热证》）

○ 人参之性，虽长于补而有时善通。

曾治邻村毛姓少年，伤寒已过旬日，阳明火实，大便燥结，原是承气汤证。然下不妨迟，愚对于此证，恒先用白虎汤清之，多有因服白虎汤大便得通而愈者。于是投以大剂白虎汤，一日连进二剂，至晚九句钟，火似见退而精神恍惚，大便亦未通行。诊其脉变为弦象，夫弦主火衰，亦主气盛，知其证清解已过，而其大便仍不通者，因其气分亏损，不能运行白虎汤凉润之力也。遂单用人参五钱，煎汤俾服之，须臾大便即通，病亦遂愈。

受业张方舆按：此段所谓人参普通，乃气足而大便自下也，非具有开破之力也。盖肺与大肠为表里，其化机斡运之气贯通，肺气不降者，大便多不通畅，而肺气虚弱不能斡旋运行，大便亦不通。此证热已清，而大便又不下者，气盛故也。故得人参之补气，而大便遂通。

按：凡服白虎汤后，大热已退，其大便犹未通者，愚恒用大黄细末一钱，或芒硝细末二钱，蜜水调服，大便即通，且通下即愈，断无降后不解之虞。而此证不用硝黄通其大便，转用人参通其大便，此《内经》所谓"塞因塞用"也。审脉无误，投药即随手奏效，谁谓中法之以脉断病者不足凭乎？又按：此证气分既虚，初次即宜用白虎加人参汤，因火盛之时，辨脉未真，遂致白虎与人参前后分用，幸而成功。因此，自咎脉学之疏，益叹古人制方之精矣。
（《医学衷中参西录·人参解》）

○ 同邑友人毛仙阁之三子哲嗣印棠，年三十二岁，素有痰饮，得伤寒证，服药调治而愈。后因饮食过度而复，服药又愈。后数日又因饮食过度而复，医治无效。四五日间，延愚诊视，其脉洪长有力，而舌苔淡白，亦不燥渴，食梨一口即觉凉甚，食石榴子一粒，心亦觉凉。愚舍证从脉，为开大剂白虎汤方，因其素有痰饮，加清半夏数钱，其表兄高夷清在座，邑中之宿医也，疑而问曰："此证心中不渴不热，而畏食寒凉如此，以余视之虽清解药亦不宜用，子何所据而用生石膏数两乎？"答曰："此脉之洪实，原是阳明实热之证，其不觉渴与热者，因其素有痰饮湿胜故也。其畏食寒凉者，因胃中痰饮与外感之热互相胶漆，致胃腑转从其化与凉为敌也。"仙阁素晓医学，信用愚言，两日夜间服药十余次，共用生石膏斤余，脉始和平，愚遂旋里。隔两日复来相迎，言病患反复甚剧，形状异常，有危在顷刻之虑。因思此证治愈甚的，何至如此反复。既至（相隔三里强），见其痰涎壅盛，连连咳吐不竭，精神恍惚，言语错乱，身体颤动，诊其脉平和无病，惟右关胃气稍弱。愚恍然会悟，急谓其家人曰："此证万无闪失，前因饮食过度而复，此次又因戒饮食过度而复也。"其家人果谓有鉴前失，数日之间，所与饮食甚少。愚曰："此无须用药，饱食即可愈矣。"其家人虑其病状若此，不能进食。愚曰："毋庸如此多虑，果系由饿而得之病，见饮食必然思食。"其家人依愚言，时已届晚八句钟，至黎明进食三次，每次撙节与之，其病遂愈（《医学衷中参西录·治伤寒温病同用方·仙露汤》中也录有本案，编者注）。（《医学衷中参西录·石膏解》）

○ 同庄张月楼，少愚八岁，一方之良医也。其初习医时，曾病少阳伤寒，寒热往来，头疼发热，心中烦而喜呕，脉象弦细，重按有力。愚为疏方调治，用柴胡四钱，黄芩、人参、甘草、半夏各三钱，大枣四枚，生姜三大片，生石膏一两，俾煎汤一大盅服之。月楼疑而问曰：此方乃小柴胡汤外加生石膏也，按原方中分量，柴胡半斤以一两折为今之三钱计之，当为二两四钱，复三分之，当为今之八钱，今方中他药皆用其原分量，独柴胡减半，且又煎成一盅服之，不复去滓重煎，其故何也？弟初习医，未明医理，愿兄明以教我也？答曰：用古人之方，原宜因证、因时为之变通，非可胶柱鼓瑟也。此因古今气化略有不同，即人之禀赋遂略有差池，是以愚用小柴胡汤时，其分量与药味，恒有所加减。夫柴胡之性，不但升提，实原兼有发表之力，古法去滓重煎者，所以减其发表之力也。今于方中加生石膏一两以化其发表之力，即不去滓重煎，自无发表之虞，且因未经重煎，其升提之力亦分毫无损，是以止用一半，其力即能透膈上出也。放心服之，自无差谬。月楼果信用愚言，煎服一剂，诸病皆愈。（《医学衷中参西录·论小柴胡汤证》）

○ 一媪，年近七旬，伤寒。初得无汗，原是麻黄汤证，因误服桂枝汤，遂成白虎汤证，上焦烦热太甚，闻药气即呕吐，但饮所煎石膏清水亦吐。俾用鲜梨片蘸生石膏细末嚼咽之。药用石膏两半，阳明之大热遂消，而大便旬日未通，其下焦余热仍无出路，欲用硝、黄降之，闻药气仍然呕吐。且其人素患痨嗽，身体羸弱，过用咸寒，尤其所忌。为制此方（硝菔通结汤：朴硝四两、鲜莱菔五斤；将莱菔切片，同朴硝和水煮之。初次煮，用莱菔片一斤，水五斤，煮至莱菔烂熟捞出，再入莱菔一斤；如此煮五次，约得浓汁一大碗，顿服之；若不能顿服者，先饮一半，停一点钟，再温饮一半，大便即通；若脉虚甚，不任通下者，加人参数钱，另炖同服。主治大便燥结久不通，身体兼羸弱者。编者注），煎汁一大碗，仍然有朴硝余味，复用莱菔一个，切成细丝，同葱渌油醋，和药汁调作羹。病人食之香美，并不知是药，大便得通而愈。（《医学衷中参西录·治燥结方·硝菔通结汤》）

○ 一人，年二十余。伤寒六七日，头疼恶寒，心中发热，咳吐黏涎。至暮尤寒热交作，兼眩晕，心中之热亦甚。其脉浮弦，重按有力，大便五日未行。投以此汤（通变大柴胡汤：柴胡三钱，薄荷三钱，知母四钱，大黄四钱。主治伤寒温病，表证未罢，大便已实者。此方若治伤寒，以防风易薄荷。编者注），加生石膏六钱，芒硝四钱，下大便二次。上半身微见汗，诸病皆见轻，惟心中犹觉发热，脉象不若从浮弦，而重按仍有力。拟投以白虎加人参汤，恐当下后，易作滑泻，遂以生山药代粳米，连服两剂痊愈。(《医学衷中参西录·治温病方·通变大柴胡汤》)

○ 一人，年四十许。二便不通，呕吐其剧，不受饮食，倩人询方，疑系外感之热所致，问其心中发热否，言来时未尝言及。遂为约略疏方，以赭石二两以止其呕吐，生杭芍一两以通小便，芒硝三钱以通大便。隔日，其人复来，言服后呕吐即止，二便亦通，此时心中发热且渴如故。既曰如故，是其从前原有热渴之病，阳明之腑证已实，特其初次遣人未尝详言也。投以大剂白虎加人参汤，一剂而愈。

按：此证亦镇逆承气汤证，因其证两次始述明，遂致将方中药品前后两次分用之，其病亦即前后两次而愈矣。(《医学衷中参西录·治伤寒温病同用方·镇逆承气汤》)

○ 一人年过三旬，于初春患伤寒证，经医调治不愈。七八日间延为诊视，头疼，周身发热，恶心欲吐，心中时或烦躁，头即有汗而身上无汗，左右脉象皆弦，右脉尤弦而有力，重按甚实，关前且甚浮。即此脉论，其左右皆弦者，少阳也，右脉重按甚实者，阳明也，关前之脉浮甚者，太阳也，此为三阳合病无疑。其既有少阳病而无寒热往来者，缘与太阳、阳明相并，无所为往无所为来也。遂为疏方：生石膏、玄参各一两、连翘三钱、茵陈、甘草各二钱。俾共煎汤一大盅顿服之，将药服后，俄顷汗出遍体，近一点钟，其汗始竭，从此诸病皆愈。其兄颇通医学，疑而问曰：此次所服药中分毫无发表之品，而服后竟由汗解而愈者何也？答曰：出汗之道，在调剂其阴阳，听其自汗，非可强发其汗也，若强发其汗，则汗后恒不能愈，且转至增剧者多矣。如此证之三阳相并，其病机本欲借径于手太阴之络而外达于皮毛，是以右脉之关前独浮也，乃因其重按有力，知其阳明之积热，犹团结不散，故用石膏、玄参之凉润者，调剂其燥热，凉热化合，自能作汗，又少加连翘、茵陈（可代柴胡）以宣通之，遂得尽随病机之外越者，达于皮毛而为汗解矣，此其病之所以愈也。其兄闻之，甚为叹服曰：先生之妙论自古未有也，诚能于医学否塞之时放异样光明者矣。(《医学衷中参西录·少阳篇三阳合病之治法》)

○一人年四十余。素吸鸦片，于仲冬得伤寒，二三日间，烦躁无汗。原是大青龙汤证，因误服桂枝汤，烦躁益甚。迎愚诊视，其脉关前洪滑，两尺无力。为开仙露汤（生石膏四两、玄参一两、连翘三钱、粳米五钱。上四味，用水五盅，煎至米熟，其汤即成。约可得清汁三盅，先温服一盅。若服完一剂，病犹在者，可仍煎一剂，服之如前。使药力昼夜相继，以病愈为度。然每次临服药，必详细问询病人。若腹中微觉凉，或欲大便者，即停药勿服。候两三点钟，若仍发热未大便者，可少少与服之。若已大便，即非溏泻而热犹在者，亦可少少与服。主治寒温阳明证，表里俱热，心中热，嗜凉水而不至燥渴，脉象洪滑而不至甚实。舌苔白厚，或白而微黄，或有时背微恶寒者。编者注），因其尺弱，嘱其徐徐饮下，一次只饮药一口，防其寒凉侵下焦也。病家忽愚所嘱，竟顿饮之，遂致滑泻数次，多带冷沫。上焦益觉烦躁，鼻如烟熏，面如火炙。其关前脉，大于前一倍，又数至七至。知其已成戴阳之证，急用人参一两，煎好兑童便半茶盅，将药碗置凉水盆中，候冷顿饮之。又急用玄参、生地、知母各一两，煎汤一大碗，候用。自服参后，屡诊其脉，过半点钟，脉象渐渐收敛，至数似又加数。遂急将候用之药炖热，徐徐饮下，一次饮药一口，阅两点钟尽剂，周身微汗而愈。此因病家不听所嘱，致有如此之失，幸而救愈，然亦险矣。审是则凡药宜作数次服者，慎勿顿服也。盖愚自临证以来，无论内伤外感，凡遇险证，皆煎一大剂，分多次服下。此以小心行其放胆，乃万全之策，非孤注之一掷也。
(《医学衷中参西录·治伤寒温病同用方·仙露汤》)

○一叟，年七旬。素有痨疾，薄受外感，即发喘逆。投以小青龙汤，去麻黄，加杏仁、生石膏辄愈。上元节后，因外感甚重，旧病复发，五六日间，热入阳明之腑。脉象弦长浮数，按之有力，而无洪滑之象（此外感兼内伤之脉）投以寒解汤［寒解汤：生石膏一两、知母八钱、连翘一钱五分、蝉蜕一钱五分。治周身壮热，心中热而且渴，舌上苔白欲黄，其脉洪滑。或头犹觉疼，周身犹有拘束之意者。或问：此汤为发表之剂，而重用石膏、知母，微用连翘、蝉蜕，何以能得汗？答曰：用此方者，特恐其诊脉不真，审证不确耳。果如方下所注脉证，服之覆杯可汗，毋庸虑此方之不效也。盖脉洪滑而渴，阳明腑热已实，原是白虎汤证。特因头或微疼，外表犹似拘束，是犹有一分太阳流连未去。故方中重用石膏、知母以清胃腑之热；而复少用连翘、蝉蜕之善达表者，引胃中化而欲散之热，仍还太阳作汗而解。斯乃调剂阴阳，听其自汗，非强发其汗也。况石膏性凉（《本经》谓其微寒即凉也）味微辛，有实热者，单服之即能汗乎。编者注]，加潞参三钱，一剂汗出而喘愈。再诊其脉，余热犹炽，继投以白虎加人参以山药代粳米汤一大剂，分三次温饮下，尽剂而愈。（《医学衷中参西录·治温病方·寒解汤》）

○ 一叟，年近六旬。素羸弱痨嗽，得伤寒证三日，昏愦不知人。诊其脉甚虚数，而肌肤烙手，确有实热。知其脉虚证实，邪火横恣，元气又不能支持，故传经犹未深入，而即昏愦若斯也。踌躇再四，乃放胆投以此汤（白虎加人参以山药代粳米汤：生石膏三两、知母一两、人参六钱、生山药六钱、粉甘草三钱。上五味，用水五盅，煎取清汁三盅，先温服一盅，病愈者，停后服。若未痊愈者，过两点钟，再服一盅。主治寒温实热已入阳明之腑，燥渴嗜饮凉水，脉象细数者。编者注）。将药煎成，乘热徐徐灌之，一次只灌下两茶匙。阅三点钟，灌药两盅，豁然顿醒。再尽其余，而病愈矣。

○ 一叟，年六旬。素亦羸弱多病，得伤寒证，绵延十余日。舌苔黄厚而干，心中热渴，时觉烦躁。其不烦躁之时，即昏昏似睡，呼之眼微开，精神之衰惫可知。脉象细数，按之无力。投以凉润之剂，因其脉虚，又加野台参佐之。大便忽滑泻，日下数次。因思此证，略用清火之药即滑泻者，必其下焦之气化不固。先用药固其下焦，再清其上焦、中焦未晚也。遂用熟地黄二两，酸石榴一个，连皮捣烂，同煎汤一大碗。分三次温饮下，大便遂固。间日投以此方（白虎加人参以山药代粳米汤：生石膏三两、知母一两、人参六钱、生山药六钱、粉甘草三钱。上五味，用水五盅，煎取清汁三盅，先温服一盅，病愈者，停后服。若未痊愈者，过两点钟，再服一盅。主治寒温实热已入阳明之腑，燥渴嗜饮凉水，脉象细数者。编者注），将山药改用一两，以生地黄代知母，煎汤成，徐徐温饮下，一次只饮药一大口。阅八点钟，始尽剂，病愈强半。翌日又按原方，如法煎服，病又愈强半。第三日又按其方服之，尽剂而愈。

按：熟地黄原非治寒温之药，而病至极危时，不妨用之，以救一时之急。故仲景治脉结代，有炙甘草汤，亦用干地黄，结代亦险脉也。如无酸石榴时，可用龙骨（煅捣）、牡蛎（煅捣）各五钱代之。（《医学衷中参西录·治伤寒温病同用方·白虎加人参以山药代粳米汤》）

○ 一童子年十六，于季冬得伤寒证。因医者用发表药太过，周身时时出汗，仍表里大热，心中怔忡，精神恍惚。脉象洪数，按之无力。遂用此汤（白虎加人参以山药代粳米汤：生石膏三两、知母一两、人参六钱、生山药六钱、粉甘草三钱。上五味，用水五盅，煎取清汁三盅，先温服一盅，病愈者，停后服。若未痊愈者，过两点钟，再服一盅。主治寒温实热已入阳明之腑，燥渴嗜饮凉水，脉象细数者。编者注）时，宜加龙骨、牡蛎（皆不煅）各一两，煎汁一大碗，分数次温饮下，尽剂而愈（张氏在医案前论述说，又寒温证表里皆虚，汗出淋漓，阳明胃腑仍有实热者，用此汤时，宜加龙骨、牡蛎。编者注）。(《医学衷中参西录·治伤寒温病同用方·白虎加人参以山药代粳米汤》)

○ 忆五年前，族家姊，年七旬有三，忽得瘫痪证。迎愚诊视，既至见有医者在座，用药一剂，其方系散风补气理痰之品，甚为稳善。愚亦未另立方。翌日，脉变洪长，知其已成伤寒证。先时愚外祖家近族有病者，订于斯日迎愚，其车适至。息将行，谓医者曰：此证乃瘫痪基础预伏于内，今因伤寒而发，乃两病偕来之证。然瘫痪病缓，伤寒病急。此证阳明实热，已现于脉，非投以白虎加人参汤不可，君须放胆用之，断无差谬。后医者终畏石膏寒凉，又疑瘫痪证不可轻用凉药。迟延二日，病势垂危，复急迎愚。及至则已夜半矣。诊其脉，洪而且数，力能搏指，喘息甚促，舌强直，几不能言。幸喜药坊即在本村，急取白虎加人参汤一剂，方中生石膏用三两，煎汤两盅，分二次温饮下，病稍愈。又单取生石膏四两，煮汁一大碗，亦徐徐饮下，至亭午尽剂而愈。后瘫痪证调治不愈，他医竟归咎于愚。谓从前用过若干石膏，所以不能调治。吁！年过七旬而瘫痪者，愈者几人！独不思愚用石膏之时，乃挽回已尽之人命也。且《金匮》治热瘫痫有风引汤，原石膏与寒水石并用，彼谤愚者，生平盖未见《金匮》也（《医学衷中参西录·治肢体痿废方·补偏汤》中也录有本案，编者注）。(《医学衷中参西录·治伤寒温病同用方·仙露汤》)

○ 邑诸生刘干臣，愚之契友也，素非业医而喜与愚研究医学。其女适邑中某氏，家庭之间多不适意，于季秋感冒风寒，延其近处医者治不愈。干臣邀愚往诊。病近一旬，寒热往来，其胸中满闷烦躁皆甚剧，时作呕吐，脉象弦长有力。愚语干臣曰：此大柴胡汤证也，从前医者不知此证治法，是以不愈。干臣亦以愚言为然，遂为疏方，用柴胡四钱，黄芩、芍药、半夏各三钱，生石膏两半（碎），竹茹四钱，生姜四片，大枣四枚，俾煎服。干臣疑而问曰：

大柴胡汤原有大黄、枳实，今减去之，加石膏、竹茹，将勿药力薄弱难奏效乎？答曰：药之所以能愈病者，在对证与否，不在其力之强弱也，宜放胆服之，若有不效，余职其咎。病人素信愚，闻知方中有石膏，亦愿急服，遂如方煎服一剂。须臾觉药有推荡之力，胸次顿形开朗，烦躁呕吐皆愈。干臣疑而问曰：余疑药力薄弱不能奏效，而不意其奏效更捷，此其理将安在耶？答曰；凡人得少阳之病，其未病之先，肝胆恒有不舒，木病侮土，脾胃亦恒先受其扰。迨其阳明在经之邪，半入于腑、半传于少阳，于斯阳明与少阳合病，其热之入于腑中者，原有膨胀之力，复有肝胆以扰之，其膨胀之热，益逆行上干而凌心，此所以烦躁与胀满并剧也。小柴胡汤去人参原可舒其肝胆，肝胆既舒，自不复扰及脾胃，又重用石膏，以清入腑之热，俾其不复膨胀上干，则烦躁与满闷自除也。况又加竹茹之开胃止呕者以辅翼之，此所以奏效甚捷也。此诚察于天地之气化，揆诸生人之禀赋，而有不得不为变通者矣。干臣闻之，甚为叹服曰：聆此妙论，茅塞顿开，觇我良多矣。（《医学衷中参西录·论大柴胡汤证》）

○ 友人毛仙阁夫人，年近七旬，于正月中旬，伤寒无汗。原是麻黄汤证，因误服桂枝汤，汗未得出，上焦陡觉烦热恶心，闻药气即呕吐，但饮石膏所煮清水及白开水亦呕吐。惟昼夜吞小冰块可以不吐，两日之间，吞冰若干，而烦热不减，其脉关前洪滑异常。俾用鲜梨片，蘸生石膏细末嚼咽之，遂受药不吐，服尽二两而病愈。（《医学衷中参西录·治燥结方·硝菔通结汤》中也录有本案，《医学衷中参西录·治伤寒温病同用方·仙露汤》中也录有本案，编者注）。（《医学衷中参西录·石膏解》）

○ 又邑北境于常庄，于某，年四十余。为风寒所束不得汗，胸中烦热，又兼喘促，医者治以苏子降气汤，兼散风清火之品，病益进。诊其脉，洪滑而浮，投以拙拟寒解汤［寒解汤：生石膏一两、知母八钱、连翘一钱五分、蝉蜕一钱五分。治周身壮热，心中热而且渴，舌上苔白欲黄，其脉洪滑。或头犹觉疼，周身犹有拘束之意者。或问：此汤为发表之剂，而重用石膏、知母，微用连翘、蝉蜕，何以能得汗？答曰：用此方者，特恐其诊脉不真，审证不确耳。果如方下所注脉证，服之覆杯可汗，毋庸虑此方之不效也。盖脉洪滑而渴，阳明腑热已实，原是白虎汤证。特因头或微疼，外表犹似拘束，是犹有一分太阳流连未去。故方中重用石膏、知母以清胃腑之热；而复少用连翘、蝉蜕之善达表者，引胃中化而欲散之热，仍还太阳作汗而解。斯乃调剂阴阳，听其自汗，非强发其汗也。况石膏性凉（《本经》谓其微寒即凉也）味微辛，有实热者，单服之即能汗乎。编者注]，须臾上半身即出汗，又须臾觉药力下行，其下焦及腿亦出汗，病若失。（《医学衷中参西录·石膏解》）

○ 又载治一年过七旬之媪，得伤寒七八日间，其脉洪长有力，表里俱热，烦渴异常，大便自病后未行。因其年高且烦渴太甚，不敢遽用降药，投以白虎加人参汤。二剂，大便随通，一日降下三次。病稍见愈，而脉仍洪长。细审病因，当有结粪未下，遂单用大黄三钱煮数沸服之。下结粪四五枚，病从此遂愈。

○ 又载治一少年患伤寒，经医治愈，因饮食过度反复，三四日间，求为诊视。其脉洪长有力。投以大剂白虎汤治愈，脉静身凉，毫无他证。隔两日，复来相迎，言病人反复甚剧，有危在顷刻之虞。因思此证治愈甚的，何遽如此反复？及至见其痰涎壅盛，连连咳吐不竭，精神恍惚，言语错乱，身体颤动，殓服已备。诊其脉象和平，微嫌胃气不能畅行脉中。因恍悟曰：前因饮食过度而复，此必又因饮食过少而复也。其家人果谓有鉴前失，所与饮食诚甚少。愚曰：此次无须用药，饱食即可愈矣。时已届晚八点钟，至明饮食三次，每次仍撙节与之，病若失。（《医学衷中参西录·复相臣哲嗣毅武书》）

○ 又治邻村刘姓妇人，得伤寒少阳证，寒热往来无定时，心中发热，呕吐痰涎，连连不竭，脉象沉弦。为开小柴胡汤原方，亦柴胡减半用四钱，加生石膏一两，云苓片四钱。有知医者在座，疑而问曰：少阳经之证，未见有连连吐黏涎不竭者，今先生用小柴胡汤，又加石膏、茯苓，将勿不但为少阳经病，或又兼他经之病乎？答曰：君之问诚然也，此乃少阳病而连太阴也。少阳之去路原为太阴之经，太阴在腹为湿土之气，若与少阳相并，则湿热化合，即可多生黏涎，故于小柴胡汤中加石膏、茯苓，以清少阳之热，即以利太阴之湿也。知医者闻之，甚为叹服，遂将此方煎服，两剂痊愈。（《医学衷中参西录·论小柴胡汤证》）

○ 又治一人，年逾弱冠，禀赋素羸弱。又专心医学，昕夕研究，破费深思。偶于初夏，往邑中办事，因受感冒病于旅邸，迎愚诊视，适愚远出遂求他医治疗，将近一旬，病犹未愈。时适愚自他处旋里，路经其处，闻其有病，停车视之，正值其父亦来看视，见愚喜甚，盖其人亦略识医学，素深信愚者也。时正为病人煎药。视其方乃系发表之剂，及为诊视，则白虎汤证也。嘱其所煎之药，千万莫服。其父求为疏方，因思病者禀赋素弱，且又在劳心之余，若用白虎汤原宜加人参，然其父虽信愚，而其人实小心过度，若加人参，石膏必须多用，或因此不敢径服，况病者未尝汗下，且又不渴，想但用白虎汤不加人参亦可奏效。遂为开白虎汤原方，酌用生石膏二两，其父犹嫌其多。愚曰：此因君平素小心特少用耳，非多也。又因脉有数象，外加生地黄一两以滋其阴分。嘱其煎汤两盅，分两次温饮下，且嘱其若服后热未尽退，其大便不滑泻者，可即原方仍服一剂。迨愚旋里后，其药只服一剂，热退十之八九，虽有余热未清，不敢再服。迟旬日大便燥结不下，两腿微肿，拟再迎愚诊视，适有其友人某，稍知医学，谓其腿肿系为前次重用生石膏二两所伤。其父信友人之言，遂改延他医，见其大便燥结，投以降下之剂，方中重用大黄八钱，将药服下，其人即不能语矣。其父见病势垂危，急遣人迎愚，未及诊视而亡矣。

　　夫此证之所以便结腿肿者，因其余热未清，药即停止也。乃调养既失之于前，又误药之于后，竟至一误再误，而不及挽救，使其当时不听其友之盲论，仍迎愚为诊治，或再投以白虎汤，或投以白虎加人参汤，将石膏加重用之，其大便即可因服凉润之药而通下，大便既通，小便自利，腿之肿者不治自愈矣。

　　就此案观之，则知大柴胡汤中用大黄，诚不如用石膏也（重用白虎汤即可代承气，曾于前节论承气汤时详言之）。盖愚当成童时，医者多笃信吴又可，用大剂承气汤以治阳明腑实之证，莫不随手奏效。及愚业医时，从前之笃信吴又可者，竟恒多偾事，此相隔不过十余年耳，况汉季至今千余年哉。盖愚在医界颇以善治寒温知名，然对于白虎汤或白虎加人参汤，旬日之间必用数次，而对于承气汤恒终岁未尝一用也。非敢任意左右古方，且僭易古方，此诚为救人计而甘冒不韪之名。医界同人之览斯编者尚其谅之。（《医学衷中参西录·论大柴胡汤证》）

　　○ 又治一少年，于初春得伤寒，先经他医治愈，后因饮食过度，病又反复，投以白虎汤治愈。隔三日，陡然反复甚剧，精神恍惚，肢体颤动，口中喃喃皆不成语。诊其脉，右部寸关皆无力而关脉尤不任循按。愚曰：此非病又反复，必因前次之过食病复，而此次又戒饮食过度。饱食即可愈矣。其家人果谓有鉴前失，数日所与饮食甚少，然其精神昏愦若斯，恐其不能饮食。愚曰：果系因饿而成之病，与之食必然能食。然仍须撙节与之，多食几次可也。其家人果依愚言，十小时中连与饮食三次，病若失。盖人胸中大气原借水谷之气以为培养，病后气虚，又乏水谷之气以培养之，是以胸中大气虚损而现种种病状也。然前案（曾治一壮年得温病，延医服药二十余日，外感之热尽退，精神转益昏沉。及愚视之，周身皆凉，奄奄一息，呼之不应，舌干如磋，毫无舌苔，其脉象微弱而迟，不足四至，五六呼吸之顷必长出气一次。此必因服开降之药太过，伤其胸中大气也。盖胸中大气因受伤下陷，不能达于脑中则神昏；不能上潮于舌本则舌干；其周身皆凉者，大气因受伤不能宣布于营卫也；其五六呼吸之顷必长出气一次者，因大气伤后不能畅舒，故太息以舒其气也。遂用野台参一两，柴胡一钱，煎汤灌之，连服两剂痊愈。编者注）因服开降之药伤其大气，故以补气兼升气之药治之。后案因水谷之气缺乏虚其大气，故以饮食治之。斯在临证者精心体验，息息与病机相符耳。（《医学衷中参西录·论伤寒温病神昏谵语之原因及治法》）

○ 愚在奉时治一农业学校朱姓学生，患伤寒三四日，蜷卧昏昏似睡，间作谵语，呼之眼微开，舌上似无苔，而舌皮甚干，且有黑斑，咽喉疼痛，小便赤而热，大便数日未行，脉微细兼沉，心中时觉发热，而肌肤之热度如常。此乃少阴伤寒之热证，因先有伏气化热，乘肾脏虚损而窜入少阴，遏抑肾气不能上达，是以上焦燥热而舌斑咽痛也，其舌上有黑斑者，亦为肾虚之现象。至其病既属热而脉微细者，诚以脉发于心，肾气因病不能上达与心相济，其心之跳动即无力，此所以少阴伤寒无论或凉或热其脉皆微细也。遂为疏方：生石膏细末二两，生怀山药一两，大潞参六钱，知母六钱，甘草二钱，先用鲜茅根二两煮水，以之煎药，取清汤三盅，每温服一盅调入生鸡子黄一枚。服药一次后，六脉即起。服至二次，脉转洪大。服至三次，脉象又渐和平，精神亦复，舌干咽痛亦见愈。翌日即原方略为加减，再服一剂，诸病痊愈。

按：上所用之方，即坎离互根汤。方之细解详于本方后，兹不赘。（《医学衷中参西录·详论咽喉证治法》）

○ 治一少年伤寒，已过旬日，阳明热实，大便燥结，原是承气汤证。因脉数，恐降后不解，投以白虎汤，一日连进二剂，冀其大便因凉润自通也。至晚九点钟，火似见退，而精神恍惚，大便仍未通下。再诊其脉，变为弦象。夫弦主火衰，亦主气盛；知此证清解已过而大便仍不通者，因气分虚弱，不

能运行白虎汤凉润之力也。遂俾单用野台参五钱煎汤服之，须臾大便即通，病亦遂愈。（《医学衷中参西录·复相臣哲嗣毅武书》）

〇 安东尉之凤，年二十余。时觉有热，起自下焦，上冲脑部。其脑部为热冲激，头巅有似肿胀，时作眩晕，心中亦时发热，大便干燥小便黄涩。经医调治，年余无效。求其处医士李亦泉寄函来问治法，其开来病案如此。曰：其脉象洪实，饮食照常，身体亦不软弱。知其伏有外感热邪，因其身体不弱，俾日用生石膏细末四两，煮水当茶饮之，若觉凉时即停服。后二十余日，其人忽来奉，言遵示服石膏六七斤，上冲之热见轻，而大便微溏，因停药不服。诊其脉仍然有力，问其心中仍然发热，大便自停药后即不溏矣。为开白虎加人参汤，方中生石膏重用三两，以生怀山药代粳米，连服六七剂，上冲之热大减，因出院还家。嘱其至家，按原方服五六剂，病当除根矣（张氏在医案前论述说，又有伏气下陷于奇经诸脉中，久而化热，其热亦不能外发为温，有时随奇经之脉上升者；在女子又有热入血室而子宫溃烂者，爰录两案于下以证之。编者注）。（《医学衷中参西录·石膏解》）

〇 表弟刘爽园，二十五岁，业农于季春得温病。

［病因］自正二月间，心中恒觉发热，懒于饮食，喜坐房阴乘凉，薄受外感，遂成温病。

［证候］因相距四十余里，初得病时，延近处医者治，阅七八日病势益剧，精神昏愦，闭目蜷卧，似睡非睡，懒于言语，咽喉微疼，口唇干裂，舌干而缩，薄有黄苔欲黑，频频饮水不少濡润，饮食懒进，一日之间，惟强饮米汤瓯许，自言心中热而且干，周身酸软无力，抚其肌肤不甚发热，体温三十七度八分，其脉六部皆微弱而沉，左部又兼细，至数如常，大便四日未行，小便短少赤涩。

［诊断］此伏气触发于外，感而成温，因肾脏虚损而窜入少阴也。《内经》谓："冬伤于寒，春必病温"，此言冬时所受之寒甚轻，不能实时成为伤寒，恒伏于三焦脂膜之中，阻塞气化之升降，暗生内热，至春阳萌动之时，其所生之热恒激发于春阳而成温。然此等温病未必入少阴也。《内经》又谓："冬不藏精，春必病温"，此言冬不藏精之人，因阴虚多生内热，至春令阳回其内热

必益加增，略为外感激发，即可成温病。而此等温病亦未必入少阴也。惟其人冬伤于寒又兼冬不藏精，其所伤之寒伏于三焦，随春阳而化热，恒因其素不藏精乘虚而窜入少阴，此等证若未至春令即化热窜入少阴，则为少阴伤寒，即伤寒少阴证二三日以上，宜用黄连阿胶汤者也。若已至春令始化热窜入少阴，当可名为少阴温病，即温病中内有实热，脉转微细者也。诚以脉生于心，必肾阴上潮与心阳相济，而后其跳动始有力。此所谓一阴一阳互为之根也，盖此证因温邪窜入少阴，俾心肾不能相济，是以内虽蕴有实热，而脉转微细，其咽喉疼者，因少阴之脉上通咽喉，其热邪循经上逆也。其唇裂舌干而缩者，肾中真阴为邪热遏抑不能上潮，而心中之亢阳益妄动上升以铄耗其津液也。至于心中发热且发干，以及大便燥结，小便赤涩，亦无非阴亏阳亢之所致。为其肾阴、心阳不能相济为功，是以精神昏愦，闭目蜷卧，烦人言语，此乃热邪深陷气化隔阂之候，在温病中最为险证。正不可因其脉象无火，身不甚热，而视为易治之证也。愚向拟有坎离互根汤可为治此病的方，今将其方略为加减，俾与病候相宜。

［处方］生石膏三两轧细、野台参四钱、生怀地黄一两、生怀山药八钱、玄参五钱、辽沙参五钱、甘草三钱、鲜茅根五钱；药共八味，先将前七味煎十余沸，再入鲜茅根，煎七八沸，其汤即成。取清汤三盅，分三次温服下，每服一次调入生鸡子黄一枚。此方若无鲜茅根，可用干茅根两半，水煮数沸，取其汤代水煎药。

［方解］温病之实热，非生石膏莫解，辅以人参并能解邪实正虚之热，再辅以地黄、山药诸滋阴之品，更能解肾亏阴虚之热。且人参与滋阴之品同用，又能助肾阴上潮以解上焦之燥热。用鸡子黄者，化学家谓鸡子黄中含有副肾髓质之分泌素，为滋补肾脏最要之品也。用茅根者，以其禀少阳初生之气（春日发生最早），其质中空凉而能散，用之作引，能使深入下陷之邪热上出外散以消解无余也。

复诊　将药三次服完，周身之热度增高，脉象较前有力，似近洪滑，诸病皆见轻减，精神已振。惟心中仍觉有余热，大便犹未通下，宜再以大剂凉润之药清之，而少佐以补气之品。

［处方］生石膏一两轧细、大潞参三钱、生怀地黄一两、玄参八钱、辽沙参八钱、大甘枸杞六钱、甘草二钱、鲜茅根四钱；药共八味，先将前七味煎十余沸，再入茅根，煎七八沸，其汤即成。取清汤两大盅，分两次温服下，

每服一次调入生鸡子黄一枚。

[效果] 将药连服两剂，大便通下，病遂痊愈。

[说明] 此证之脉象沉细，是肾气不能上潮于心，而心肾不交也。迨服药之后，脉近洪滑，是肾气已能上潮于心而心肾相交也。为其心肾相交，是以诸病皆见轻减，非若寻常温病其脉洪大为增剧也。如谓如此以论脉跳动，终属理想之谈者，可更进征诸西人之实验，夫西人原谓肾司漉水，以外别无他用者也。今因其实验益精，已渐悟心肾相济之理，曾于所出之新药发明之。近今德国所出之药，有苏泼拉宁为强心要药。药后附以说明，谓人肾脏之旁有小核名副肾，其汁周流身中调剂血脉，经医家发明副肾之汁有收束血管，增进血压及强心止血之力。然此汁在于人身者不能取，遂由法普唯耳坑厂，用化学方法造成精制副肾液粉子（苏发拉来宁），尤比天然副肾液之功力为佳，乃强心、强脉、止血、敛津、增长血压之要药也。夫医家之论肾，原取广义，凡督脉、任脉、冲脉及胞室与肾相连之处皆可为副肾，彼所谓肾约不外此类。详观西人之所云云，不亦确知心肾可以相济乎。所有异者，中国由理想而得，故所言者肾之气化，西人由实验而得，故所言者肾之形迹。究之，人之先天原由气化以生形迹，至后天更可由形迹以生气化，形迹与气化实乃无所区别也。（《医学衷中参西录·温病门·温病少阴证》）

○ 卢姓，盐山人，在天津包修房屋。

[原因] 孟秋天气犹热，开窗夜寝受风，初似觉凉，翌日即大热成温病。

[病候] 初次延医服药，竟投以麻、桂、干姜、细辛大热之剂。服后心如火焚，知误服药，以箸探喉，不能吐。热极在床上乱滚，证甚危急。急来迎愚，及至，言才饮凉水若干，病热稍愈。然犹呻吟连声，不能安卧。诊其脉近七至，洪大无伦，右部尤甚。舌苔黄厚，大便三日未行。

[诊断] 此乃阳明胃腑之热已实，又误服大热之剂，何异火上添油，若不急用药解救，有危在目前之虞。幸所携药囊中有自制离中丹（系用生石膏一两、朱砂二分制成），先与以五钱、俾用温开水送下，过半点钟，心中之热少解，可以安卧。俾再用五钱送服，须臾呻吟亦止。再诊其脉，较前和平。此时可容取药，宜再治以汤剂以期痊愈。

[处方] 生石膏三两、知母一两、生山药六钱、玄参一两、甘草三钱；煎汤三盅，分三次温饮下。

［**效果**］当日将药服完，翌日则脉静身凉，大便亦通下矣。(《医学衷中参西录·临证随笔》)

○ 王竹荪，年四十九岁。

［**病名**］温病兼泄泻。

［**病因**］丙寅仲春，避乱来津。其人素吸鸦片，立志蠲除，因致身弱。于仲夏晚间，乘凉稍过，遂得温病，且兼泄泻。

［**病候**］表里俱壮热。舌苔边黄、中黑，甚干。精神昏愦，时作谵语。小便短涩，大便一日夜四五次，带有黏滞。其臭异常，且含有灼热之气，其脉左右皆洪长。重诊欠实，至数略数，两呼吸间可九至。

［**诊断**］此纯系温病之热，阳明与少阳合病也。为其病在阳明，故脉象洪长，为其兼入少阳，故小便短少，致水归大便而滑泻，为其身形素弱，故脉中虽挟有外感之实热，而仍重扶不实也。

［**疗法**］当泻热兼补其正，又大剂徐徐服之，方与滑泻无碍也。

［**处方**］生石膏细末三两、生山药一两、大生地两半，生杭芍八钱、甘草三钱、野台参五钱；煎汤三大盅，徐徐温饮下。一次只饮一大口，时为早六点钟，限至晚八点时服完。此方即白虎加人参汤，以生山药代粳米，以生地代知母，而又加白芍也。以白虎汤清阳明之热，为其脉不实故加人参，为其滑泻故以生山药代粳米，生地代知母，为其少阳之腑有热，致小便不利而滑泻，所以又加白芍以清少阳之热，即以利小便也。

［**效果**］所备之药，如法服完。翌晨精神顿爽，大热已退，滑泻亦见愈，脉象已近平和。因泻仍不止，又为疏方，用生山药一两、滑石一两、生杭芍五钱、玄参五钱、甘草三钱（此即拙拟之滋阴清燥汤加玄参也）。一剂泻止，脉静身凉，脱然痊愈。(《医学衷中参西录·临证随笔》)

○ 沧州大西门外，吴姓媪，年过七旬，偶得温病兼患吐血。

［**病因**］年岁虽高，家庭事务仍自操劳，因劳心过度，心常发热，时当季春，有汗受风，遂得温病，且兼吐血。

［**证候**］三四日间表里俱壮热，心中热极之时恒吐血一两口，急饮新汲井泉水，其血即止。舌苔白厚欲黄，大便三日未行。脉象左部弦长，右部洪长，一息五至。

［**诊断**］此证因家务劳心过度，心肝先有蕴热，又兼外感之热传入阳明之

腑。两热相并，逼血妄行，所以吐血。然其脉象火热虽盛，而正犹不虚，虽在高年，知犹可治。其治法当以清胃腑之热为主，而兼清其心肝之热，俾内伤外感之热俱清，血自不吐矣。

[处方] 生石膏三两轧细、生怀地黄一两五钱、生怀山药一两、生杭芍一两、知母三钱、甘草三钱、乌犀角一钱、五分广三七二钱；药共八味，将前六味煎汤三盅，犀角另煎汤半盅，和匀，分三次温服下。每服药一次，即送服三七末三分之一。

[效果] 将药三次服完，血止热退，脉亦平和，大便犹未通下，俾煎渣再服，犀角亦煎渣取汤，和于汤药中服之，大便通下痊愈。

[说明] 愚平素用白虎汤，凡年过六旬者必加人参，此证年过七旬而不加人参者，以其证兼吐血也。为不用人参，所以重用生山药一两、取其既能代粳米和胃，又可代人参稍补益其正气也。(《医学衷中参西录·温病门·温病兼吐血》)

○ 沧州友人董寿山，年三十余，初次感冒发颐，数日颔下颈项皆肿，延至膺胸，复渐肿而下。其牙关紧闭，惟自齿缝可进稀汤，而咽喉肿疼，又艰于下咽。延医调治，服清火解毒之药数剂，肿热转增。时当中秋节后，淋雨不止，因病势危急，冒雨驱车三十里迎愚诊治。见其颔下连项，壅肿异常，状类时毒（疮家有时毒证），抚之硬而且热，色甚红，纯是一团火毒之气，下肿已至心口，自牙缝中进水少许，必以手掩口，十分努力方能下咽。且痰涎壅滞胸中，上至咽喉，并无容水之处，进水少许，必换出痰涎一口。且觉有气自下上冲，时作呃逆，连连不止。诊其脉洪滑而长，重按有力，兼有数象。愚曰："此病俗所称虾蟆瘟也，毒热炽盛，盘踞阳明之腑，若火之燎原，必重用生石膏清之，乃可缓其毒热之势。"从前医者在座，谓"曾用生石膏一两，毫无功效。"愚曰："石膏乃微寒之药，《本经》原有明文，如此热毒，仅用两许，何能见效。"遂用生石膏四两，金线重楼（此药须色黄、味甘、无辣味者方可用，无此则不可以用）、清半夏各三钱，连翘、蝉蜕各一钱（为咽喉肿甚表散之药，不敢多用），煎服后，觉药停胸间不下，其热与肿似有益增之势，知其证兼结胸，火热无下行之路，故益上冲也。幸药房即在本村，复急取生石膏四两，生赭石三两，又煎汤徐徐温饮下，仍觉停于胸间。又急取生赭石三两，蒌仁二两，芒硝八钱，又煎汤饮下，胸间仍不开通。此时咽喉益肿，再饮水亦不能下，病家惶恐无措。愚晓之曰："我所以亟亟连次用药者，正为此病肿势浸增，恐稍迟缓则药不能进，今其胸中既贮如许多药，断无不下行之理，药下行则结开便通，毒火随之下降，而上焦之肿热必消矣。"时当晚十句钟，至夜半药力下行，黎明下燥粪数枚，上焦肿热觉轻，水浆可进。晨饭时牙关亦微开，服茶汤一碗。午后肿热又渐增，抚其胸热犹烙手，脉仍洪实。意其燥结必未尽下，遂投以大黄六钱，芒硝五钱，又下燥粪兼有溏粪，病遂大愈。而肿处之硬者仍不甚消，胸间抚之犹热，脉象亦仍有余热。又用生石膏三两，金银花、连翘各数钱，煎汤一大碗，分数次温饮下，日服一剂，三日痊愈（《医学衷中参西录·治治瘟疫瘟疹方·青盂汤》中也录有本案，文字略有不同，编者注）。

　　○ 按此证二次即当用芒硝、大黄（张氏在医案前论述说，石膏之性，又善清咽喉之热。编者注）。(《医学衷中参西录·石膏解》)

　　曾治一人，患春温，阳明腑热已实，心下胀满异常，投以生石膏二两、竹茹碎末五钱，煎服后，顿觉药有推荡之力，胀满与温病皆愈。(《医学衷中参西录·深研白虎汤之功用》)

　　○ 曾治一人，年二十余。当仲夏夜寝，因夜凉，盖单衾冻醒，发懒，仍如此睡去。须臾又冻醒，晨起微觉恶寒。至巳时已觉表里大热，兼喘促，脉洪长而浮。投以清解汤［清解汤：薄荷叶四钱、蝉蜕去足土三钱，生石膏（捣细）六钱、甘草一钱五分。治温病初得，头疼，周身骨节酸疼，肌肤壮热，背微恶寒无汗，脉浮滑者。方中薄荷叶宜用其嫩绿者，至其梗宜用理气药中，若以之发汗，则力减半矣。若其色不绿而苍，则其力尤减。若果嫩绿之叶，方中用三钱即可。薄荷气味近于冰片，最善透窍。其力内至脏腑筋骨，外至腠理皮毛，皆能透达。故能治温病中之筋骨作疼者。若谓其气质清轻，但能发皮肤之汗，则浅之乎视薄荷矣。蝉蜕去足者，去其前之两大足也。此足甚刚硬，有开破之力。若用之退目翳消疮疡，带此足更佳。若用之发汗，则宜去之，盖不欲其于发表中，寓开破之力也。蝉蜕性微凉味淡，原非辛散之品而能发汗者，因其以皮达皮也。此乃发汗中之妙药，有身弱不任发表者，用之最佳。且温病恒有兼瘾疹者，蝉蜕尤善托瘾疹外出也。编者注］，方中生石膏改四两半，又加牛蒡子（炒捣）三钱，服后得汗而愈。由斯观之，其初非中于太阳乎，然不专在太阳也。人之所以觉凉者，由于衣衾之薄。其气候究非寒凉。故其中于人不专在太阳，而兼在阳明。且当其时，人多蕴内热，是以转阳明甚速也。然此所论者风温耳。若至冬受春发，或夏发之温，恒有与太阳无涉者。故《伤寒论》温病提纲中，特别之曰："风温之为病，"明其异于冬伤于寒，春必病温之温病也。又杏仁与牛蒡子，皆能降肺定喘，而杏仁性温、牛蒡子性凉。伤寒喘证。皆用杏仁，而温病不宜用温药，故以牛蒡子代之。(《医学衷中参西录·治温病方·清解汤》)

〇 曾治一少年，温病热入阳明，连次用凉药清之，大热已退强半，而心神骚扰不安，合目恒作谵语。其脉有余热，似兼紧象。因其脉象热而兼紧，疑其伏有疹毒未出。遂投以小剂白虎汤，送服羚羊角细末一钱，西药阿司匹林二分，表出痧粒满身而愈（张锡纯在本案前论述说，有温而兼疹，其毒热内攻瞀乱其神明者。编者注）。

〇 曾治一学校学生，温病热入阳明，脉象甚实，神昏不语，卧床并不知转侧。用白虎汤清之，服两剂后热退十之七八，脉象之洪实亦减去强半，自知转侧，而精神仍不明了。当系温病之热上蒸，致其脑膜生炎而累及神经也。遂改用小剂白虎加人参汤，又加羚羊角二钱（另煎兑服），一剂而愈（张锡纯在本案前论述说：有患寒温者，周身壮热，脉象洪实，神昏不语。迫用凉药清之，热退脉近和平，而仍然神昏或谵语者，必兼有脑髓神经病，当继用治脑髓神经之药。编者注）。(《医学衷中参西录·论伤寒温病神昏谵语之原因及治法》)

〇 陈百生督军（前任陕西），年四十六岁，寓天津广东路，得风温兼伏气化热病。

[病因] 因有事乘京奉车北上时，当仲夏归途受风，致成温热病。

[证候] 其得病之翌日，即延为诊视，起居如常，惟觉咽喉之间有热上冲，咳嗽吐痰，音微哑，周身似拘束酸软。脉象浮而微滑，右关重按甚实，知其证虽感风成温，而其热气之上冲咽喉，实有伏气化热内动也。若投以拙拟寒解汤，原可一汗而愈。富贵之人其身体倍自郑重，当此病之初起而遽投以石膏重剂，彼将疑而不肯服矣。因与商曰：将军之病，原可一药而愈，然必须方中生石膏一两。夫石膏原和平之药不足畏，若不欲用时以他凉药代之，必不能一剂治愈也。陈督曰：我之病治愈原不心急，即多服几剂药无妨。愚见其不欲轻服石膏，遂迁就为之拟方。盖医以救人为目标，正不妨委曲以行其道也。

[处方] 薄荷叶三钱、青连翘三钱、蝉蜕二钱、知母六钱、玄参六钱、天花粉六钱、甘草二钱；共煎汤一大盅，温服。

复诊 翌日复延为诊视，言服药后周身得微汗，而表里反大热，咳嗽音哑益甚，何以服如此凉药而热更增加，将毋不易治乎？言之若甚恐惧者。诊其脉洪大而实，左右皆然，知非重用石膏不可。因谓之曰：此病乃伏气化热，又兼有新感之热，虽在初得亦必须用石膏清之方能治愈。吾初次已曾言之，今将军果欲愈此证乎，殊非难事，然此时但用石膏一两不足恃也，若果能用生石膏四两，今日必愈，吾能保险也。问石膏四两一次全服乎？答曰：非也。可分作数次服，病愈则停服耳。陈督闻愚言似相信，求为出方，盖因其有恐惧之心，故可使相信耳。

[处方] 生石膏四两（捣细），粳米六钱；共煎汤至米熟，取汤四盅，分四次徐徐温饮下。病愈不必尽剂，饮至热退而止。大便若有滑泻，尤宜将药急停服。至方中石膏既开生者，断不可误用煅者。若恐药房或有误差，可向杂货铺中买大块石膏自制细用之。盖此时愚至天津未久，津地医者率用煅石膏，鲜有用生石膏者，前此开方曾用生石膏三两，药房以煅者误充，经愚看出，是以此次如此谆谆告语也。

复诊 翌日又延为诊视，相迎而笑曰：我今热果全消矣，惟喉间似微觉疼，先生可再为治之。问药四盅全服乎？答曰：全服矣。当服至三盅后，心犹觉稍热，是以全服，且服后并无大便滑泻之病，石膏真良药也。再诊其脉已平和如常，原无须服药，问其大便，三日犹未下行。为开滋阴润便之方，谓服至大便通后，喉疼亦必自愈，即可停药勿服矣。（《医学衷中参西录·温病门·风温兼伏气化热》）

○ 津海道尹袁霖普君之夫人，年三十六岁，得温病兼下痢证。

[**病因**] 仲秋乘火车赴保定归母家省视，往来辛苦，路间又兼受风，遂得温病兼患下痢。

[**证候**] 周身壮热，心中热而且渴，下痢赤多白少，后重腹疼，一昼夜十余次，舌苔白厚，中心微黄，其脉左部弦硬，右部洪实，一息五至。

[**诊断**] 此风温之热已入阳明之腑，是以右脉洪实，其炽盛之肝火下迫肠中作痢，是以左脉弦硬。夫阳明脉实而渴者，宜用白虎加入参汤，因其肝热甚盛，证兼下痢，又宜以生山药代粳米以固下焦气化，更辅以凉肝调气之品，

则温与痢庶可并愈。

[处方]生石膏三两（捣细）、野党参四钱、生怀山药一两、生杭芍一两、知母六钱、白头翁五钱、生麦芽四钱、甘草四钱；将药煎汤三盅，分三次温饮下。

复诊 将药分三次服完，温热已退强半，痢疾已愈十之七八，腹已不疼，脉象亦较前和平，遂即原方略为加减俾再服之。

[处方]生石膏二两（捣细）、野台参三钱、生怀山药八钱、生杭芍六钱、知母五钱、白头翁五钱、秦皮三钱、甘草三钱；共煎汤两盅，分两次温服下。

[效果]将药煎服两剂，诸病皆愈，惟脉象似仍有余热，胃中似不开通懒于饮食。俾用鲜梨、鲜藕、莱菔三者等份，切片煮汁，送服益元散三钱许，日服两次，至三次则喜进饮食，脉亦和平如常矣。

[说明]凡温而兼痢之证，最为难治。盖温随下痢深陷而永无出路，即痢为温热所灼而益加疼坠，惟石膏与人参并用，能升举下陷之温邪，使之徐徐上升外散。而方中生山药一味，在白虎汤中能代粳米以和胃，在治痢药中又能固摄下焦气化，协同芍药、白头翁诸药以润肝滋肾，从容以奏肤功也。至于麦芽炒用之为消食之品，生用之不但消食实能舒发肝气，宣散肝火，而痢病之后重可除也。至后方加秦皮者，取其性本苦寒，力善收涩，借之以清热补虚，原为痢病将愈最宜之品。是以《伤寒论》白头翁汤中亦借之以清厥阴热痢也。(《医学衷中参西录·温病门·温病兼下痢》)

○ 李芳岑督军之太夫人，年八旬有三，于孟夏得温病，兼项后作疼。

[病因]饭后头面有汗，忽隔窗纱透入凉风，其汗遂闭，因得斯证。

[证候]项疼不能转侧，并不能俯仰，周身发灼热，心中亦热，思凉物，脉象左部弦而长，右部则弦硬有力，大便干燥，小便短少。

[诊断]此因汗出腠理不闭，风袭风池、风府，是以项疼，因而成风温也。高年之脉，大抵弦细，因其气虚所以无甚起伏，因其血液短少，是以细而不濡，至于弦硬而长有力，是显有温热之现象也。此当清其实热而辅以补正兼解表之品。

[处方]生石膏一两、轧细野台参三钱、生怀地黄一两、生怀山药五钱、玄参三钱、沙参三钱、连翘二钱、西药阿司匹林一瓦，先将阿司匹林用白糖水送下，继将中药煎汤一大盅，至甫出汗时，即将汤药趁热服下。

［**效果**］如法将药服下后，周身得汗，表里之热皆退，项之疼大减，而仍未脱然。俾每日用阿司匹林一瓦强（约三分），分三次用白糖水送下，隔四点钟服一次。若初次服后微见汗者，后两次宜少服，如此两日，项疼痊愈。盖阿司匹林不但能发汗去热，且能为热性关节疼痛之最妙药也。（《医学衷中参西录·温病门·温病兼项后作疼》）

○ 李镜波律师，寓天津河北三乌路颐寿里，年三十八岁，于孟冬上旬得温病。

［**病因**］其夫人于秋间病故，子女皆幼，处处须自经管，伤心又兼劳心，遂致暗生内热，薄受外感，遽成温病。

［**证候**］初得时，即表里俱热，医者治以薄荷、连翘、菊花诸药，服后微见汗，病稍见轻。至再诊时，病人自觉呼吸短气，此气郁不舒也，医者误以为气虚，遂于清热药中加党参以补其气，服后右胁下陡然作疼，彻夜不能卧，亦不能眠，心中发热，舌苔白厚，大便四日未行，其左右脉皆弦，右部尤弦而有力，一分钟八十二至。

［**诊断**］凡脉象弦者主疼，又主血液短少，此证之右胁非常疼痛，原为证脉相符，而其伤心劳心以致暗生内热者，其血液必然伤损，此亦证脉相符也。其右脉弦而有力者，外感之热已入阳明之腑也。拟治以白虎汤而辅以开郁滋阴之品。

［**处方**］生石膏二两（轧细）、知母八钱、玄参八钱、天冬八钱、川楝子五钱（捣碎）、生莱菔子五钱（捣碎）、连翘三钱、甘草二钱、粳米三钱；共煎汤两大盅，分两次温服下。

复诊 将药服完，热退强半，胁疼已愈三分之二，脉象变为浮弦，惟胸膈似觉郁闷，大便犹未通下。再治以宽胸清热润燥之剂，为其脉浮有还表之象，宜再少加透表之药以引之外出，其病当由汗而解。

［**处方**］糖瓜蒌二两（切碎）、生石膏一两（捣细）、知母五钱、玄参五钱、连翘三钱、川楝子四钱（捣碎）、甘草二钱；共煎汤两盅，分二次温服下。其服完两次之后，迟一点钟再服西药阿司匹林一瓦。温覆以取微汗。

［**效果**］如法将药服完，果周身皆得微汗，病若失，其大便亦通下矣。（《医学衷中参西录·温病门·温病兼胁疼》）

○ 邻村黄龙井周宝和，年二十余，得温病，医者用药清解之，旬日其热不退。诊其脉左大于右者一倍，按之且有力。夫寒温之热传入阳明，其脉皆右大于左，以阳明之脉在右也。即传入少阳厥阴，其脉亦右大于左，因既挟有外感实热，纵兼他经，仍以阳明为主也。此证独左大于右，乃温病之变证，遂投以小剂白虎汤（方中生石膏只用五钱），重加生杭芍两半，煎汤两茶杯顿饮之，须臾小便一次甚多，病若失。（《医学衷中参西录·芍药解》）

○ 邻村龙潭庄张叟，年过七旬，于孟夏得温病，四五日间烦热燥渴，遣人于八十里外致冰一担，日夜放量食之，而烦渴如故。其脉洪滑而长，重按有力，舌苔白厚，中心微黄。投以白虎加人参汤，方中生石膏重用四两，煎汤一大碗，分数次温饮下，连进二剂，烦热燥渴痊愈（张氏在医案前论述说，西药有安知歇貌林，又名退热冰。究其退热之效，实远不如石膏。盖石膏之凉，虽不如冰，而其退热之力，实胜冰远甚。编者注）。（《医学衷中参西录·石膏解》）

○ 刘秀岩，年三十二岁，住天津城北金钢桥西，小学教员，于季夏得温病，兼呕吐不受饮食。

［病因］学校与住宅相隔甚近，暑假放学，至晚仍在校中宿卧，一日因校中无人，其衾褥被人窃去，追之不及，因努力奔跑，周身出汗，乘凉歇息，遂得斯病。

［证候］心中烦热，周身时时汗出，自第二日，呕吐不受饮食。今已四日，屡次服药亦皆吐出，即渴时饮水亦恒吐出。舌苔白厚，大便四日未行。其脉左部弦硬，右部弦长有力，一息五至。

［诊断］其脉左部弦硬者，肝胆之火炽盛也。右部弦长者，冲气挟胃气上冲也。弦长而兼有力者，外感之热已入阳明之腑也。此证因被盗怒动肝气，肝火上冲，并激动冲气挟胃气亦上冲，而外感之热又复炽盛于胃中以相助为虐，是以烦热汗出不受饮食而吐药吐水也。此当投以清热镇逆之剂。

［处方］生石膏二两细末、生赭石六钱细末、镜面朱砂细末五钱；和匀分作五包，先送服一包，过两点钟再送服一包，病愈即停服，不必尽剂。方用散剂不用汤剂者，止呕吐之药丸散优于汤剂也。

［效果］服至两包，呕吐已愈，心中犹觉烦热。服至四包，烦热痊愈，大便亦通下矣。

［说明］石膏为石质之药，本重坠且又寒凉，是以白虎汤中以石膏为主，而以甘草缓之，以粳米和之，欲其服后留恋于胃中，不至速于下行。故用石

膏者，忌再与重坠之药并用，恐其寒凉侵下焦也，并不可与开破之药同用，因开破之药力原下行也。乃今因肝气、胆火相并上冲，更激动冲气挟胃气上冲，且更有外感之热助之上冲，因致脏腑之气化有升无降，是以饮食与药至胃中皆不能存留，此但恃石膏之寒凉重坠原不能胜任，故特用赭石之最有压力者以辅之。此所以旋转脏腑中之气化，而使之归于常也。设非遇此等证脉，则石膏原不可与赭石并用也。(《医学衷中参西录·温病门·温病兼呕吐》)

○ 马心琢，天津城里乡祠前皮局工人，年二十八岁，于季秋得温病兼喉痧痰喘证。

[病因] 初因外出受风感冒甚微，医者用热药发之，陡成温病，而喉病喘病遂同时发现。

[证候] 表里俱壮热，喘逆咳嗽，时吐痰涎，咽喉左边红肿作疼（即西人所谓扁桃体炎）。其外边项左侧亦肿胀，呼吸皆有窒碍。为其病喉且兼喘逆，则吸气尤形困难，必十分努力始能将气吸入。其舌苔白而薄，中心微黄。小便赤涩，大便四日未行。其脉左右皆弦长，右部重诊有力，一分钟九十六至。

[诊断] 此乃外感之热已入阳明之腑，而冲气又挟胃气、肝火上冲也。为其外感之热已入阳明之腑，是以右脉之力胜于左脉，为其冲气挟胃气、肝火上冲，是以左右脉皆弦长。病现喘逆及咽喉肿疼，其肿痛偏左者，正当肝火上升之路也。拟治以麻杏甘石汤，兼加镇冲降胃，纳气利痰之品以辅之，又宜兼用针刺放血以救目前之急。

[处方] 麻黄一钱、生石膏二两（捣细）、生赭石一两（轧细）、生怀山药八钱、杏仁三钱（去皮炒捣）、连翘三钱、牛蒡子三钱（捣碎）、射干二钱、甘草一钱；共煎汤两盅，分两次温服。又于未服药之前，用三棱针刺其两手少商出血，用有尖小刀刺其咽喉肿处，开两小口令其出血，且用硼砂、西药盐酸加里融以三十倍之水，俾其含漱。又于两手合谷处为之行针。其咽喉肿处骤然轻减，然后服药。

复诊 将药服后，其喘顿愈强半，呼吸似无妨碍，表里之热亦愈强半。脉象亦较前平和，其右部仍然有力。胸膈似觉郁闷，有时觉气上冲，仍然咳嗽，大便犹未通下。拟再治以开郁降气，清热理嗽之剂。

[处方] 糖瓜蒌二两（切碎）、生石膏一两（捣细）、生赭石五钱（轧细）、生杭芍三钱、川贝母三钱、碎竹茹三钱、牛蒡子三钱（捣碎）；共煎汤一大盅，

温服。

[效果] 将药煎服一剂，大便通下，诸病皆愈。唯一日之间犹偶有咳嗽之时，俾用川贝母细末和梨蒸食之，以善其后。

[说明] 凡用古人成方治病，其药味或可不动，然必细审其药之分量或加或减，俾与病机相宜。如麻杏甘石汤原方，石膏之分量仅为麻黄之两倍，而此证所用麻杏甘石汤则石膏之分量二十倍于麻黄矣。盖《伤寒论》之麻杏甘石汤原非为治喉证而设，今借之以治喉证。原用麻黄以散风定喘，又因此证之喉肿太甚，有碍呼吸而方中犹用麻黄，原为行险之道，故麻黄仅用一钱，而又重用生石膏二两以监制之。且于临服药时先用刀开其患处，用针刺其少商与合谷，此所以于险中求稳也。尝闻友人杨达夫言，有一名医深于《伤寒论》，自著有《注解伤寒论》之书行世，偶患喉证，自服麻杏甘石汤竟至不起，使其用麻杏甘石汤时，亦若愚所用者如此加减，又何患喉证不愈乎？纵使服药不能即愈，又何至竟不起乎？由此知非古人之方误人。麻杏甘石汤原为发汗后及下后，汗出而喘，无大热者之的方，原未言及治喉证也。而欲借之以治喉证，能勿将药味之分量为之加减乎？尝总核《伤寒论》诸方用于今日，大抵多稍偏于热，此非仲景之不善制方也。自汉季至今，上下相隔已一千六百余年，其天地之气化，人生之禀赋，必有不同之处，是以欲用古方皆宜细为斟酌也。(《医学衷中参西录·温病门·温病兼喉痧痰喘》)

○ 沈阳县知事朱霭亭夫人，年五旬。于戊午季秋，得温病甚剧。时愚初至奉天，霭亭系愚同乡，求为诊治。见其以冰囊作枕，复悬冰囊，贴面之上侧。盖从前求东人调治，如此治法，东人之所为也。合目昏昏似睡，大声呼之，毫无知觉。其脉洪大无伦，按之甚实。愚谓霭亭曰：此病阳明腑热，已至极点。外治以冰，热愈内陷。然此病尚可为，非重用生石膏不可。霭亭韪愚言，遂用生石膏细末四两、粳米八钱，煎取清汁四茶杯，徐徐温灌下。约历十点钟，将药服尽，豁然顿醒。后又用知母、花粉、玄参、白芍诸药，少加连翘以清其余热，服两剂痊愈。霭亭喜甚，命其公子良佐，从愚学医云。(《医学衷中参西录·治伤寒温病同用方·石膏粳米汤》)

○ 舒啸岑，天津二区华新公司办公处经理，年四十五岁，于仲夏得温病兼痧疹。

[病因] 舒君原精医术，当温疹流行之时，屡次出门为人诊病，受其传染

因得斯病。

[证候] 其前数日皆系自治，屡次服表疹清热之药，疹已遍身出齐而热仍不退，因求愚为诊治。其表里俱觉发热，且又烦躁异常，无片时宁静，而其脉则微弱不起，舌苔薄而微黄，大便日行一次不干不溏，小便赤涩短少。

[诊断] 此证当先有伏气化热，因受外感之传染而激发，缘三焦脂膜窜入少阴遏抑肾气，不能上与心火相济，是以舌苔已黄，小便短赤，阳明腑热已实，而其脉仍然无力也。其烦躁异常者，亦因水火之气不相交也。此虽温病，实与少阴伤寒之热者无异，故其脉亦与少阴伤寒之脉同。当治以白虎加人参汤，将原方少为变通，而再加托表疹毒之品辅之。

[处方] 生石膏二两（捣细），大潞参四钱、天花粉八钱、生怀山药八钱、鲜茅根四钱、甘草二钱；共煎汤两盅，分两次温服下。此方即白虎加人参汤以花粉代知母，生山药代粳米，而又加鲜茅根也。花粉与知母皆能清热，而花粉于清热之外又善解毒，山药与粳米皆能和胃，而山药于和胃之外又能滋肾。方中之义，用白虎汤以治外感实热，如此变通则兼能清其虚热，解其疹毒，且又助以人参更可治证实脉虚之热，引以鲜茅根并可治温病下陷之热也。

复诊　将药煎服一剂，热退强半，烦躁亦大轻减，可安睡片时。至翌日过午，发热烦躁又如旧，脉象仍然无力，因将生石膏改用三两，潞参改用五钱，俾煎汤三盅，分三次温饮下。每饮一次，调入生鸡子黄一枚。服后其病亦见愈，旋又反复，且其大便一日两次，知此寒凉之药不可再服。乃此时愚恍然会悟，得治此证之的方矣。

[处方] 鲜白茅根六两（切碎），添凉水五盅，在炉上煎一沸，即将药罐离开炉眼，约隔三寸许，迟十分钟，再煎一沸，又离开炉眼，再迟十分钟，视其茅根皆沉水底其汤即成。若茅根不沉水底，可再煎一沸，约可取清汤三盅，乘热顿饮之，以得微汗方佳。

[效果] 此方如法服两剂，其病脱然愈矣。

[说明] 按此证其伏气之化热，固在三焦，而毒菌之传染，实先受于上焦，于斯毒热相并随上焦之如雾而弥漫于全身之脏腑经络不分界限。茅根禀少阳最初之气，凉而能散，且其形不但中空，周遭廾上皆小孔玲珑透彻，故能通达经络脏腑无微不至。惟性甚平和，非多用不能奏效。是以一剂重用至六两，其凉散之力，能将脏腑经络间之毒热尽数排出（茅根能微汗利小便，皆其排出之道路），毒热清肃，烦躁自除矣。愚临证五十年，用白虎加人参汤

时不知凡几，约皆随手奏效。今此证两次用之无效，而竟以鲜白茅根收其功，此非愚所素知，乃因一时会悟后则屡次用之皆效，故特详之以为治温疹者开一法门也。若其脉象洪滑甚实者，仍须重用石膏清之，或石膏茅根并用亦可。又按白茅根必须用鲜者，且必如此煎法方效。但依之成功多用可至十两，少用亦须至四两，不然此证前两方中皆有茅根四钱未见效验，其宜多用可知矣。又药房中若无鲜者，可自向洼中剖之，随处皆有。若剖多不能一时皆用，以湿土埋之永久不坏。（《医学衷中参西录·温病门·温病兼痧疹》）

○ 孙雨亭，武清县人，年三十三岁，小学教员，喜阅医书，尤喜阅拙著《衷中参西录》。于孟秋时得温病，在家治不愈，遂来津求为诊治。

[病因] 未病之前，心中常觉发热，继因饭后有汗，未暇休息，陡有急事冒风出门，致得温病。

[证候] 表里俱觉壮热，嗜饮凉水、食凉物，舌苔白厚，中心已黄，大便干燥，小便短赤，脉象洪长有力，左右皆然，一分钟七十八至。

[诊断] 此因未病之先已有伏气化热，或有暑气之热内伏，略为外感所激，即表里陡发壮热，一两日间阳明腑热已实，其脉之洪长有力是明征也。拟投以大剂白虎汤，再少佐以宣散之品。

[处方] 生石膏四两（捣细）、知母一两、鲜茅根六钱、青连翘三钱、甘草三钱、粳米三钱；共煎汤三盅，分三次温服下。

复诊　将药分三次服完，表里之热分毫未减，脉象之洪长有力亦仍旧，大便亦未通下。此非药不对证，乃药轻病重药不胜病也。夫石膏之性《神农本草经》原谓其微寒，若遇阳明大热之证，当放胆用之。拟即原方去连翘加天花粉，再将石膏加重。

[处方] 生石膏六两、知母一两、天花粉一两、鲜茅根六钱、甘草四钱、粳米四钱；共煎汤三大盅，分三次温服下。

复诊　将药分三次服完，下燥粪数枚，其表里之热仍然不退，脉象亦仍有力。愚谓雨亭曰：余生平治寒温实热证，若屡次治以大剂白虎汤而其热不退者，恒将方中石膏研极细，将余药煎汤送服即可奏效。今此证正宜用此方，雨亭亦以为然。

[处方] 生石膏二两（研极细）、生怀山药二两、甘草六钱；将山药、甘草煎汤一大碗，分多次温服。每次送服石膏末二钱许，热退勿须尽剂，即其

热未尽退，若其大便再通下一次者，亦宜将药停服。

[**效果**] 分六次将汤药饮完，将石膏送服强半，热犹未退，大便亦未通下，又煎渣取汤两盅，分数次送服石膏末，甫完，陡觉表里热势大增。时当夜深，不便延医。雨亭自持其脉弦硬异常，因常阅《衷中参西录》，知脉虽有力而无洪滑之象者，用白虎汤时皆宜加人参，遂急买高丽参五钱、煮汤顿饮下，其脉渐渐和缓，热亦渐退，至黎明其病霍然痊愈矣。

[**说明**] 按伤寒定例，凡用白虎汤若在汗吐下后及渴者，皆宜加人参。细询此证之经过始知曾发大汗一次，此次所服之药虽非白虎汤原方，实以山药代粳米，又以石膏如此服法，其力之大，可以不用知母是其方亦白虎汤也。若早加党参数钱，与山药、甘草同煎汤以送服石膏，当即安然病愈。乃因一时疏忽，并未见及，犹幸病者自知医理以挽回于末路。此虽白虎汤与人参前后分用之，仍不啻同时并用之也。

又按：此证加人参于白虎汤中其益有三：发汗之后人之正气多虚，人参大能补助正气，俾正气壮旺自能运化药力以胜邪，其为益一也；又发汗易伤津液，津液伤则人之阴分恒因之亏损。人参与石膏并用，能于邪热炽盛之时滋津液以复真阴，液滋阴复则邪热易退，其为益二也；又用药之法，恒热因凉用、凉因热用，《内经》所谓伏其所因也。此证用山药、甘草煎汤送服石膏之后，病则纯热，药则纯凉，势若冰炭不相容，是以其热益激发而暴动。加人参之性温者以为之作引，此即凉因热用之义，为凉药中有热药引之以消热，而后热不格拒转与化合，热与凉药化合则热即消矣，此其为益三也。统此三益观之，可晓然于此病之所以愈，益叹仲圣制方之妙。即约略用之，亦可挽回至险之证也。（《医学衷中参西录·温病门·温病》）

○ 天津北门里，杨姓媪，年过五旬，于季春得温病兼呕吐。

[**病因**] 家庭勃谿，激动肝胆之火，继因汗出受风，遂得此证。

[**证候**] 表里壮热，呕吐甚剧，不能服药，少进饮食亦皆吐出。舌苔白厚，中心微黄。大便三日未行。其脉左部弦长，右部洪长，重按皆实。

[**诊断**] 此少阳阳明合病也。为其外感之热已入阳明胃腑，是以表里俱壮热，而舌苔已黄，为其激动之火积于少阳肝胆，是以其火上冲频作呕吐。治此证者欲其受药不吐，当变汤剂为散，且又分毫无药味，庶可奏效。

[**处方**] 生石膏一两细末、鲜梨两大个；将梨去皮，切片，蘸石膏末，细

细嚼服。

[复诊]　将梨片与石膏末嚼服一强半未吐，迟两点钟又将所余者服完，自此不复呕吐，可进饮食，大便通下一次。诊其脉犹有余热，问其心中亦仍觉热，而较前则大轻减矣。拟改用汤剂以清其未尽之热。

[处方]　生石膏一两（捣细）、生杭芍八钱、玄参三钱、沙参三钱、连翘二钱、甘草二钱、鲜白茅根三钱；药共七味，先将前六味水煎十余沸，入鲜白茅根再煎三四沸，取汤一大盅，温服。

[效果]　将药如法煎服一剂，热又减退若干，脉象已近和平，遂即原方将石膏改用六钱、芍药改用四钱、又服一剂，病遂痊愈。

或问：石膏为清阳明之主药，此证原阳明、少阳均有实热，何以用石膏但清阳明之热而病即可愈？答曰：凡药服下，原随气血流行无处不到。石膏虽善清阳明之热，究之，凡脏腑间蕴有实热，石膏皆能清之。且凡呕吐者皆气上逆也，石膏末服，其石质之重坠大能折其上逆之气使之下行，又有梨片之甘凉开胃者以辅之，所以奏效甚捷也。若当秋夏之交无鲜梨时，可以西瓜代之。(《医学衷中参西录·温病门·温病兼呕吐》)

○ 天津城里丁家胡同，杨氏女，年十五岁，先患月闭，继又染温疹靥急。

[病因]　自十四岁月信已通，后因肝气不舒，致月信半载不至，继又感发温疹，初见点即靥。

[证候]　初因月信久闭，已发热瘦弱，懒于饮食，恒蜷卧终日不起。继受温疹，寒热往来，其寒时觉体热减轻，至热时，较从前之热增加数倍，又加以疹初见点即靥，其毒热内攻。心中烦躁怔忡，剧时精神昏愦，恒作谵语，舌苔白而中心已黄，毫无津液。大便数日未行，其脉觉寒时似近闭塞，觉热时又似洪大而重按不实，一息五至强。

[诊断]　此证因阴分亏损将成痨瘵，又兼外感内侵，病连少阳，是以寒热往来，又加以疹毒之热，不能外透而内攻，是以烦躁怔忡，神昏谵语，此乃内伤外感两剧之证也。宜用大剂滋其真阴清其毒热，更佐以托疹透表之品当能奏效。

[处方]　生石膏二两（捣细）、野台参三钱、玄参一两、生怀山药一两、大甘枸杞六钱、知母四钱、连翘三钱、蝉蜕二钱、茵陈二钱、僵蚕钱半、鲜

芦根四钱；共煎汤三盅，分三次温饮下。嘱其服一剂热不退时，可即原方再服，若服至大便通下且微溏时，即宜停药勿服。

[复诊] 将药煎服两剂，大热始退，不复寒热往来，疹未表出而心已不烦躁怔忡。知其毒由内消，当不变生他故。大便通下一次亦未见溏，再诊其脉已近和平，惟至数仍数，知其外感已愈十之八九，而真阴犹未复也。拟再滋补其真阴，培养其血脉，俾其真阴充足，血脉调和，月信自然通顺而不愆期矣。

[**处方**] 生怀山药一两、大甘枸杞一两、玄参五钱、地骨皮五钱、龙眼肉五钱、北沙参五钱、生杭芍三钱、生鸡内金钱半（黄色的捣）、甘草二钱；共煎汤一大盅，温服。

[三诊] 将药连服四剂，饮食增加，精神较前振作，自觉诸病皆无，惟腹中间有疼时，此月信欲通而未能即通也。再诊其脉已和平四至矣。知方中凉药宜减，再少加活血化瘀之品。

[**处方**] 生怀山药一两、大甘枸杞一两、龙眼肉六钱、当归五钱、玄参三钱、地骨皮三钱、生杭芍三钱、生鸡内金钱半（黄色的捣）、土鳖虫（五个大者捣）、甘草钱半、生姜三片；共煎汤一大盅，温服。

[**效果**] 此药连服十剂，腹已不疼，身形已渐胖壮，惟月信仍未至，俾停药静候。旬日后月信遂见，因将原方略为加减，再服数剂，以善其后。

[**或问**] 方书治温疹之方，未见有用参者。开首之方原以治温疹为急务，即有内伤亦当从缓治之，而方中用野台参者其义何居？答曰：《伤寒论》用白虎汤之例，汗吐下后加人参以其虚也；渴者加人参以其气虚不能助津液上潮也。今此证当久病内亏之余，不但其血分虚损，其气分亦必虚损。若但知用白虎汤以清其热，不知加参以助之，而热转不清，且更有病转加剧之时。此证之用人参，实欲其热之速退也。且此证疹癗之急，亦气分不足之故。用参助石膏以清外感之热，即借其力以托疹毒外出，更可借之以补从前之虚劳。是此方中之用参，诚为内伤外感兼顾之要药也。

[**或问**] 凡病见寒热往来者，多系病兼少阳，是以治之者恒用柴胡以和解之。今方中未用柴胡，而寒热往来亦愈何也？答曰：柴胡虽能和解少阳，而其升提之力甚大。此证根本已虚，实不任柴胡之升提。方中茵陈乃青蒿之嫩者，经冬不枯，饱沃霜雪，至春得少阳最初之气，即萌动发生，是以其性凉而能散，最能宣通少阳之郁热，可为柴胡之代用品。实为少阳病兼虚者无尚之妙药也。况又有芦根亦少阳药，更可与之相助为理乎，此所以不用柴胡亦

能愈其寒热往来也。(《医学衷中参西录·妇女科·月闭兼温疹厥急》)

○ 天津城西梁家嘴，陈姓童子，年十五岁，在学校肄业，于仲秋得温病，兼衄血、便血。

[病因] 初因周身发热出有斑点，有似麻疹。医用凉药清之，斑点即回，连服凉药数剂，周身热已退，而心中时觉烦躁。逾旬日因薄受外感，其热陡然反复。

[证候] 表里壮热，衄血两次，小便时或带血。呕吐不受饮食，服药亦多吐出。心中自觉为热所灼，怔忡莫支。其脉摇摇而动，数逾五至，左右皆有力，而重按不实。舌苔白而欲黄，大便三日未行。

[处方] 本拟投以白虎加人参汤，恐其服后作呕，遂用生石膏细末三两、生怀山药二两，共煎汤一大碗，俾徐徐温饮下。为防其呕吐，一次只饮一大口，限定四小时将药服完。

[方解] 凡呕吐之证，饮汤则吐，服粥恒可不吐。生山药二两煎取浓汁与粥无异，且无药味，服后其黏滞之力自能留恋于胃中。且其温补之性，又能固摄下焦以止便血，培养心气以治怔忡也。而以治此温而兼虚之证，与石膏相伍为方，以石膏清其温，以山药补其虚，虽非白虎加人参汤，而亦不啻白虎加人参汤矣。

[效果] 翌日复诊，热退十之七八，心中亦不怔忡，少进饮食亦不呕吐，衄血便血皆愈。脉象力减，至数仍数。又俾用玄参二两，潞参、连翘各五钱，仍煎汤一大碗，徐徐温饮下，尽剂而愈，大便亦即通下。盖其大热已退而脉仍数者，以其有阴虚之热也。玄参、潞参并用，原善退阴虚作热，而犹恐其伏有疹毒，故又加连翘以托之外出也。

按：此证若能服药不吐，投以大剂白虎加人参汤，大热退后其脉即可不数。乃因其服药呕吐，遂变通其方，重用生山药二两与生石膏同煎服。因山药能健脾滋肾，其补益之力虽不如人参，实有近于人参处也。至大热退后，脉象犹数，遂重用玄参二两以代石膏，取其能滋真阴兼能清外感余热，而又伍以潞参、连翘各五钱。潞参即古之人参，此由白虎加人参之义化裁而出，故虚热易退，而连翘又能助玄参凉润之力外透肌肤，则余热亦易清也。(《医学衷中参西录·温病门·温病兼衄血便血》)

○ 天津鼓楼东，徐姓媪，年五十九岁，于中秋上旬得温病，带有伏气化热。

[**病因**] 从前原居他处，因迁居劳碌，天气燥热，有汗受风，遂得斯病。

[**证候**] 晨起觉周身微发热兼酸懒不舒，过午陡觉表里大热，且其热浸增。及晚四点钟往视时，见其卧床闭目，精神昏昏。呻吟不止。诊其脉左部沉弦，右部洪实，数近六至。问其未病之前，曾有拂意之事乎？其家人曰：诚然，其禀性褊急，恒多忧思，且又易动肝火。欲见其舌苔，大声呼数次，始知启口，视其舌上似无苔而有肿胀之意，问其大便，言素恒干燥。

[**诊断**] 其左脉沉弦者，知其肝气郁滞不能条达，是以呻吟不止，此欲借呻吟以舒其气也。其右脉洪实者，知此证必有伏气化热，窜入阳明，不然则外感之温病，半日之间何至若斯之剧也。此当用白虎汤以清阳明之热，而以调气舒肝之药佐之。

[**处方**] 生石膏二两（捣细）、知母八钱、生莱菔子三钱（捣碎）、青连翘三钱、甘草二钱、粳米四钱；共煎汤两盅，分两次温服。

[**方解**] 莱菔子为善化郁气之药。其性善升亦善降，炒用之则降多于升，生用之则升多于降。凡肝气之郁者宜升，是以方中用生者。至于连翘，原具有透表之力，而用于此方之中，不但取其能透表也，其性又善舒肝，凡肝气之郁而不舒者，连翘皆能舒之也。是则连翘一味，既可佐白虎以清温热，更可辅莱菔以开肝气之郁滞。

复诊 将药两次服完，周身得汗，热退十之七八，精神骤然清爽。左脉仍有弦象而不沉，右脉已无洪象而仍似有力，至数之数亦减。问其心中仍有觉热之时，且腹中知饥而懒于进食，此则再宜用凉润滋阴之品清其余热。

[**处方**] 玄参一两、沙参五钱、生杭芍四钱、生麦芽三钱、鲜茅根四钱、滑石三钱、甘草二钱；共煎汤一大盅，温服。方中用滑石者，欲其余热自小便泻出也。

[**效果**] 将药连服两剂，大便通下，其热全消，能进饮食，脉象亦和平矣。而至数仍有数象，俾再用玄参两半、潞参三钱、煎服数剂以善其后。

[**说明**] 医者论温病之成，多言由于伏气化热，而推本于《内经》"冬伤于寒，春必病温"二语，谓所受之伏气皆为冬令所感之寒。夫春日之温病，谓系冬日所感之寒化热，斯原近理，至夏日、秋日，皆有温病，若亦谓系冬日所感之寒化热则非是。盖凡伏气伏于三焦脂膜之中，能阻塞人身气化之流通，其人恒不易得汗。若能遍体出透汗，其伏气即可随汗发出。由斯而论，

人之春日或可不出汗，至夏日则人有不出汗者乎？至夏日屡次出汗，纵有伏气有不暗消者乎？盖人四时皆可受外感，其受外感之轻者不能即发，皆可伏于三焦脂膜之中而为伏气，至于伏气之化热，冷时则迟，暖时则速，若交夏令以后，其化热不过旬日间耳。乃医者多不悟此理，仍执定旧说，遂致来西医之讥，谓病菌之伏于人身，其发皆有定期，未有至一月者，而况至数月乎？此固西医之轻言多事，然亦中医自遗人以口实也。（《医学衷中参西录·温病门·秋温兼伏气化热》）

○ 天津河北玄维路，姚姓媪，年六旬有二，于孟秋得温病兼下痢。

[病因] 孟秋天气犹热，且自觉心中有火，多食瓜果，又喜当风乘凉，遂致病温兼下痢。

[证候] 周身灼热，心中热且渴，连连呻吟不止，一日夜下痢十二三次，赤白参半，后重腹疼，饮食懒进，恶心欲呕，其脉左部弦而兼硬，右部似有力而重按不实，数近六至。延医治疗近旬日病益加剧。

[诊断] 其左脉弦而兼硬者，肝血虚而胆火盛也。其右脉似有力而重按不实者，因其下痢久而气化已伤，外感之热又侵入阳明之腑也。其数六至者，缘外感之热灼耗已久，而其真阴大有亏损也。证脉合参，此乃邪实正虚之候。拟用拙定通变白虎加人参汤及通变白头翁汤二方相并治之。

[处方] 生石膏二两（捣细）、野台参四钱、生怀山药一两、生杭芍一两、白头翁四钱、金银花四钱、秦皮二钱、生地榆二钱、甘草二钱、广三七二钱（轧细）、鸦胆子（成实者五十粒去皮）；共药十一味，先用白糖水送服三七、鸦胆子各一半，再将余药煎汤两盅，分两次温服下。至煎渣再服时，亦先服所余之三七、鸦胆子。

复诊 将药煎服，日进一剂，服两日表里之热皆退，痢变为泻，仍稍带痢，泻时仍觉腹疼后重而较前轻减，其脉象已近平和，此宜以大剂温补止其泄泻，再少辅以治痢之品。

[处方] 生怀山药一两、炒怀山药一两、龙眼肉一两、大云苓片三钱、生杭芍三钱、金银花三钱、甘草二钱；共煎汤一大盅，温服。

[效果] 将药煎服两剂，痢已净尽而泻未痊愈，遂即原方去金银花、芍药，加白术三钱，服两剂其泻亦愈。（《医学衷中参西录·温病门·温病兼下痢》）

○ 天津南开义善里，迟氏妇，年二十二岁，于季秋得温病。

［病因］其素日血分不调，恒作灼热，心中亦恒发热，因热贪凉，薄受外感，即成温病。

［证候］初受外感时，医者以温药发其汗，汗出之后，表里陡然大热，呕吐难进饮食，饮水亦恒吐出，气息不调，恒作呻吟，小便不利，大便泄泻日三四次，其舌苔薄而黄，脉象似有力而不实，左部尤不任重按，一分钟百零二至，摇摇有动象。

［诊断］其胃中为热药发表所伤，是以呕吐，其素日阴亏，肝肾有热，又兼外感之热内迫，致小便不利水归大肠，是以泄泻，其舌苔薄而黄者，外感原不甚剧（舌苔薄，亦主胃气虚），而治以滋阴清热、上止呕吐、下调二便之剂。

［处方］生怀山药一两、滑石八钱、生杭芍八钱、生怀地黄六钱、清半夏五钱（温水洗三次）、碎竹茹三钱、生麦芽三钱、净青黛二钱、连翘二钱、甘草三钱、鲜茅根四钱；药共十一味，先将前十味水煎十余沸，再入茅根同煎七八沸，其汤即成，取清汤两盅，分三次温饮下。服医药后防其呕吐可口含生姜一片，或于煎药时加生姜三片亦可。至药房中若无鲜茅根，可用干茅根两半煎汤，以之代水煎药。

［方解］方中之义，山药与滑石并用，一滋阴以退热而能固大便，一清火以退热而善利小便；芍药与甘草并用，为甘草芍药汤，仲师用之以复真阴，而芍药亦善利小便，甘草亦善补大便，汇集四味成方，即拙拟之滋阴清燥汤也。以治上有燥热下焦滑泻之证，莫不随手奏效。半夏善止呕吐，然必须洗净矾味（药房清半夏亦有矾），屡洗之则药力减，是以用至五钱。竹茹亦善止呕吐，其碎者为竹之皮，津沽药房名为竹茹粉，其止呕之力较整者为优。至于青黛、生姜亦止呕吐之副品也。用生麦芽、鲜茅根者，以二药皆善利小便，而又善达肝木之郁以调气分也。用生地黄者，以其为滋补真阴之主药，即可为治脉数动摇者之要药也。

复诊　将药煎服一剂，呕吐与泄泻皆愈，小便已利，脉象不复摇摇，仍似有力，至数未减，其表里之热稍退，气息仍似不顺，舌苔仍黄，欲投以重剂以清其热，犹恐大便不实，拟再治以清解之剂。

［处方］生怀地黄一两、玄参八钱、生杭芍六钱、天花粉六钱、生麦芽三钱、鲜茅根三钱、滑石三钱、甘草三钱；共煎汤一大盅，分两次温服下。

三诊　将药煎服后，病又见轻，家人以为病愈无须服药矣，至翌日晚十一点钟后，见其面红，精神昏愦，时作呻吟，始知其病犹未愈。及愚诊视时，夜已过半，其脉左右皆弦硬而长，数近七至，两目直视，其呻吟之声，似阻隔不顺，舌苔变黑，问其心中何如？自言热甚，且觉气息不接续，此其气分虚而且郁，又兼血虚阴亏，而阳明之热又炽盛也。其脉近七至者，固为阴虚有热之象，而正气虚损不能抗拒外邪者，其脉亦恒现数象，至其脉不为洪滑而为弦硬者，亦气血两亏邪热炽盛之现象也。拟用白虎加人参汤，再加滋阴理气之品，盖此时大便已实，故敢放胆治之。

[**处方**] 生石膏五两（轧细）、野台参六钱、知母六钱、天花粉六钱、玄参六钱、生杭芍五钱、生莱菔子四钱（捣碎）、生麦芽三钱、鲜茅根三钱、粳米三钱、甘草三钱；共煎汤一大碗，分四次温饮下，病愈不必尽剂。

[**效果**] 将药分四次服完，热退强半，精神已清，气息已顺，脉象较前缓和，而大便犹未通下，因即原方将石膏改用四两，莱菔子改用二钱、如前煎服，服至三次后，大便通下，其热全退，遂停后服。

[**说明**] 愚用白虎加人参汤，或以玄参代知母（产后寒温证用之），或以芍药代知母（寒温兼下痢者用之），或以生地黄代知母（寒温兼阴虚者用之），或以生山药代粳米（寒温热实下焦气化不固者用之、产后寒温证用之），又恒于原方之外，加生地黄、玄参、沙参诸药以生津液，加鲜茅根、芦根、生麦芽诸药以宣通气化，初未有加莱菔子者，惟此证之气分虚而且郁，白虎汤中加人参可补其气分之虚，再加莱菔子更可理其气分之郁也。至于莱菔子必须生用者，取其有升发之力也。又须知此证不治以白虎汤而必治以白虎加人参汤者，不但为其气分虚也，凡人外感之热炽盛，真阴又复亏损，此乃极危险之证，此时若但用生地黄、玄参诸滋阴之品不能奏效，即将此等药加于白虎汤中亦不能奏效，惟生石膏与人参并用，独能于邪热炽盛之时立复真阴，此所以伤寒汗吐下后与渴者治以白虎汤时，仲圣不加他药而独加人参也。（《医学衷中参西录·温病门·温病兼气虚气郁》）

○ 天津瑞云里，沈姓学生，年十六岁，于仲春得温疹兼喉痧证。

[**病因**] 因在体育场中游戏，努力过度，周身出汗为风所袭，遂得斯病。

[**证候**] 初病时微觉恶寒头疼，翌日即表里俱壮热，咽喉闷疼。延医服药病未见轻，喉中疼闷似加剧，周身又复出疹，遂延愚为诊治。其肌肤甚热，出疹甚密，连无疹之处其肌肤亦红，诚西人所谓猩红热也。其心中亦自觉热

甚，其喉中扁桃腺处皆红肿，其左边有如榆荚一块发白。自言不惟饮食疼难下咽，即呼吸亦甚觉有碍。诊其脉左右皆洪滑有力，一分钟九十八至。愚为刺其少商出血，复为针其合谷，又为拟一清咽表疹泻火之方，俾服之。

［处方］生石膏二两（捣细）、玄参六钱、天花粉六钱、射干三钱、牛蒡子三钱（捣碎）、浙贝母三钱、青连翘三钱、鲜芦根三钱、甘草钱半、粳米三钱；共煎汤两大盅，分两次温服下。

复诊 翌日过午复为诊视，其表里之热皆稍退，脉象之洪滑亦稍减，疹出又稍加多。从前三日未大便，至此则通下一次。再视其喉，其红肿似加增，白处稍大，病人自言此时饮水必须努力始能下咽，呼吸之滞碍似又加剧。愚曰：此为极危险之病，非刺患处出血不可。遂用圭式小刀，于喉左右红肿之处，各刺一长口放出紫血若干，遽觉呼吸顺利。拟再投以清热消肿托表疹毒之剂。

［处方］生石膏一两（捣细）、天花粉六钱、赤芍三钱、板蓝根三钱、牛蒡子三钱（捣细）、生蒲黄三钱、浙贝母三钱、青连翘三钱、鲜芦根三钱；共煎一大盅半，分两次温服。

［方解］赤芍药，张隐庵、陈修园皆疑是山中野草之根，以其纹理甚粗，与园中所植之芍药根迥异也。然此物出于东三省，愚亲至其地，见山坡多生此种芍药，开单瓣红花，其花小于寻常芍药花约三倍，而其叶则确系芍药无疑。盖南方亦有赤芍药，而其根仍白，兹则花赤其根亦赤，是以善入血分活血化瘀也。又浙贝治嗽，不如川贝，而以之治疮，浙贝似胜于川贝，以其味苦性凉能清热解毒也。

［效果］将药连服两剂，其病脱然痊愈。

［说明］《内经·灵枢·痈疽篇》谓：痈发于嗌中，名曰猛疽，不治疮化为脓，脓不泻，塞咽，半日死。此证咽喉两旁红肿日增，即痈发嗌中名为猛疽者也。其脓成不泻则危在目前，若其剧者必俟其化脓而后泻之，又恒有迫不及待之时，是以此证因其红肿已甚有碍呼吸，急刺之以出其紫血而红肿遂愈，此所谓防之于预也。且化脓而后泻之，其疮口恒至溃烂，若未成脓而泻，其紫血所刺之口半日即合矣。

喉证原有内伤、外感之殊，其内伤者虽宜注重清热，亦宜少佐以宣散之品。如《白喉忌表抉微》方中之用薄荷、连翘是也。由外感者虽不忌用表散之品，然宜表散以辛凉，不宜表散以温热，若薄荷、连翘、蝉蜕、芦根诸药，皆表散之佳品也。或有谓喉证若由于外感，虽麻黄亦可用者，然用麻黄必须重用生石膏佐之。若《伤寒论》之麻杏甘石汤，诚为治外感喉证之佳方也。特是，其方原非治喉证之方，是以方中石膏仅为麻黄之两倍，若借以治外感喉证，则石膏当十倍于麻黄。若遇外感实火炽盛者，石膏尤宜多加方为稳妥。是以愚用此方以治外感喉证时，麻黄不过用至一钱，而生石膏恒用至两余，或重用至二两也。然此犹论喉证之红肿不甚剧者，若至肿甚有碍呼吸，不惟麻黄不可用，即薄荷亦不可用，是以治此证方中止用连翘、芦根也。以上所论者，无论内伤、外感，皆咽喉证之属热者也。而咽喉中之变证，间有真寒假热者，又当另议治法。五期四卷载有治此等咽喉证之验案可参观。(《医学衷中参西录·温病门·温疹兼喉疹》)

○ 天津一区教堂后，张姓媪，年过五旬，先得温病，腹疼即又下痢。

[病因] 因其夫与子相继病故，屡次伤心，蕴有内热，又当端阳节后，天气干热非常，遂得斯证。

[证候] 腹中搅疼，号呼辗转不能安卧，周身温热，心中亦甚觉热，为其卧不安枕，手足扰动，脉难细诊，其大致总近热象，其舌色紫而干，舌根微有黄苔，大便两日未行。

[诊断] 此乃因日日伤心，身体虚损，始则因痛悼而脏腑生热，继则因热久耗阴而更生虚热，继又因时令之燥热内侵与内蕴之热相并，激动肝火下迫腹中，是以作疼，火热炽盛，是以表里俱觉发热。此宜清其温热，平其肝火，理其腹疼，更宜防其腹疼成痢也。

[处方] 先用生杭芍一两、甘草三钱、煎汤一大盅，分两次温服。每次送服卫生防疫宝丹方（卫生防疫宝丹：甘草十两、细辛一两半、白芷一两、薄荷冰四钱、冰片二钱、朱砂三两，共研细，先将前五味和匀，水丸如桐子大晾干，再用朱砂为衣，勿令余剩。装以布袋，杂以琉珠，来往撞荡，务令光滑坚实。如此日久，可不走气味。治霍乱证，宜服八十丸，开水送服。服后均宜温覆取微汗。治霍乱吐泻转筋，下痢腹痛，及一切痧证。平素口含化服，能防一切痧疫传染。编者注）四十粒，约点半钟服完两次，腹已不疼。又俾用连翘一两、甘草三钱、煎汤一大盅，分作三次温服。每次送服拙拟离中丹三钱，嘱约两点钟温服一次。

复诊 翌日晚三点钟，复为诊视，闭目昏昏，呼之不应。其家人言，前日将药服完，里外之热皆觉轻减，午前精神颇清爽，午后又渐发潮热，病势一时重于一时。前半点钟呼之犹知答应，兹则大声呼之亦不应矣。又自黎明时下脓血，至午后已十余次，今则将近两点钟未见下矣。诊其脉左右皆似大而有力，重按不实，数近六至，知其身体本虚，又因屡次下痢，更兼外感实热之灼耗，是以精神昏愦，分毫不能支持也。拟放胆投以大剂白虎加人参汤，复即原方略为加减，俾与病机适宜。

[**处方**] 生石膏三两（捣细）、野台参五钱、生杭芍一两、生怀地黄一两、甘草三钱、生怀山药八钱；共煎汤三盅，分三次徐徐温服下。此方系以生地黄代原方中知母，生山药代原方中粳米，而又加芍药。以芍药与方中甘草并用，即《伤寒论》中芍药甘草汤，为仲圣复真阴之妙方。而用于此方之中，又善治后重腹疼，为治下痢之要药也。

复诊 将药三次服完后，时过夜半，其人豁然省悟，其家人言自诊脉疏方后，又下脓血数次，至将药服完，即不复下脓血矣。再诊其脉，大见和平，问其心中，仍微觉热，且觉心中怔忡不安。拟再治以凉润育阴之剂，以清余热，而更加保合气化之品，以治其心中怔忡。

[**处方**] 玄参一两、生杭芍六钱、净萸肉六钱、生龙骨六钱（捣碎）、生牡蛎六钱（捣碎）、沙参四钱、酸枣仁四钱（炒捣）、甘草二钱；共煎汤两盅，分两次温服。每服一次，调入生鸡子黄一枚。

[**效果**] 将药连服三剂，余热全消，心中亦不复怔忡矣。遂停服汤药，俾用生怀山药细末一两弱，煮作茶汤少兑以鲜梨自然汁，当点心服之，以善其后。

[**说明**] 温而兼痢之证，愚治之多矣，未有若此证之剧者。盖此证腹疼至辗转号呼不能诊脉，不但因肝火下迫欲作痢也，实兼有外感毒疠之气以相助为虐。故用芍药以泻肝之热，甘草之缓肝之急，更用卫生防疫宝丹以驱逐外侵之邪气。迨腹疼已愈，又恐其温热增剧，故又俾用连翘甘草煎汤，送服离中丹以清其温热，是以其证翌日头午颇见轻。若即其见轻时而早为之诊脉服药，原可免后此之昏沉，乃因翌日相延稍晚，竟使病势危至极点，后幸用药得宜，犹能挽回，然亦险矣。谚有"走马看伤寒"，言其病势变更之速也。至治温病亦何独不然哉。又此证过午所以如此加剧者，亦以其素本阴虚，又自黎明下痢脓血多次，则虚而益虚，再加以阴亏之虚热，与外感之实热相并，是以其精神即不能支持。所赖方中药味无多，而举凡虚热、实热及下痢所生之热，兼顾无遗，且又煎一大剂分三次温饮下，使药力前后相继，此古人一

煎三服之法。愚遵此法以挽回险证救人多矣。非然者则剂轻原不能挽回重病，若剂重作一次服病患又将不堪。惟将药多煎少服，病愈不必尽剂，此以小心行其放胆，洵为挽回险病之要着也。(《医学衷中参西录·温病门·温热腹疼兼下痢》)

○ 同邑友人赵厚庵之夫人，年近六旬，得温病，脉数而洪实，舌苔黄而干，闻药气即呕吐。俾单用生石膏细末六两，以做饭小锅（不用药甑，恐有药味复呕吐），煎取清汤一大碗，恐其呕吐，一次只温饮一口，药下咽后，觉烦躁异常，病家疑药不对证。愚曰："非也，病重药轻故也。"饮至三次，遂不烦躁，阅四点钟尽剂而愈。(《医学衷中参西录·石膏解》)

○ 盐山西门里范文焕，年五十余，素有肺痨，发时咳嗽连连，微兼喘促。仲夏末旬，喘发甚剧，咳嗽昼夜不止，且呕血甚多。延医服药十余日，咳嗽呕血，似更加剧，惫莫能支。适愚自沧回籍，求为诊治，其脉象洪而微数，右部又实而有力，视其舌苔白厚欲黄，问其心中甚热，大便二三日一行，诊毕，断曰：此温病之热，盘踞阳明之腑，逼迫胃气上逆，因并肺气上逆，所以咳喘连连，且屡次呕血也。治病宜清其源，若将温病之热治愈，则咳喘、呕血不治自愈矣。其家人谓，从前原不觉有外感，即屡次延医服药，亦未尝言有外感，何以先生独谓系温病乎？答曰：此病脉象洪实，舌苔之白厚欲黄，及心中之发热，皆为温病之显征。其初不觉有外感者，因此乃伏气化热而为温病。其受病之原因，在冬令被寒，伏于三焦脂膜之中，因春令阳盛化热而发动，窜入各脏腑为温病。亦有迟至夏秋而发者，其证不必有新受之外感，亦间有薄受外感不觉，而伏气即因之发动者，《内经》所谓"冬伤于寒，春必病温"者此也。病家闻言悟会，遂为疏方：生地二两、生石膏一两、知母八钱、甘草一钱、广犀角三钱（另煎兑服）、三七细末二钱（用水送服）。

煎汤两茶盅，分三次温饮下，一剂而诸病皆愈。又改用玄参、贝母、知母、花粉、甘草、白芍诸药，煎汤服。另用水送服三七末钱许，服两剂后，俾用生山药末煮粥，少加白糖，每次送服赭石细末钱许，以治其从前之肺痨。若觉热时，则用鲜白茅根四五两，切碎煮两三沸，当茶饮之。如此调养月余，肺痨亦大见愈。

按：吐血之证，原忌骤用凉药，恐其离经之血得凉而凝，变为血痹虚劳也。而此证因有温病之壮热，不得不用凉药以清之，而有三七之善化瘀血者

以辅之，所以服之而有益无弊也。(《医学衷中参西录·临证随笔》)

○ 一媪，年过七旬，于孟夏得温证，五六日间，身热燥渴，精神昏愦，舌似无苔，而舌皮数处作黑色，干而且缩。脉细数，按之无力。当此高年，审证论脉，似在不治。而愚生平临证，明明见不可治之证，亦必苦心研究而设法治之，此诚热肠所迫，不能自已，然亦往往多有能救者。踌躇再四，为疏两方。一方即白虎加人参以山药代粳米汤 [白虎加人参以山药代粳米汤：生石膏（捣细）三两、知母一两、人参六钱、生山药六钱、粉甘草三钱。上五味，用水五盅，煎取清汁三盅，先温服一盅，病愈者，停后服。若未痊愈者，过两点钟，再服一盅。主治寒温实热已入阳明之腑，燥渴嗜饮凉水，脉象细数者。编者注]，一方用熟地黄二两，生山药、枸杞各一两，真阿胶（不炒）五钱，煎汤后，调入生鸡子黄四枚。二方各煎汁一大碗，徐徐轮流温服，阅十点钟，尽剂而愈。自言从前服药，皆不知觉，此时则犹如梦醒。视其舌上犹干黑，然不缩矣。其脉至数仍数，似有余热。又用玄参二两、潞参一两，煎汤一大碗，徐徐温服，一日一剂，两日大便得通。再视其舌，津液满布，黑皮有脱去者矣（张氏在医案前阐发说，白虎汤加人参，又以山药代粳米，既能补助气分托邪外出，更能生津止渴，滋阴退热，洵为完善之方。间有真阴太虚，又必重用滋阴之药以辅翼之，始能成功者。编者注）

○ 隔数日，其夫年与相等，亦受温病。四五日间，烦热燥渴。遣人于八十里外致冰一担，日夜食之，烦渴如故。复迎愚诊治，其脉洪滑而长，重按有力，舌苔白厚，中心微黄。知其年虽高而火甚实也。遂投以白虎加人参以山药代粳米汤，将方中石膏改用四两，连进两剂，而热渴俱愈。其家人疑而问曰：此证从前日食冰若干，热渴分毫不退，今方中用生石膏数两，连进两剂而热渴俱愈，是石膏之性凉于冰远矣。愚曰：非也。石膏原不甚凉，然尽量食冰不愈而重用生石膏即愈者，因石膏生用能使寒温之热有出路也。西人不善治寒温，故遇寒温实热证最喜用冰，然多有不愈者。至石膏生用，性能发汗，其热可由汗解。即使服后无汗，亦可宣通内蕴之热，由腠理毛孔息息达出，人自不觉耳。

按：此证与前证，年岁同，受病之时亦同。而一则辅以熟地、枸杞之类，以滋真阴；一则重加生石膏，以清大热。此乃随病脉之虚实，活泼加减，所以投之辄效也（本案患者年过七旬，其妻前几日患温病，张氏用白虎加人参以山药代粳米汤配熟地黄、生山药、枸杞子、阿胶、生鸡子黄治愈；是否由其妻传染有待探讨。编者注）。(《医学衷中参西录·治伤寒温病同用方·白虎加人参以山药代粳米汤》)

○ 一媪，年近七旬，素患漫肿。为调治月余，肿虽就愈，而身体未复。忽于季春得温病，上焦烦热，病家自剖鲜地骨皮，煮汁饮之稍愈，又饮数次，遂滑泻不止，而烦热益甚。其脉浮滑而数，重诊无力。病家因病者年高，又素有疾病，加以上焦烦热，下焦滑泻，惴惴惟恐不愈，而愚毅然以为可治。投以滋阴宣解汤〔滑石一两、甘草三钱、连翘三钱、蝉蜕三钱（去足土）、生杭芍四钱、生山药一两。若滑泻者，甘草须加倍。治温病，太阳未解，渐入阳明。编者注〕，一剂泻止，烦热亦觉轻。继用拙拟白虎加人参以山药代粳米汤，煎汁一大碗，一次只温饮一大口，防其再滑泻也。尽剂而愈。(《医学衷中参西录·治温病方·滋阴宣解汤》)

○ 一媪，年六十余。得温病三四日，胸膈烦满，甚觉短气，其脉滑而有力。投以小青龙汤，加生石膏一两，胸次豁然，仍觉表里发热。继投以大剂白虎加人参汤，方中生石膏用三两，煎汤一大碗，分三次温饮下，尽剂而愈（张氏在医案前论述说，小青龙汤，治外感挟水气，凡证由于外感痰饮者，用之皆有捷效，以痰饮即水之所结也。编者注）。(《医学衷中参西录·治伤寒方·小青龙汤解》)

○ 一妇人，年三十余，得温证。始则呕吐，五六日间，心下满闷，热而且渴。脉洪滑有力，舌苔黄厚。闻其未病之先，曾有郁怒未伸，因得斯证，俗名夹恼伤寒。然时当春杪，一得即不恶寒，乃温病，非伤寒也。为疏此方（镇逆白虎汤：生石膏三两、知母一两半、清半夏八钱、竹茹六钱。用水五盅，煎汁三盅，先温服一盅，病已愈者，停后服，若未痊愈者，过两点钟再温服一盅。主治伤寒、温病邪传胃腑，燥渴身热，白虎证俱，其人胃气上逆，心下满闷者。编者注），有一医者在座，系病家姻亲，非但延之治病，且以视他医之用方也。疑而问曰：此证因胃气上逆作胀满，始将白虎汤方，另为更定。何以方中不用开通气分之药，若承气汤之用厚朴、枳实，而惟用半夏、竹茹乎？答曰：白虎汤用意，与承气迥异。盖承气汤，乃导邪下行之药，白虎汤乃托邪外出之药。故服白虎汤后，多有得汗而解者。间有服后未即得汗，而大热既消，其饮食之时，恒得微汗，余热亦由此尽解。若因气逆胀满，恣用破气之药，伤其气分，不能托邪外出，将邪陷愈深，胀满转不能消，或更增剧。试观《伤寒论》多有因误下伤其气分成结胸、成心下痞硬证,不可不知也。再试观诸泻心,不轻用破气之品,却有半夏泻心汤。又仲景治"伤寒解后,气逆欲呕"有竹叶石膏汤,半夏与石膏并用;治"妇人乳中虚、烦乱呕逆"有竹皮大丸,竹茹与石膏并用,是半夏、竹茹善降逆气可知也。今师二方之意,用之以易白虎汤中之甘草、粳米,降逆气而不伤正气,服后仍可托邪外出,由汗而解,而胀满之证,亦即消解无余。此方愚用之屡矣,未有不随手奏效者。医者闻言省悟,听愚用药,服后,病人自觉胀满之处,如以手推排下行,病亦遂愈。(《医学衷中参西录·治伤寒温病同用方·镇逆白虎汤》)

○ 一妇人,年四十许,得大头瘟证。头面肿大疼痛,两目肿不能开,上焦烦热,心中怔忡。彼家误为疮毒,竟延疡医治疗。医者自出药末,敷头面,疼稍愈。求其出方治烦热怔忡。彼言专习外科,不管心中之病。时愚应他家延请,适至其村,求为诊治。其脉洪滑有力,关前益甚。投以青盂汤(青盂汤:荷叶一个、生石膏一两、真羚羊角二钱另煎兑服、知母六钱、蝉蜕三钱、僵蚕二钱、金线重楼二钱、粉甘草钱半。治瘟疫表里俱热,头面肿疼,其肿或连项及胸,亦治阳毒发斑疹。编者注),将方中石膏改用二两,煎汁两茶盅,分二次温饮下,尽剂而愈。(《医学衷中参西录·治治瘟疫瘟疹方·青盂汤》)

○ 一妇人年二十余,得温病。咽喉作疼,舌强直,几不能言,心中热而且渴,频频饮水,脉竟沉细异常,肌肤亦不发热。遂舍脉从证,投以拙拟寒解汤[寒解汤:生石膏一两、知母八钱、连翘一钱五分、蝉蜕一钱五分。治周身壮热,心中热而且渴,舌上苔白欲黄,其脉洪滑。或头犹觉疼,周身犹有拘束之意者。或问:此汤为发表之剂,而重用石膏、知母,微用连翘、蝉蜕,何以能得汗?答曰:用此方者,特恐其诊脉不真,审证不确耳。果如方下所注脉证,服之覆杯可汗,毋庸虑此方之不效也。盖脉洪滑而渴,阳明腑热已实,原是白虎汤证。特因头或微疼,外表犹似拘束,是犹有一分太阳流连未去。故方中重用石膏、知母以清胃腑之热;而复少用连翘、蝉蜕之善达表者,引胃中化而欲散之热,仍还太阳作汗而解。斯乃调剂阴阳,听其自汗,非强发其汗也。况石膏性凉(《本经》谓其微寒即凉也)味微辛,有实热者,单服之即能汗乎。编者注],得微汗,病稍见愈。明晨又复如故,舌之强直更甚。知药原对证,而力微不能胜病也。遂仍投以寒解汤,将石膏加倍,煎汤两盅,分二次温饮下,又得微汗,病遂愈。

按:伤寒脉若沉细,多系阴证。温病脉若沉细,则多系阳证。盖温病多受于冬，至春而发，其病机自内向外。有时病机郁而不能外达，其脉或即现沉细之象，误认为凉必至误事。又此证寒解汤既对证见愈矣，而明晨舌之强直更甚，乃将方中生石膏倍作二两，分两次前后服下，其病即愈。

由是观之，凡治寒温之热者，皆宜煎一大剂，分数次服下，效古人一剂三服之法也。（《医学衷中参西录·治伤寒温病同用方·仙露汤》）

○ 一邻妇，年二十余。得温病已过十日，上焦燥热、呕吐，大便燥结，自病后未行。延医数次服药皆吐出，适愚自他处归，诊其脉，关前甚洪实。一息五至余，其脉上盛于下一倍，所以作呕吐。其至数者，吐久伤津液也。为拟此汤［镇逆承气汤：芒硝六钱、赭石（研细）二两、生石膏（捣细）二两、潞党参五钱。上药四味，用水四盅，先煎后三味，汤将成，再加芒硝，煎一两沸，取清汁二盅，先温服一盅。过三点钟，若腹中不觉转动，欲大便者，再温服余一盅。主治寒温阳明腑实，大便燥结，当用承气下之，而呕吐不能受药者。编者注］，一剂热退呕止，大便得通而愈。

或问：此证胃腑热实大肠燥结，方中何以复用党参？答曰：此证多有呕吐甚剧，并水浆不能存者，又有初病即呕吐，十数日不止者，其胃气与胃中津液，必因呕吐而大有伤损，故用党参补助胃中元气；且与凉润之石膏并用，大能滋胃中津液，俾胃中气足液生，自能运转药力下至魄门以通大便也。愚用此方救人多矣，果遇此等证，放胆投之无不效者。（《医学衷中参西录·治伤寒温病同用方·镇逆承气汤》）

○ 一人，年二十余，得瘟疫，三四日间头面悉肿，其肿处皮肤内含黄水，破后且溃烂，身上间有斑点。闻人言此证名大头瘟，其溃烂之状，又似瓜瓤瘟，最不易治。惧甚，求为诊视。其脉洪滑而长，舌苔白而微黄，问其心中，惟觉烦热，嗜食凉物。遂晓之曰：此证不难治，头面之肿烂，周身之斑点，无非热毒入胃，而随胃气外现之象，能放胆服生石膏可保痊愈。

遂投以拙拟青盂汤，方中石膏改用三两，知母改用八钱，煎汁一大碗，分数次温伏下，一剂病愈强半，翌日于方中减去荷叶、蝉蜕，又服一剂痊愈。

按：发斑之证异于疹者，以其发处不高，以手拂之与肤平也。其证有阳毒、阴毒之分。阳毒发斑，系阳明毒热伤血所致。阴毒发斑，或为寒疫之毒，或因汗吐下后中气虚乏，或因过服凉药，遂成阴证，寒伏于下，逼其无根之火上独熏肺而发斑。其色淡红，隐隐见于肌表，与阳证发斑色紫赤者不同。

愚生平所治发斑，皆系阳证，至阴证实未之见，其证之甚少可知。然正不可因阴证者甚少，而阴阳之际不详辨也。今采古人阳毒、阴毒发斑治验之案数条于下，以备参观。庶几胸有定见，临证时不至误治也。(《医学衷中参西录·治治瘟疫瘟疹方·青盂汤》)(《医学衷中参西录·石膏解》)也有本案!

○ 一人，年三十许。得温证，延医治不效，迁延十余日。愚诊视之，脉虽洪而有力，仍兼浮象。问其头疼乎? 曰然。渴欲饮凉水乎? 曰有时亦饮凉水，然不至燥渴耳。知其为日虽多，而阳明之热，犹未甚实，太阳之表，犹未尽罢也。投以寒解汤 [寒解汤：生石膏一两、知母八钱、连翘一钱五分、蝉蜕一钱五分。治周身壮热，心中热而且渴，舌上苔白欲黄，其脉洪滑。或头犹觉疼，周身犹有拘束之意者。或问：此汤为发表之剂，而重用石膏、知母，微用连翘、蝉蜕，何以能得汗? 答曰：用此方者，特恐其诊脉不真，审证不确耳。果如方下所注脉证，服之覆杯可汗，毋庸虑此方之不效也。盖脉洪滑而渴，阳明腑热已实，原是白虎汤证。特因头或微疼，外表犹似拘束，是犹有一分太阳流连未去。故方中重用石膏、知母以清胃腑之热；而复少用连翘、蝉蜕之善达表者，引胃中化而欲散之热，仍还太阳作汗而解。斯乃调剂阴阳，听其自汗，非强发其汗也。况石膏性凉(《本经》谓其微寒即凉也)味微辛，有实热者，单服之即能汗乎。编者注]，须臾汗出而愈。(《医学衷中参西录·治温病方·寒解汤》)

○ 一人年五十，周身发冷，两腿疼痛。医者投以温补之药，其冷益甚，欲作寒战。诊其脉，甚沉伏，重按有力。其舌苔黄厚，小便赤涩。时当仲春，知其春温之热，郁于阳明而未发，故现此假象也。欲用白虎汤加连翘治之，病人闻之骇然。愚曰：但预购生石膏四两，迨热难忍时，煎汤饮之可乎? 病者曰：恐无其时耳。愚曰：若取鲜白茅根，煎汤饮之，则冷变为热，且变为大热矣。病者仍不确信，然欲试其验否，遂剖取鲜白茅根，去净皮，细锉一大碗，煮数沸，取其汤，当茶饮之。有顷热发，若难忍。须臾再诊其脉，则洪大无伦矣。愚将所预购之四两生石膏煎汤，分三次温饮下，其热遂消。盖茅根中空，性凉能散，故饮之能将郁热达于外也。(《医学衷中参西录·治伤寒温病同用方·仙露汤》)

○ 一少年，素羸弱多病。于初夏得温证，表里俱热，延医调治不愈。适愚自他处治病归，经过其处，因与其父素稔，入视之。其脉数近六至，虽非洪滑鼓指，而确有实热。舌苔微黄，虽不甚干，毫无津液。有煎就药一剂未服，仍系发表之剂。乃当日延医所疏方，其医则已去矣。愚因谓其父曰：此病外感实热，已入阳明之腑。其脉象不洪滑者，元气素虚故也。阳明腑热之证，断无发表之理。况其脉数挾短，兼有真阴虚损之象尤忌发汗乎。其父似有会悟，求愚另为疏方。本拟用白虎加人参汤，又思用人参即须多用石膏。其父素小心过度，又恐其生疑不敢服。遂但为开白虎汤，方中生石膏用二两。嘱其煎汁两茶盅，分二次温饮下，服后若余火不净，仍宜再服清火之药。言毕愚即旋里。后闻其服药后，病亦遂愈。迟十余日，大便又燥结，两腿微肿，将再迎愚诊治。而其父友人有自谓知医者，言其腿肿，系多服生石膏之过，而孰知系服石膏犹少之过哉？病家竟误听其言，改延他医，投以大剂承气汤，服后其人即不语矣，迁延数日而亡。夫自谓知医者，不过欲炫己之长，而妄指他人之短。岂知其言之一出，即足误人性命哉！（《医学衷中参西录·治伤寒温病同用方·仙露汤》）

○ 邑城东赵家庄，刘氏女，年十五岁，于季春患温病久不愈。

[病因] 因天气渐热，犹勤纺织，劳力之余出外乘凉，有汗被风遂成温病。

[证候] 初得周身发热，原宜辛凉解肌，医者竟用热药发之，汗未出而热益甚，心中亦热而且渴。此时若用大剂白虎加人参汤清之，病亦可愈，而又小心不敢用。惟些些投以凉润小剂，迁延二十余日，外感之热似渐退。然午前稍轻，而午后则仍然灼热，且多日不能饮食，形体异常清瘦。左脉弦细无根，右部关脉稍实，一息六至。舌苔薄而微黄，毫无津液。大便四五日一行，颇干燥。

[诊断] 此因病久耗阴，阴虚生热，又兼外感之热留滞于阳明之腑未尽消也。当以清外感之热为主，而以滋补真阴之药辅之。

[处方] 生石膏一两（捣细）、野党参三钱、生怀地黄一两、生怀山药一两、生杭芍四钱、滑石三钱、甘草三钱；共煎汤一大盅，分两次温服下。

复诊 将药煎服两剂后，外感之热已退，右关脉已平和，惟过午犹微发热，此其阴分犹虚也。当再滋补其阴分。

[处方] 玄参一两、生怀山药一两、甘枸杞五钱（大者）、生杭芍五钱、滑石二钱、熟地黄一两、生鸡内金一钱（黄色的捣）、甘草二钱；共煎一大盅，

分两次温服。

[**效果**]日服药一剂,连服三日,灼热痊愈。

[**说明**]按此方于大队滋阴药中犹少加滑石者,恐外感之热邪未尽,引之自小便出也。愚凡治外感之热兼有虚热者,恒生山药与滑石并用,泻热补虚一举两得。至上有外感燥热而下焦复滑泻者,用之以清热止泻(宜各用一两)、尤屡次奏效。二药相伍,原有化合之妙用,若再加芍药、甘草,即拙拟之滋阴清燥汤,可参观也。(《医学衷中参西录·温病门·温病兼虚热》)

○ 又尝治少年,得肺鼠疫病(鼠疫分肺鼠疫,腺鼠疫,败血鼠疫)。其咽喉唇舌,异常干燥。精神昏昏似睡。周身肌肤不热。脉象沉微。问其心中,时常烦闷。此鼠疫之邪,闭塞其少阴,致肾气不能上达也。问其大便,四日未行。遂投以大剂白虎加人参汤,先用茅根数两煎汤,以之代水煎药,取汁三盅,分三次饮下。其脉顿起,变作洪滑之象。精神已复,周身皆热,诸病亦皆见愈。俾仍按原方将药煎出,每饮一次,调入生鸡子黄一枚,其病遂痊愈。盖茅根生于水边,原兼禀寒水之气。且其出地之时,作尖锐之锥形,故能直入少阴,助肾气上达,与心相济,则心即跳动有力,是以其脉,遂洪滑外现也。再加生鸡子黄,以滋少阴之液,俾其随气上升,以解上焦之因燥生热,因热生烦,是以诸病皆愈也。此二案皆足征茅根理气之效也。(《医学衷中参西录·治癃闭方·鸡胵茅根汤》)

○ 又奉天联合烟卷公司看锅炉刘某,因常受锅炉之炙热,阴血暗耗,脏腑经络之间皆蕴有热性,至仲春又薄受外感,其热陡发,表里俱觉壮热,医者治以滋阴清热之药,十余剂分毫无效。其脉搏近六至,右部甚实,大便两三日一行,知其阳明腑热甚炽又兼阴分虚损也。投以大剂白虎加人参汤,生石膏用四两,人参用六钱,以生山药代方中粳米,又加玄参、天冬各一两,煎汤一大碗,分三次温饮下,日进一剂。乃服后其热稍退,药力歇后仍如故。后将石膏渐加至半斤,一日连进二剂,如此三日,热退十之八九,其大便日下一次,遂改用清凉滋阴之剂,数日痊愈。共计所用生石膏已八斤强矣。(《医学衷中参西录·论用药以胜病为主不拘分量之多少》)

○ 又辽宁张允孚君,为黑龙江军官养成所总办,有事还家,得温病求为诊治。方中为开生石膏一两,张君阅方大惊,谓在江省屡有病服煅石膏五钱,骤成结胸之病，服药十余剂始转危为安，今方石膏一两且系生者，实不敢服。愚因为之详细辩明石膏生熟之异性，彼仍游移。其介绍人韩玉书君，为陆军次长韩麟春之胞兄，曾与张君同时在东洋留学，亦力劝其速服，谓前月家慈病温，先生为开生石膏三两，煎汤三杯，分三次服下，病若失，况此方中止用一两乎。张君遂放胆服下，病遂愈。后张君颇感激，且深赞愚研究药性之精确。就此两案观之，愚目煅石膏为鸿毒，原非过也。况此外服煅石膏而受害者，又不可胜数乎。（《医学衷中参西录·答王隆骥君石膏生用煅用之研究》）

○ 又邻村龙潭张媪，年过七旬，孟夏病温，五六日间，身热燥渴，精神昏愦，舌似无苔，而舌皮数处作黑色，干而且缩，脉细数无力。当此高年，审证论脉，似在不治。踌躇再四，为疏两方，一方即白虎加人参以山药代粳米汤；一方用熟地黄二两，生山药、枸杞各一两，真阿胶五钱，煎汤后，调入生鸡子黄四枚。二方各煎汤一大碗，徐徐轮流温服，尽剂而愈。（《医学衷中参西录·地黄解》）

○ 又邑北六间房王姓童子，年十七，于孟夏得温病。八九日间呼吸迫促，频频咳吐，痰血相杂。其咳吐之时疼连胸胁，上焦微嫌发闷。诊其脉确有实热，而数至七至（凡用白虎汤者，见其脉数至七至或六至余者，皆宜加参），摇摇无根。盖其资禀素弱，又兼读书劳心，其受外感又甚剧，故脉象若是之危险也。为其胸胁疼闷，兼吐血，拟用白虎加人参汤，以生山药代粳米，而人参不敢多用。方中之生石膏仍用三两，人参用二钱，又加竹茹、三七（捣细冲服）各二钱，煎汤一大碗，徐徐温饮下，一剂血即止，诸病亦见愈。又服一剂痊愈。用三七者，不但治吐血，实又兼治胸胁之疼也。（《医学衷中参西录·石膏解》）

○ 又治奉天商业学校校长李葆平，得风温证，发热、头疼、咳嗽。延医服药一剂，头疼益剧，热嗽亦不少减。其脉浮洪而长，知其阳明经腑皆热也。视所服方，有薄荷、连翘诸药以解表，知母、玄参诸药以清里，而杂以橘红三钱，诸药之功尽为橘红所掩矣。为即原方去橘红，加生石膏一两，一剂而愈。（《医学衷中参西录·虚劳温病皆忌橘红说》）

○ 又治邑中故县李姓少年，得温病，延医治不效，迁延旬余。诊其脉，洪而实，仍兼浮象。问其头疼乎？曰：然。渴欲饮凉水乎？曰：有时亦饮凉水，然不至燥渴耳。知其为日虽多，而阳明之热犹未甚实，表证犹未尽罢也。投以寒解汤，病人畏服药，先饮一半，即汗出而愈。仍俾服余一半以清未净之热。然其大热已消，再服时亦不出汗矣。（《医学衷中参西录·伤寒风温始终皆宜汗解说》）

○ 愚曾治邑北郑仁村郑姓，温热内传，阳明腑实，投以白虎汤原方不愈。再诊视时，检其药渣，见粳米误用糯米。因问病家曰："我昨日曾谆谆相嘱，将煎药时自加白米半两，何以竟用浆米（北方谓粳米为白米，糯米为浆米）？病家谓："此乃药房所给者。彼言浆米方是真粳米。"愚曰："何来此无稽之言也。为此粳米误用，几至耽误病证，犹幸因检察药渣而得知也。"俾仍用原方加粳米煎之，服后即愈。又尝阅长沙萧琢如《遯园医案》，载有白虎汤中用黏米之方，心疑其误用糯米。后与长沙门生朱静恒言及，静恒言其地于粳米之最有汁浆者即呼之为黏米，此非误用糯米也。然既载于书，此种名称究非所宜，恐传之他处，阅者仍以糯米为黏米耳，诚以糯米之黏远过于粳米也。凡著书欲风行寰宇者，何可以一方之俗语参其中哉。（《医学衷中参西录·论白虎汤中粳米不可误用糯米》）

○ 友人刘干臣之女，嫁与邻村，得温病，干臣邀愚往视。其证表里俱热，胃口满闷，时欲呕吐，舌苔白而微黄，脉象洪滑，重按未实，问其大便，昨行一次微燥，一医者欲投以调胃承气汤，疏方尚未取药。愚曰：此证用承气汤尚早。遂另为疏方，用生石膏一两，碎竹茹六钱，青连翘四钱，煎汤服后，周身微汗，满闷立减，亦不复欲呕吐，从前小便短少，自此小便如常，其病顿愈。（《医学衷中参西录·竹茹解》）

○ 俞寿卿，年过四旬，住天津大胡同经理房租，于孟夏得温病。

［病因］与人动气争闹，头面出汗为风所袭，遂成温病。

［证候］表里俱发热，胸膈满闷有似结胸，呼吸甚觉不利，夜不能寐，其脉左右皆浮弦有力，舌苔白厚，大便三日未行。

［诊断］此病系在太阳而连及阳明、少阳也。为其病在太阳，所以脉浮；为其连及阳明，所以按之有力；为其更连及少阳，是以脉浮有力而又兼弦也。其胸膈满闷、呼吸不利者，因其怒气溢于胸中，挟风邪痰饮凝结于太阳部位也。宜外解太阳之表，内清阳明之热，兼和解其少阳，更开荡其胸膈，方为

万全之策。

[处方] 生石膏二两（捣细），蒌仁二两（炒捣），生莱菔子八钱（捣碎）、天花粉六钱、苏子三钱（炒捣）、连翘三钱、薄荷叶二钱、茵陈二钱、龙胆草二钱、甘草二钱；共煎汤一大盅，温服后，覆衾取微汗。

[效果] 服药后阅一小时，遍身得汗，胸次豁然，温热全消，夜能安睡，脉已和平如常，惟大便犹未通下，俾但用西药旃那叶一钱、开水浸服两次，大便遂通下。（《医学衷中参西录·温病门·温病》）

○ 愚在德州时，一军士年二十余，得瘟疫，三四日间头面悉肿，其肿处皮肤内含黄水，破后且溃烂，身上间有斑点。闻人言此证名大头瘟，其溃烂之状，又似瓜瓤瘟，最不易治。惧甚，求为诊视。其脉洪滑而长，舌苔白而微黄，问其心中，惟觉烦热，嗜食凉物。遂晓之曰："此证不难治，头面之肿烂，周身之斑点，无非热毒入胃而随胃气外现之象，能放胆服生石膏可保痊愈。"

遂投以拙拟青盂汤（青盂汤：荷叶一个、生石膏一两、真羚羊角二钱另煎兑服、知母六钱、蝉蜕三钱、僵蚕二钱、金线重楼二钱、粉甘草钱半。治瘟疫表里俱热，头面肿疼，其肿或连项及胸，亦治阳毒发斑疹。编者注），方中石膏改用三两，知母改用八钱，煎汁一大碗，分数次温伏下，一剂病愈强半，翌日于方中减去荷叶、蝉蜕，又服一剂痊愈 [张氏在医案前论述说，石膏之性，又善清头面之热。另外（《医学衷中参西录·治瘟疫瘟疹方·青盂汤》）中也录有本案，并附按语：发斑之证异于疹者，以其发处不高，以手拂之与肤平也。其证有阳毒、阴毒之分。阳毒发斑，系阳明毒热伤血所致。阴毒发斑，或为寒疫之毒，或因汗吐下后中气虚乏，或因过服凉药，遂成阴证，寒伏于下，逼其无根之火上独熏肺而发斑。其色淡红，隐隐见于肌表，与阳证发斑色紫赤者不同。愚生平所治发斑，皆系阳证，至阴证实未之见，其证之甚少可知。然正不可因阴证者甚少，而阴阳之际不详辨也。今采古人阳毒、阴毒发斑治验之案数条于下，以备参观。庶几胸有定见，临证时不至误治也。编者注]。（《医学衷中参西录·石膏解》）

○ 赵印龙，邑北境许孝子庄人，年近三旬，业农，于孟秋得风温病。

[病因] 孟秋下旬，农人忙甚，因劳力出汗过多，复在树荫乘凉过度，遂得风温病。

[证候] 胃热气逆，服药多呕吐。因此屡次延医服药，旬余无效。及愚诊

视，见其周身壮热，心中亦甚觉热，五六日间饮食分毫不进，大便数日未行。问何不少进饮食？自言有时亦思饮食，然一切食物闻之皆臭恶异常，强食之即呕吐，所以不能食也。诊其脉弦长有力，右部微有洪象，一息五至。

[**诊断**] 即此证脉相参，知其阳明腑热已实，又挟冲气上冲，所以不能进食，服药亦多呕也。欲治此证当以清胃之药为主，而以降冲之药辅之。则冲气不上冲，胃气亦必随之下降，而呕吐能止即可以受药进食矣。

[**处方**] 生石膏三两（捣细），生赭石一两（轧细）、知母八钱、潞党参四钱、粳米三钱、甘草二钱；共煎汤一大碗，分三次温服下。

[**方解**] 此方乃白虎加人参汤又加赭石，为其胃腑热实故用白虎汤，为其呕吐已久故加人参，为其冲胃上逆故又加赭石也。

[**效果**] 将药三次服完，呕吐即止，次日减去赭石，又服一剂，大便通下，热退强半。至第三日减去石膏一两、加玄参六钱、服一剂，脉静身凉，而仍分毫不能饮食，憎其臭味如前。愚晓其家人曰：此病已愈，无须用药，所以仍不饮食者，其胃气不开也。胃之食物莫如莱菔，可用鲜莱菔切丝香油炒半熟，而以葱酱作汤，勿过熟，少调以绿豆粉俾服之。至汤作熟时，病患仍不肯服，迫令尝少许，始知香美，须臾服尽两碗，从此饮食复常。病人谓其家人曰：吾从前服药十余剂，病未见愈，今因服莱菔汤而霍然痊愈，若早知莱菔汤能如此治病，则吾之病不早愈乎？其家人不觉失笑。（《医学衷中参西录·温病门·风温》）

○ 愚在奉，曾治中国银行施兰孙，浙江人，患鼠疫，肢冷，脉沉迟，舌干亮如镜，精神时明时愦，恒作谵语。知其热郁在中，兼肾中真阴不能上达，投以《衷中参西录》白虎加人参以山药代粳米汤，又以玄参代知母（玄参不但补肾，其中心白而空，其味甘胜于苦，有为清补肺脏之要药）。一剂手不凉而脉起，再剂而愈。及观冉君所论鼠疫，肢冷脉沉迟则热进，厥回脉浮数则热退，与弟所治者若合符节，冉君诚近世医界之翘楚也。楚国有才，其信然乎。（《医学衷中参西录·复宗弟相臣书》）

○ 郑伯恕，奉天裕盛铭印书局经理，年五十二岁，子季春得温病，兼冲气自下上冲。

[**病因**] 其人素有痰饮，偶有拂意之事，肝火内动，其冲气即挟痰饮上涌，连连呕吐痰水。季春之时，因受感冒成温病。温热内传，触动冲气又复

上冲。

[证候] 表里俱壮热，嗜饮凉水，痰涎上泛，屡屡咳吐，呃逆哕气，连连不除，两胁作胀。舌苔白厚，而中心微黄。大便三日未行。其脉左部弦硬而长，右部洪滑而长，皆重按有力。此温病之热，已入阳明之腑，又兼肝火挟冲气上冲也。是以其左脉弦硬为肝火炽盛，其弦硬而长即为冲脉上冲之现象也；其右脉洪滑，为温热已入阳明胃腑，其洪滑而长，亦冲气上冲之现象也。因冲脉虽居于上，而与阳明、厥阴皆有连带之关系也。欲治此证，当重用白虎汤以清阳明之热，而以泻肝降冲理痰之品辅之。

[处方] 生石膏三两（捣细）、生赭石一两（轧细）、生龙骨八钱（捣碎）、生牡蛎八钱（捣碎）、白知母八钱、生杭芍六钱、清半夏三钱、厚朴钱半、甘草二钱、粳米四钱；共煎汤三盅，分三次温饮下。

[效果] 将药分三次服完，热退气平，痰涎亦减十之七八，脉象亦近平和。其大便犹未通下，遂即原方将石膏、龙骨、牡蛎各减半，再煎服一剂，大便通下，病痊愈。

方书用石膏未有与赭石并用者，即愚生平用石膏亦未尝与赭石并用，恐其寒凉之性与赭石之重坠者并用，而直趋下焦也。然遇有当用之病则病当之，非人当之。有如此证，不重用石膏则阳明之大热不除，不重用赭石则上逆之冲气莫制，此所以并用之而无妨碍也。设若此证，但阳明热实而无冲气上逆，服此药后其大便即通下，或更至于滑泻。而阳明胃腑之热转难尽消，为其兼有冲气上逆，故必俟服之第二剂大便始能通下，此正所谓病当之，非人当之之明征也。

龙骨、牡蛎之性，皆善镇肝敛冲，以之治痰原非所长，而陈修园谓龙骨、牡蛎同用，能引逆上之火、泛滥之水下归其宅，为治痰之神品。其所谓痰，皆逆上之火、泛滥之水所成，即此证之冲气上冲、痰饮上泛者是也。是以方中龙骨、牡蛎各重用八钱、辅翼赭石以成降逆消痰之功，而非可泛以之治痰也。至于二药必生用者，非但取其生则性凉能清热也，《伤寒论》太阳篇用龙骨、牡蛎者三方，皆表证未罢，后世解者谓，龙骨、牡蛎，敛正气而不敛邪气，是以仲师于表证未罢者亦用之。然三方中之龙骨、牡蛎下皆未注有煅字，其生用可知，虽其性敛正气不敛邪气，若煅之则其性过涩，亦必于外感有碍也。且煅之则其气轻浮，不能沉重下达，以镇肝敛冲更可知矣。（《医学衷中参西录·温病门·温病兼冲气上冲》）

○ 周姓叟，年近七旬，素有痨疾，且又有阿片嗜好。于季秋患温病，阳明腑热炽盛，脉象数而不实，喘而兼嗽，吐痰稠黏，投以白虎加人参汤以生山药代粳米，一剂，大热已退，而喘嗽仍不愈，且气息微弱似不接续。其家属惶恐，以为难愈，且谓如此光景难再进药。愚曰："此次无须用药，寻常服食之物即可治愈。"为疏方，用生怀山药两半，酸石榴自然汁六钱，甘蔗自然汁一两，生鸡子黄四个，先将山药煎取清汤一大碗，再将余三味调入碗中，分三次温饮下，尽剂而愈。后屡用此方治愈多人，遂将其方登于《衷中参西录》，名之曰宁嗽定喘饮。(《医学衷中参西录·石榴解》)

○ 族弟印春，年三十八岁，业商，于孟夏来津，于旅次得温病。

[**病因**] 时天气炎热，途中自挽鹿车，辛苦过力，出汗受风，至津遂成温病。

[**证候**] 表里俱觉甚热，合目恒谵语，所言多劳力之事。舌苔白厚，大便三日未行，脉象左部弦硬，右部洪实而浮，数逾五至。

[**诊断**] 此证因长途炎热劳碌，脏腑间先有积热，又为外感所袭，则其热陡发。其左脉弦硬者，劳力过度肝肾之阴分有伤也。右部洪实者，阳明之腑热已实也。其洪实兼浮者，证犹连表也。拟治以白虎加人参汤以玄参代知母，生山药代粳米，更辅以透表之药以引热外出。

[**处方**] 生石膏三两（捣细）、大潞参四钱、玄参一两、生怀山药六钱、甘草三钱、西药阿司匹林一瓦；将前五味共煎汤两大盅，先温服一盅，迟半点钟将阿司匹林用开水送下，俟汗出后再将所余一盅分两次温服下。

[**效果**] 将药服一盅后，即不作谵语，须臾将阿司匹林服下，遍体得汗，继又将所余之汤药徐徐服下，其病霍然痊愈。

[**说明**] 白虎汤中以石膏为主药，重用至三两，所以治右脉之洪实也；于白虎汤中加人参更以玄参代知母，生山药代粳米，退热之中大具滋阴之力（石膏、人参并用，能于温寒大热之际，立复真阴），所以治左脉之弦硬也。用药如用兵，料敌详审，步伍整齐，此所以战则必胜也。至于脉象兼浮，知其表证未罢，犹可由汗而解，遂佐以阿司匹林之善透表者以引之出汗，此所谓因其病机而利导之也。若无阿司匹林之处，于方中加薄荷叶一钱、连翘二钱，亦能出汗。若疑二药如此少用，似不能出汗者，观三期五卷寒解汤后之全语自明。(《医学衷中参西录·温病门·温病兼劳力过度》)

○ 族侄秀川，年五十三岁，在天津业商，于仲春下旬得温病兼吐泻，腿筋抽缩作疼。

[病因] 素为腿筋抽疼病，犯时即卧床不能起，一日在铺中，旧病陡发，急乘洋车回寓，因腿疼出汗在路受风，遂成温病，继又吐泻交作。

[证候] 表里俱壮热，呕吐连连不止，饮水少许亦吐出，一日夜泻十余次。得病已三日，小便滴沥全无，腿疼剧时恒作号呼，其脉左部浮弦似有力，按之不实。右部则弦长有力，重按甚硬，一息逾五至。

[诊断] 此证因阴分素亏血不荣筋，是以腿筋抽疼。今又加以外感之壮热，传入阳明以灼耗其阴分，是以其脉象不为洪滑有力而为弦硬有力，此乃火盛阴亏之现象也。其作呕吐者，因其右脉弦硬且长，当有冲气上冲，因致胃气不下行而上逆也。其小便不利大便滑泻者，因阴虚肾亏不能漉水，水归大肠，是以下焦之气化不能固摄也。当用拙拟滋阴宣解汤，以清热滋阴、调理二便，再加止呕吐及舒筋定疼之品辅之。

[处方] 生怀山药一两、滑石一两、生杭芍一两、清半夏四钱（温水淘三次）、碎竹茹三钱、净青黛二钱、连翘钱半、蝉蜕钱半、甘草三钱、全蜈蚣（大者一条，为末）；药共十味，将前九味煎汤一大盅，送服蜈蚣细末，防其呕吐俾分三次温服，蜈蚣末亦分三次送服，服后口含生姜片以防恶心。

[方解] 方中用蝉蜕者，不但因其能托邪外出，因蝉之为物饮而不食，有小便无大便，是以其蜕亦有利小便固大便之力也。用蜈蚣者，因此物节节有脑，其原善理脑髓神经，腿筋之抽疼，固由于肝血虚损不能荣筋，而与神经之分支在腿者，实有关系，有蜈蚣以理之，则神经不至于妄行也。

复诊　将药服后呕吐未止，幸三次所服之药皆未吐出，小便通下两次，大便之泻全止，腿疼已愈强半，表里仍壮热，脉象仍弦长有力。为其滑泻已愈，拟放胆用重剂以清阳明之热，阳明胃之热清，则呕吐当自止矣。

[处方] 生石膏三两（捣细）、生怀山药两半、生怀地黄一两、生杭芍五钱、滑石五钱、碎竹茹三钱、甘草三钱；共煎汤一大碗，分四次温饮下。

[方解] 按用白虎汤之定例，凡在汗吐下后当加人参。此方中以生地黄代知母、生山药代粳米，与石膏、甘草同用，斯亦白虎汤也。而不加人参者，以其吐犹未止，加之恐助胃气上升，于斯变通其方，重用生山药至两半，其冲和稠黏之液，既可代粳米和胃，其培脾滋肾之功，又可代人参补益气血也。至于用白虎汤而复用滑石、芍药者，因二药皆善通利小便，防其水饮仍归大

肠也。且芍药与甘草同用名甘草芍药汤，仲圣用以复真阴，前方之小便得通，实芍药之功居多（阴虚小便不利者，必重用芍药始能奏效）。矧弦为肝脉，此证之脉象弦硬，肝经必有炽盛之热，而芍药能生肝血、退肝热，为柔肝之要药，即为治脉象弦硬之要药也。

三诊 将药分四次服完，表里之热退强半，腿疼痊愈，脉象亦较前缓和，惟呕吐未能痊愈，犹恶心懒进饮食，幸其大便犹固。俾先用生赭石细末两半，煎汤一盅半，分三次温饮下，饮至第二次后，觉胃脘开通，恶心全无，遂将赭石停饮，进稀米粥一大瓯，遂又为疏方以清余热。

[**处方**] 生石膏一两（捣细）、生怀山药一两、生怀地黄一两、生杭芍六钱、甘草二钱；共煎汤两盅，分两次温服下。

[**效果**] 将药两次服完，表里之热全消，大便通下一次，病遂脱然痊愈。惟其脉一息犹五至，知其真阴未尽复也。俾用生怀山药轧细过罗，每用七八钱或两许，煮粥调以蔗糖，当点心服之。若服久或觉发闷，可以送服西药百布圣五分，若无西药处，可用生鸡内金细末三分代之。(《医学衷中参西录·温病门·温病兼吐泻腿抽》)

中　暑

○ 一童子年十六。暑日力田于烈日之中，午饭后，陡觉发热，无汗，烦渴引饮。诊其脉，洪而长，知其暑而兼温也。投以此汤（仙露汤：生石膏四两、玄参一两、连翘三钱、粳米五钱。上四味，用水五盅，煎至米熟，其汤即成。约可得清汁三盅，先温服一盅。若服完一剂，病犹在者，可仍煎一剂，服之如前。使药力昼夜相继，以病愈为度。然每次临服药，必详细问询病人。若腹中微觉凉，或欲大便者，即停药勿服。候两三点钟，若仍发热未大便者，可少少与服之。若已大便，即非溏泻而热犹在者，亦可少少与服。主治寒温阳明证，表里俱热，心中热，嗜凉水而不至燥渴，脉象洪滑而不至甚实。舌苔白厚，或白而微黄，或有时背微恶寒者。编者注），未尽剂而愈（张氏在医案前论述说，温病中，有当日得之，即宜服仙露汤者。编者注）。

按：此证初得，而胃腑之热已实。彼谓温病入手经，不入足经者，何梦梦也。(《医学衷中参西录·治伤寒温病同用方·仙露汤》)

发　热

○ 又尝治一人，于初夏晨出被雨，遂觉头疼周身恶寒，至下午一句钟即变为大热，渴嗜饮水，脉象洪滑，投以拙拟寒解汤（生石膏一两、知母八钱、连翘一钱五分、蝉蜕一钱五分。治周身壮热，心中热而且渴，舌上苔白欲黄，其脉洪滑。编者注）亦一汗而愈。（《医学衷中参西录·温病之治法详于〈伤寒论〉解》）

○ 忆愚年三旬时，曾病伏气化热，五心烦热，头目昏沉，舌苔白厚欲黄，且多芒刺，大便干燥，每日用生石膏数两煮水饮之，连饮数日，热象不退，因思或药轻不能胜病，乃于头午用生石膏五两煮水饮下，过午又用生石膏五两煮水饮下，一日之间共服生石膏十两，而心中分毫不觉凉，大便亦未通下。踌躇再四，精思其理，恍悟此必伏气之所入甚深，原当补助正气，俾吾身之正气壮旺，自能逐邪外出也。于斯欲仿白虎加人参汤之义，因无确实把握，犹不敢遽用大剂，就已所预存之药，用生石膏二两，野台参二钱，甘草钱半，适有所轧生怀山药粗渣又加少许，煎汤两盅，分三次温饮下，饮完晚间即觉清爽，一夜安睡，至黎明时少腹微疼，连泻三次，自觉伏气之热全消，再自视舌苔，已退去一半，而芒刺全无矣。夫以常理揆之，加人参于白虎汤中，必谓能减石膏之凉力，而此次之实验乃知人参反能助石膏之凉力，其理果安在乎？盖石膏煎汤，其凉散之力皆息息由毛孔透达于外，若与人参并用，则其凉散之力，与人参补益之力互相化合，能旋转于腑脏之间，以搜剔深入之外邪使之净尽无遗，此所以白虎加人参汤，清热之力远胜于白虎汤也（张锡纯于本案前阐发说，推广白虎加人参汤之用法，不必其人身体虚弱，或有所伤损也。编者注）。（《医学衷中参西录·续申白虎加人参汤之功用》）

表寒里热

○ 一人，年四十余。为风寒所束不得汗，胸中烦热，又兼喘促。医者治以苏子降气汤，兼散风清火之品，数剂病益进。诊其脉，洪滑而浮，投以寒解汤［寒解汤：生石膏一两、知母八钱、连翘一钱五分、蝉蜕一钱五分。主治周身壮热，心中热而且渴，舌上苔白欲黄，其脉洪滑。或头犹觉疼，周身犹有拘束之意者。或问：此汤为发表之剂，而重用石膏、知母，微用连翘、蝉蜕，何以能得汗？答曰：用此方者，特恐其诊脉不真，审证不确耳。果如方下所注脉证，服之覆杯可汗，毋庸虑此方之不效也。盖脉洪滑而渴，阳明腑热已实，原是白虎汤证。特因头或微疼，外表犹似拘束，是犹有一分太阳流连未去。故方中重用石膏、知母以清胃腑之热；而复少用连翘、蝉蜕之善达表者，引胃中化而欲散之热，仍还太阳作汗而解。斯乃调剂阴阳，听其自汗，非强发其汗也。况石膏性凉（《本经》谓其微寒即凉也）味微辛，有实热者，单服之即能汗乎。编者注]，须臾上半身即出汗。又须臾，觉药力下行，至下焦及腿亦皆出汗，病若失。（《医学衷中参西录·治温病方·寒解汤》）

咳　嗽

○ 北平大陆银行理事林农孙，年近五旬，因受风温，虽经医治愈，而肺中余热未清，致肺阴铄耗，酿成肺病，屡经医治无效，其脉一息五至，浮沉皆有力，自言喉连肺际，若觉痒则咳嗽顿发，剧时连嗽数十声，周身汗出，必吐出若干稠痰其嗽始止。问其心中常觉发热，大便燥甚，四五日一行，因悟其肺际作痒，即顿发咳嗽者，必其从前病时风邪由皮毛袭入肺中者，至今犹未尽除也。因其肺中风热相助为虐，宜以麻黄祛其风，石膏清其热，遂为开麻杏甘石汤方，麻黄用钱半，生石膏用两半，杏仁三钱、甘草二钱、煎服一剂，咳嗽顿愈。诊其脉仍有力，又为开善后之方，用生山药一两、北沙参、天花粉、天冬各五钱，川贝、射干、苏子、甘草各二钱、嘱其多服数剂，肺病可从此除根。后阅旬日，愚又赴北平林农孙又求诊视，言先生去后，余服所开善后方，肺痒咳嗽仍然反复，遂仍服第一次方，至今已连服十剂，心中热已退，仍分毫不觉药凉，肺痒咳嗽皆愈，且饮食增加，大便亦不甚干燥。闻其所言，诚出愚意料之外也。再诊其脉已不数，仍似有力，遂将方中麻黄改用一钱，石膏改用一两，杏仁改用二钱，又加生怀山药六钱，俾煎汤接续服之，若服之稍觉凉时，即速停止。后连服七八剂似稍觉凉，遂停服，肺病从此竟愈。

按：治肺痨投以麻黄杏仁甘草石膏汤，且用至二十余剂，竟将肺痨治愈，未免令阅者生疑，然此中固有精细之理由在也。盖肺病之所以难愈者，为治之者但治其目前所现之证，而不深究其病因也。如此证原以外感受风成肺痨，且其肺中作痒，犹有风邪存留肺中，且为日既久则为锢闭难出之风邪，非麻黄不能开发其锢闭之深，惟其性偏于热，于肺中蕴有实热者不宜，而重用生石膏以辅弼之，既可解麻黄之热，更可清肺中久蕴之热，以治肺热有风痨嗽者，原为正治之方，故服之立时见功。至于此药，必久服始能拔除病根，且久服麻黄、石膏而无流弊者，此中又有理由在。盖深入久锢之风邪，非屡次发之不能透，而伍以多量之石膏以为之反佐，俾麻黄之力惟旋转于肺脏之中，不至直达于表而为汗，此麻黄久服无弊之原因也。至石膏性虽寒凉，然其质重气轻，煎入汤剂毫无汁浆（无汁浆即是无质），其轻而且凉之气，尽随麻黄发表之力外出，不复留中而伤脾胃，此石膏久服无弊之原因也。所遇之证，非如此治法不愈，用药即不得不如此也。（《医学衷中参西录·太阳温病麻杏甘石汤证》）

○ 奉天车站开饭馆者赵焕章，年四十许。心中发热，懒食，咳嗽，吐痰腥臭，羸弱不能起床。询其得病之期，至今已迁延三月矣。其脉一分钟八十五至，左脉近平和，右脉滑而实，舌有黄苔满布。大便四五日一行且甚燥。知其外感，稽留于肺胃，久而不去，以致肺脏生炎，久而欲腐烂也。西人谓肺结核证至此，已不可治。而愚慨然许为治愈，投以清金解毒汤（生明乳香三钱、生明没药三钱、粉甘草三钱、生黄芪三钱、玄参三钱、沙参三钱、牛蒡子三钱、贝母三钱、知母三钱、三七二钱。治肺脏损烂，或将成肺痈，或咳嗽吐脓血者，又兼治肺结核。编者注）去黄芪，加生山药六钱、生石膏一两，三剂后热大轻减，食量加增，咳嗽吐痰皆见愈。遂去山药，仍加黄芪三钱，又去石膏，以花粉六钱代之，每日兼服阿司匹林四分瓦之一，如此十余日后，病大见愈，身体康健，而间有咳嗽之时，因忙碌遂停药不服。二十日后，咳嗽又剧，仍吐痰有臭，再按原方加减治之，不甚效验。亦俾服犀黄丸（乳香、没药末各一两，麝香钱半，犀牛黄三分，共研细。取黄米饭一两捣烂，入药再捣为丸，莱菔子。每服三钱，热陈酒送下。编者注）病遂愈。（《医学衷中参西录·治肺病方·清凉华盖饮》）

○ 高瑞章，沈阳户口登记生，年三十二岁。因伏气化热伤肺，致成肺痨咳嗽证。

[病因]腊底冒寒挨户检查，感受寒凉，未即成病，而从此身不见汗。继则心中渐觉发热，至仲春其热加甚，饮食懒进，发生咳嗽，浸成肺痨病。

[证候]其咳嗽昼轻夜重，时或咳而兼喘，身体羸弱，筋骨酸疼，精神时昏愦，腹中觉饥而饮食恒不欲下咽。从前惟心中发热，今则日昳身恒觉热。大便燥，小便短赤，脉左右皆弦长，右部重按有力，一息五至。

[**诊断**] 此病之原因，实由伏气化热久留不去。不但伤肺而兼伤及诸脏腑也。按此证自述，因腊底受寒，若当时即病，则为伤寒矣。乃因所受之寒甚轻，不能即病，惟伏于半表半里三焦脂膜之中，阻塞气化之升降流通，是以从此身不见汗，而心渐发热。迨时至仲春，阳气萌动，原当随春阳而化热以成温病（《内经》谓冬伤于寒，春必病温），乃其所化之热又非如温病之大热暴发能自里达表，而惟缘三焦脂膜散漫于诸脏腑，是以胃受其热而懒于饮食，心受其热而精神昏愦，肾受其热而阴虚潮热，肝受其热而筋骨酸疼，至肺受其热而咳嗽吐痰，则又其显然者也。治此证者，当以清其伏气之热为主，而以滋养津液药辅之。

[**处方**] 生石膏（捣碎）一两、党参三钱、天花粉八钱、玄参八钱、生杭芍五钱、甘草钱半、连翘三钱、滑石三钱、鲜茅根三钱、射干三钱、生远志二钱；共煎汤一大盅半，分两次温服。若无鲜茅根，可以鲜芦根代之。

[**方解**] 方中之义，用石膏以清伏气之热，而助之以连翘、茅根，其热可由毛孔透出；更辅之以滑石、杭芍，其热可由水道泻出；加花粉、玄参者，因石膏但能清实热，而花粉、玄参兼能清虚热也；用射干、远志者，因石膏能清肺宁嗽，而佐以射干、远志，更能利痰定喘也；用甘草者，所以缓诸凉药之下趋，不欲其寒凉侵下焦也；至加党参者，实仿白虎加人参汤之义，因身体虚弱者，必石膏与人参并用，始能逐久匿之热邪外出也。

复诊 将药连服四剂，热退三分之二，咳嗽吐痰亦愈强半，饮食加多，脉象亦见缓和。知其伏气之热已消，所余者惟阴虚之热也，当再投以育阴之方，俾多服数剂自能痊愈。

[**处方**] 生怀山药一两、大甘枸杞八钱、玄参五钱、生怀地黄五钱、沙参五钱、生杭芍三钱、生远志二钱、川贝母二钱、生鸡内金（黄色的捣）钱半、甘草钱半；共煎汤一大盅，温服。方中加鸡内金者，不但欲其助胃消食，兼欲借之以化诸药之滞泥也。

[**效果**] 将药连服五剂，病遂痊愈。而夜间犹偶有咳嗽之时，俾停服汤药，日用生怀山药细末煮作粥，调以白糖当点心服之以善其后。（《医学衷中参西录·虚劳喘嗽门·肺痨咳嗽由于伏气化热所伤证》）

○ 一叟，年近七旬。素有痨嗽，初冬宿病发动，又兼受外感，痰涎壅滞胸间，几不能息。剧时昏不知人，身躯后挺。诊其脉，浮数无力。为制此汤

（加味越婢加半夏汤：麻黄二钱、煅石膏三钱、生山药五钱、带心寸麦冬四钱、清半夏三钱、炒牛蒡子三钱、玄参三钱、甘草一钱五分、大枣三枚、生姜三片。治素患痨嗽，因外感袭肺，而痨嗽益甚，或兼喘逆，痰涎壅滞者。编者注），一剂气息通顺，将麻黄、石膏减半，又服数剂而愈。

或问：子尝谓石膏宜生用，不宜煅用。以石膏寒凉之中，原兼辛散，煅之则辛散之力变为收敛，服之转可增病。乃他方中，石膏皆用生者，而此独用煅者何也？答曰：此方所主之病，外感甚轻，原无大热。方中用麻黄以祛肺邪，嫌其性热，故少加石膏佐之。且更取煅者，收敛之力，能将肺中痰涎凝结成块，易于吐出。此理从用煅石膏点豆腐者悟出，试之果甚效验。后遇此等证，无论痰涎如何壅盛，如何杜塞，投以此汤（加味越婢加半夏汤：麻黄二钱、煅石膏三钱、生山药五钱、带心寸麦冬四钱、清半夏三钱、炒牛蒡子三钱、玄参三钱、甘草一钱五分、大枣三枚、生姜三片。治素患痨嗽，因外感袭肺，而痨嗽益甚，或兼喘逆，痰涎壅滞者。编者注），须臾，药方行后，莫不将痰涎结成小块，连连吐出，此皆煅石膏与麻黄并用之效也。若以治寒温大热，则断不可煅。若更多用则更不可煅也（煅石膏用于此方，且只三钱，自无妨碍，然愚后来志愿，欲全国药房皆不备煅石膏，后有用此方者，若改用生石膏四钱更佳）。

（《医学衷中参西录·治温病方·加味越婢加半夏汤》）

〇 又治沧州益盛铁工厂翻沙工人孙连瑞肺脏受风，咳嗽吐痰。医者投以散风利痰之剂，中有毛橘红二钱，服后即大口吐血，咳嗽益甚。其脉浮而微数，右部寸关皆有力。投以《伤寒论》麻杏甘石汤，方中生石膏用一两，麻黄用一钱，煎汤送服旱三七细末二钱。一剂血止。又去三七，加丹参三钱，再服一剂，痰嗽亦愈。方中加丹参者，恐其经络中留有瘀血，酿成异日虚劳之证，故加丹参以化之。（《医学衷中参西录·虚劳温病皆忌橘红说》）

喘　证

〇 曾治本村刘叟，年七旬，素有痨疾，薄受外感即发喘逆。投以小青龙汤去麻黄加杏仁、生石膏辄愈。上元节后，因外感甚重，旧病复发。五六日间，热入阳明之腑，脉象弦长浮数，按之有力，却无洪滑之象（此外感兼内伤之脉）。投以寒解汤加潞参三钱，一剂汗出而喘愈。再诊其脉，余热犹炽。继投以白虎加人参汤，以生山药代粳米，煎一大剂，分三次温饮下，尽剂而

愈。(《医学衷中参西录·伤寒风温始终皆宜汗解说》)

○ 曾治奉天中街内宾升靴铺中学徒，年十四五，得痨热喘嗽证。初原甚轻，医治数月，病势浸增，医者诿谓不治。遂来院（指张锡纯在沈阳创办的立达中医院，编者注）求为诊视，其人羸弱已甚，而脉象有力，数近六至，疑其有外感伏热，询之果数月之前，曾患温病，经医治愈。乃知其决系外感留邪，问其心中时觉发热，大便干燥，小便黄涩，遂投以白虎加人参汤，去粳米加生怀山药一两，连服数剂，病若失。见者讶为奇异，不知此乃治其外感，非治其内伤，而能若是之速效也［张氏在医案前论述说，寒温阳明腑病，原宜治以白虎汤，医者畏不敢用，恒以甘寒之药清之，遇病之轻者，亦可治愈，而恒至稽留余热（其寒药滞泥，故能闭塞外感热邪），变生他证。迫至病久不愈，其脉之有力者，仍可用白虎汤治之，其脉之有力而不甚实者，可用白虎加人参汤治之。编者注］。(《医学衷中参西录·石膏解》)

○ 曾治一人年近六旬，痰喘甚剧，脉则浮弱不堪重按，其心中则颇觉烦躁，投以小青龙汤去麻黄加杏仁，又加生石膏一两，野台参四钱，天冬六钱，俾煎汤一次服下。然仍恐其脉虚不能胜药，预购生杭萸肉（药房中之山萸肉多用酒拌蒸熟令色黑，其酸敛之性大减，殊非所宜）三两，以备不时之需。乃将药煎服后，气息顿平，阅三点钟，忽肢体颤动，遍身出汗，又似作喘，实则无气以息，心怔忡莫支，诊其脉如水上浮麻，莫辨至数，急将所备之萸肉急火煎数沸服下，汗止精神稍定，又添水煮透，取浓汤一大盅服下，脉遂复常，怔忡喘息皆愈。继于从龙汤中加萸肉一两，野台参三钱，天冬六钱，煎服两剂，痰喘不再反复。

按：此证为元气将脱，有危在顷刻之势，重用山萸肉即可随手奏效者，因人之脏腑惟肝主疏泄，人之元气将脱者，恒因肝脏疏泄太过，重用萸肉以收敛之，则其疏泄之机关可使之顿停，即元气可以不脱，此愚从临证实验而得，知山萸肉救脱之力十倍于参芪也。因屡次重用之，以挽回人命于顷刻之间，因名之为回生山茱萸汤。(《医学衷中参西录·太阳病小青龙汤证》)

○ 尝治一室女，温病痰喘，投以小青龙加石膏汤，又遵《伤寒论》加减法，去麻黄加杏仁，喘遂定。时已近幕，一夜安稳。至黎明喘大作，脉散乱如水上浮麻，不分至数，此将脱之候也。取药不及，适有生山药两许，急煮

汁饮之，喘稍定，脉稍敛，可容取药，方中仍重用山药而愈。（《医学衷中参西录·治阴虚劳热方·一味薯蓣饮》）

○奉天车站，经理矿务钱慕韩，愚之同乡也。其妇人于仲冬得伤寒证，四五日间，喘不能卧，胸中烦闷异常，频频呼唤，欲自开其胸。诊其脉浮洪而长，重按未实，舌苔白厚。知其证虽入阳明，而太阳犹未罢也（胸中属太阳）。此时欲以小青龙汤治喘，则失于热。欲以白虎汤治其烦热，又遗却太阳之病，而喘不能愈。踌躇再三，为拟此方（馏水石膏饮：生石膏二两、甘草三钱、麻黄二钱。上药三味，用蒸汽水煎二三沸，取消汤一大碗，分六次温服下。前三次，一点钟服一次，后三次，一点半钟服一次。病愈则停服，不必尽剂。下焦觉凉者，亦宜停服。僻处若无汽水，可用甘澜水代之。作甘澜水法：用大盆盛水，以杓扬之，扬久水面起有若干水泡，旁有人执杓逐取之，即甘澜水。若以治温病中似此证者，不宜用麻黄，宜用西药阿司匹林一瓦，融化于汤中以代之。若僻处药房无阿司匹林，又可代以薄荷叶二钱。治胸中先有蕴热，又受外感，胸中烦闷异常，喘息迫促，其脉浮洪有力，按之未实，舌苔白而未黄者。编者注），取汽水轻浮之力，能引石膏上升，以解胸中之烦热。甘草甘缓之性，能逗留石膏不使下趋，以专其上行之力。又少佐以麻黄解散太阳之余邪，兼借以泻肺定喘，而胸中满闷可除也。汤成后，俾徐徐分六次服之。因病在上焦，若顿服，恐药力下趋，则药过病所，而病转不愈也。服至三次，胸间微汗，病顿见愈，服至尽剂，病愈十之八九。再诊其脉，关前犹似浮洪，喘息已平，而从前兼有咳嗽未愈。继用玄参一两，杏仁（去皮）二钱，蒌仁、牛蒡子各三钱，两剂痊愈。（《医学衷中参西录·治伤寒方·馏水石膏饮》）

○邻村泊庄高氏女，年十六七，禀赋羸弱，得外感痰喘证，投以《金匮》小青龙加石膏汤，一剂而愈。至翌日忽似喘非喘，气短不足以息，诊其脉如水上浮麻，不分至数，按之即无。愚骇曰："此将脱之证也。"乡屯无药局，他处取药无及，适有生山药两许，系愚向在其家治病购而未服者，俾急煎服之，下咽后气息既能接续，可容取药，仍重用生山药，佐以人参、萸肉、熟地诸药，一剂而愈（《医学衷中参西录·地黄解》中也录有本案，编者注）。（《医学衷中参西录·山药解》）

○邻村高边务孙连衡，年三十许，自初夏得喘证。动则作喘，即安居呼吸亦似迫促，服药五十余剂不愈。医者以为已成肺痨，诿为不治。闻愚回籍求为诊治，其脉浮而滑，右寸关尤甚，知其风与痰互相胶漆滞塞肺窍也。为开麻杏甘石汤，麻黄三钱、杏仁三钱、生石膏一两、甘草钱半，煎汤送服苦葶苈子(炒熟)二钱，一剂而喘定，继又服利痰润肺少加表散之剂，数服痊愈。(《医学衷中参西录·临证随笔》)

○ 堂姊丈褚樾浓，体丰气虚，素多痰饮，薄受外感，即大喘不止，医治无效，旬日喘始愈，偶与愚言及，若甚恐惧。愚曰：此甚易治，顾用药何如耳。《金匮》小青龙加石膏汤，为治外感痰喘之神方，辅以拙拟从龙汤，则其功愈显，若后再喘时，先服小青龙汤加石膏，若一剂喘定，继服从龙汤一两剂，其喘必不反复。若一剂喘未定，小青龙加石膏汤可服至两三剂，若犹未痊愈，继服从龙汤一两剂必能痊愈。若服小青龙加石膏汤，喘止旋又反复，再服不效者，继服从龙汤一两剂必效。遂录两方赠之，樾浓甚欣喜，如获异珍。后用小青龙汤时，畏石膏不敢多加，虽效实无捷效，偶因外感较重喘剧，连服小青龙两剂，每剂加生石膏三钱、喘不止而转增烦躁。急迎为诊视，其脉浮沉皆有力，遂即原方加生石膏一两，煎汤服后其喘立止，烦躁亦愈，继又服从龙汤两剂以善其后。至所谓从龙汤者，系愚新拟之方，宜用于小青龙汤后者也。其方生龙骨、生牡蛎各一两捣碎，生杭芍五钱，清半夏、苏子各四钱，牛蒡子三钱，热者酌加生石膏数钱或至一两。

按：小青龙汤以驱邪为主，从龙汤以敛正为主。至敛正之药，惟重用龙骨、牡蛎，以其但敛正气而不敛邪气也（观《伤寒论》中仲景用龙骨、牡蛎之方可知）。又加半夏、牛蒡以利痰，苏子以降气，芍药清热兼利小便，以为余邪之出路，故先服小青龙汤病减去十之八九，即可急服从龙汤以收十全之功也。(《医学衷中参西录·太阳病小青龙汤证》)

○ 一人年二十，资禀素弱。偶觉气分不舒，医者用三棱、延胡等药破之。自觉短气，遂停药不敢服。隔两日，忽发喘逆，筋惕肉动，精神恍惚。脉数至六至，浮分摇摇，按之若无。肌肤甚热，上半身时出热汗，自言心为热迫，甚觉怔忡。其舌上微有白苔，中心似黄。统观此病情状，虽陡发于一日，其受外感，已非一日。盖其气分不舒时，即受外感之时，特其初不自觉耳。为其怔忡太甚，不暇取药，急用生鸡子黄四枚，温开水调和，再将其碗置开水盆中，候温服之，喘遂止，怔忡亦见愈。继投以此汤（白虎加人参以山药代粳米汤：生石膏三两、知母一两、人参六钱、生山药六钱、粉甘草三钱。上五味，用水五盅，煎取清汁三盅，先温服一盅，病愈者，停后服。若未痊愈者，过两点钟，再服一盅。主治寒温实热已入阳明之腑，燥渴嗜饮凉水，脉象细数者。编者注），煎汁一大碗，仍调入生鸡子黄三枚，徐徐温饮下。自晚十点钟至早七点钟，尽剂而病若失。因其从前服药伤气，俾用玄参一两、潞参五钱，连服数剂以善其后。

○ 一童子，年十七。于孟夏得温证，八九日间，呼吸迫促，频频咳吐，痰血相杂。其咳吐之时，疼连胸胁，上焦微嫌发闷。诊其脉，确有实热，而数至七至，摇摇无根。盖其资禀素弱，又兼读书劳心，其受外感又甚剧，故脉象若是之危险也。为其胸胁疼闷兼吐血，遂减方（白虎加人参以山药代粳米汤：生石膏捣细三两、知母一两、人参六钱、生山药六钱、粉甘草三钱。上五味，用水五盅，煎取清汁三盅，先温服一盅，病愈者，停后服。若未痊愈者，过两点钟，再服一盅。主治寒温实热已入阳明之腑，燥渴嗜饮凉水，脉象细数者。编者注）中人参之半，加竹茹、三七（捣细冲服）各二钱。用三七者，不但治吐血，实又兼治胸胁之疼也。一剂血即不吐，诸病亦见愈。又服一剂痊愈。（《医学衷中参西录·治伤寒温病同用方·白虎加人参以山药代粳米汤》）

○ 又长男荫潮治邻庄张马村曲姓叟，年六十余，外感痰喘，十余日不能卧。医者投以小青龙汤两剂，病益加剧（脉有热而不敢多加生石膏者，其病必加剧）。荫潮视之，其脉搏一息六至，上焦烦躁，舌上白苔满布，每日大便两三次，然非滑泻。审证论脉，似难挽回，而荫潮仍投以小青龙汤，去麻黄，加杏仁，又加野台参三钱，生龙骨、生牡蛎各五钱，生石膏一两半。一剂病愈强半，又服一剂痊愈。

按：前案（指门人高如璧，曾治一外感痰喘，其喘剧脉虚，医皆诿为不治如璧投以小青龙汤，去麻黄，加杏仁，又加生石膏一两，野台参五钱，一剂而喘定。恐其反复，又继投从龙汤（从龙汤：龙骨一两、牡蛎一两、生白芍五钱、清半夏四钱、紫苏子四钱、牛蒡子三钱，热者酌加生石膏数钱或至一两；治外感痰喘，服小青龙汤，病未痊愈，或愈而复发者。编者注，亦加人参与石膏，其病霍然顿愈。编者注）但加补气之药于小青龙汤中，后案并加敛气之药于小青龙汤中，似近于少年鲁莽，而皆能挽回至险之证，亦可为用小青龙汤者多一变通之法矣。特是古今之分量不同，欲将古之分量变为今之分量，诸家之说各异。今将古小青龙汤之分

量列于前，今人常用小青龙汤之分量列于后，以便人之采取。(《医学衷中参西录·用小青龙汤治外感痰喘之经过及变通之法》)

○ 又友人张少白，曾治京都阎姓吏。年近七旬，素有痨疾，发则喘而且嗽。于冬日感冒风寒，上焦烦热，痨疾大作，痰涎胶滞，喘促异常。其脉关前洪滑，按之有力。少白治以生石膏二两以清时气之热，因其痨疾，加沉香五钱，以引气归肾。且以痰涎太盛，石膏能润痰之燥，不能行痰之滞，故又借其辛温之性，以为石膏之反佐也。一日连服二剂，于第二剂加清竹沥二钱，病若失。痨疾亦从此除根永不反复。夫痨疾至年近七旬，本属不治之证，而事出无心，竟以重用石膏治愈之，石膏之功用，何其神哉。

愚因闻此案，心有会悟，拟得治肺痨黄芪膏方（黄芪膏：生黄芪四钱、生石膏捣细四钱、鲜茅根切碎四钱或干者二钱、粉甘草细末二钱、生怀山药细末三钱、净蜂蜜一两。上药六味，先将黄黄芪、石膏、茅根煎十余沸去渣，澄取清汁二杯，调入甘草、山药末同煎，煎时以筷搅之，勿令二末沉锅底，一沸其膏即成。再调入蜂蜜，令微似沸，分三次温服下，一日服完，如此服之，久而自愈。然此乃预防之药，喘嗽未犯时，服之月余，能拔除病根。主治肺有痨病，薄受风寒即喘嗽，冬时益甚者。张锡纯阐发其方义说：肺胞之体，原玲珑通彻者也。为其玲珑通彻，故具阖辟之机，而司呼吸之气。其阖辟之机无碍，即呼吸之气自如也。有时肺脏有所损伤，其微丝血管及肺胞涵津液之处，其气化皆湮淤凝滞，致肺失其玲珑之体，即有碍于阖辟之机，呼吸即不能自如矣。然当气候温和时，肺叶舒畅，呼吸虽不能自如，犹不至甚剧。有时薄受风寒，及令届冱寒之时，肺叶收缩，则痨者益痨，能阖而不能辟，而喘作矣。肺中之气化，痨而且喘，痰涎壅滞，而嗽亦作矣。故用黄芪以补肺之阳，山药以滋肺之阴，茅根以通肺之窍，俾肺之阴阳调和，窍络贯通，其阖辟之力自适均也。用石膏者，因其凉而能散，其凉也能调黄芪之热，其散也能助茅根之通也。用甘草者，因其味甘，归脾益土，即以生金也。用蜂蜜者，因其甘凉滑润，为清肺润肺，利痰宁嗽之要品也。方见《治肺病方》，编者注），其中亦用生石膏，服者颇有功效。(《医学衷中参西录·石膏解》)

肺 痈

○ 曾治奉天小南关赵某，年四十许。始则发热懒食，继则咳嗽吐痰腥臭，医治三月，浸至不能起床。脉象滑实，右脉尤甚（伏邪之热，亦如寒温之脉，多右盛于左），舌有黄苔，大便数日一行。知系伏气为病，投以大剂白

虎汤，以生山药代粳米，又加利痰解毒之品，三剂后病愈强半。又即其方加减，服至十余剂痊愈。（《医学衷中参西录·石膏解》）

《内经》谓："冬伤于寒，春必病温"，是言伏气为病也。乃有伏气伏于膈膜之下（《内经》所谓横连膜原也），逼近胃口，久而化热，不外发为温病，转上透膈膜，熏蒸肺脏，致成肺病者。若其脉有力，亦宜重用生石膏治之。（《医学衷中参西录·石膏解》）

肺　病

〇 曾治奉天大西边门南徐姓叟病肺，其脉弦长有力，迥异寻常，每剂（生石膏一两，玄参、花粉、生怀山药各六钱，知母、牛蒡子各三钱，煎汤，送服甘草、三七细末各一钱。编者注）药中用生石膏四两，连服数剂，脉始柔和。由斯观之，药以胜病为准，其分量轻重，不可预为限量也。若其脉虽有力而至数数者，可于前方中石膏改为两半，知母改为六钱，再加潞党参四钱。盖脉数者其阴分必虚，石膏、知母诸药虽能退热，而滋阴仍所非长，辅之以参，是仿白虎加人参汤之义，以滋其真阴不足（凉润之药得人参则能滋真阴），而脉之数者可变为和缓也。若已咳嗽吐脓血者，亦宜于服汤药外兼服犀黄丸。（《医学衷中参西录·论肺病治法》）

〇 乔邦平，年三十余，天津河东永和牲木厂分号经理，得咳吐痰血病。

[病因] 前因偶受肺风，服药失宜，遂患咳嗽，咳嗽日久，继患咳血。

[证候] 咳嗽已近一年，服药转浸加剧，继则痰中带血，又继则间有呕血之时，然犹不至于倾吐。其心中时常发热，大便时常燥结，幸食欲犹佳，身形不至羸弱，其脉左部近和平，右部寸关俱有滑实之象。

[诊断] 证脉合参，知系从前外感之热久留肺胃，金畏火刑，因热久而肺金受伤，是以咳嗽；至于胃腑久为热铄，致胃壁之膜腐烂连及血管，是以呕血；至其大便恒燥结者，因其热下输肠中，且因胃气因热上逆失其传送之职也。治此证者，当以清肺胃之热为主，而以养肺降胃之药辅之。

[处方] 生石膏细末二两、粉甘草细末六钱、镜面朱砂细末二钱；共和匀，每服一钱五分。又方：生怀山药一两、生赭石（轧细）八钱、天冬六钱、玄参五钱、沙参五钱、天花粉五钱、生杭芍四钱、川贝母三钱、射干二钱、儿茶二钱、甘草钱半、广三七（轧细）二钱；共药十二味，将前十一味煎汤

送服三七一钱，至煎渣再服时，再送服一钱。每日午前十点钟服散药一次，临睡时再服一次，汤药则晚服头煎，翌晨服次煎。

[**效果**] 服药三日，咳血吐血皆愈。仍然咳嗽，遂即原方去沙参加生百合五钱、米壳钱半，又服四剂，咳嗽亦愈，已不发热，大便已不燥结。俾将散药惟头午服一次，又将汤药中赭石减半，再服数剂以善后。(《医学衷中参西录·虚劳喘嗽门·肺病咳吐痰血》)

○ 叶凤桐，天津估衣街文竹斋经理，年三十二岁，得肺病咳吐脓血。

[**病因**] 其未病之前数月，心中时常发热，由此浸成肺病。

[**证候**] 初觉发热时，屡服凉药，热不减退，大便干燥，小便短赤，后则渐生咳嗽，继则痰中带血，继则痰血相杂，又继则脓血相杂。诊其脉左部弦长，右部洪长，皆重按颇实。

[**诊断**] 此乃伏气化热，窜入阳明之腑。医者不知病因，见其心中发热，而多用甘寒滞腻之品，稽留其热，俾无出路。久之上熏肺部，至肺中结核因生咳嗽，其核溃烂遂吐脓血，斯必先清其胃腑之热，使不复上升熏肺，而后肺病可愈。特是，此热为伏气之热所化，原非轻剂所能消除，当先投以治外感实热之剂。

[**处方**] 生石膏（捣细）两半、大潞参三钱、生怀山药六钱、天花粉六钱、金银花四钱、鲜芦根四钱、川贝母三钱、连翘二钱、甘草二钱、广三七（轧细）二钱；药共十味，将前九味煎汤一大盅，送服三七末一钱，至煎渣再服时，仍送服余一钱。

[**方解**] 此方实仿白虎加人参汤之义而为之变通也。方中以天花粉代知母，以生山药代粳米，仍与白虎加人参汤无异，故用之以清胃腑积久之实热。而又加金银花、三七以解毒，芦根、连翘以引之上行，此肺胃双理之剂也。

复诊 将药连服三剂，脓血已不复吐，咳嗽少愈，大便之干燥，小便之短赤亦见愈。惟心中仍觉发热，脉象仍然有力，拟再投以清肺泻热之剂。

[**处方**] 天花粉八钱、北沙参五钱、玄参五钱、鲜芦根四钱、川贝母三钱、牛蒡子（捣碎）三钱、五味子（捣细）二钱、射干三钱、甘草（轧细）二钱；药共九味，将前八味煎汤一大盅，送服甘草末一钱，至煎渣再服时，仍送服余一钱。方中五味子，必须捣碎入煎，不然则服之恒多发闷；方中甘草，无论红者黄者，皆可用，至轧之不细时，切忌锅炮，若炮则其性即变，

非此方中用甘草之意矣。用此药者，宜自监视轧之，或但罗取其头次所轧之末亦可。

[效果] 将药连服五剂，诸病皆愈，惟心中犹间有发热之时，脉象较常脉似仍有力。为善后计，俾用生怀山药轧细，每用七八钱或两许，煮作茶汤，送服离中丹钱许或至钱半（多少宜自酌），当点心用之。后此方服阅两月，脉始复常，心中亦不复发热矣。离中丹为愚自制之方，即益元散方以生石膏代滑石也。盖滑石宜于湿热，石膏宜于燥热，北方多热而兼燥者，故将其方变通之，凡上焦有实热者，用之皆有捷效。

或问：伏气化热，原可成温，即无新受之外感，而忽然成温病者是也。此证伏气所化之热，何以不成温病而成肺病？答曰：伏气之侵入，伏于三焦脂膜之中，有多有少，多者化热重，少者化热轻，化热重者当时即成温病，化热轻者恒循三焦脂膜而窜入各脏腑。愚临证五十年，细心体验，知有窜入肝胆病目者，窜入肠中病下痢者，有窜入肾中病虚劳者，窜入肺中病咳嗽久而成肺病者，有窜入胃中病吐衄而其热上熏亦可成肺病者，如此证是也。是以此证心中初发热时，医者不知其有伏气化热入胃，而泛以凉药治之，是以不效，而投以白虎加人参汤即随手奏效。至于不但用白虎汤而必用白虎加人参汤者，诚以此证已阅数月，病久气化虚损，非人参与石膏并用，不能托深陷之热外出也。（《医学衷中参西录·虚劳喘嗽门·肺病咳吐脓血》）

心　悸

○ 曾治邑城西傅家庄傅寿朋，年二十。身体素弱，偶觉气分不舒。医者用三棱、延胡等药破之，自觉短气，遂停药不敢服。隔两日忽发喘逆，筋惕肉动，精神恍惚。脉数至六至，浮分摇摇，按之若无。肌肤甚热，上半身时出热汗。自言心为热迫，甚觉征忡。其舌上微有白苔，中心微黄。统观此病情状，虽陡发于一日，其受外感已非一日，盖其气分不舒时，即受外感之时，特其初不自觉耳。为其征忡太甚，不暇取药，急用生鸡子黄四枚，温开水调和，再将其碗置开水盆中，候温服之，喘遂止，征忡亦见愈。继役以大剂白虎加人参汤，方中生石膏用三两，人参用六钱，更以生怀山药代方中粳米，煎汤一大碗，仍调入生鸡子黄三枚，徐徐温饮下，尽剂而愈（张氏在医案前论述说，伤寒定例，汗、吐、下后，用白虎汤者加人参，渴者用白虎汤亦加人参。而愚临证品验以来，知其人或年过五旬，或壮年在劳心劳力之余，或其人素有内伤，或禀赋羸弱，即不在汗、吐、下后与渴者，用白虎汤时，亦皆宜加人参。编者注）。(《医学衷中参西录·石膏解》）

○ 一叟年六旬余。于孟冬得伤寒证，五六日间，延愚诊视。其脉洪滑，按之亦似有力。表里俱觉发热，间作呻吟，又兼喘逆，然不甚剧。投以白虎汤，一剂大热稍减。再诊其脉，或七八动一止，或十余动一止，两手皆然，而重按无力。遂于原方中加人参八钱，兼师炙甘草汤中用干地黄之意，以生地代知母。煎汁两盅，分二次温饮下，脉即调匀，且较前有力，而热仍如故。从前方中生石膏二两遂加倍为四两，煎汁一大碗，俾徐徐温饮下，尽剂而愈（《医学衷中参西录·人参解》中也录有本案，编者注）。

按：治此证时，愚习用白虎汤，而犹未习用白虎汤加参也。自此以后，凡年过六旬之人，即脉甚洪实，用白虎汤时，亦必少加人参二三钱（张氏在本案前论述说，又仲景治伤寒脉结代者，用炙甘草汤，诚佳方也。愚治寒温，若其外感之热不盛，遇此等脉，即遵仲景之法。若其脉虽结代，而外感之火甚实者，亦用白虎加人参以山药代粳米汤。编者注）。(《医学衷中参西录·治伤寒温病同用方·白虎加人参以山药代粳米汤》)

胸　痛

○ 一妇，年三十余。胸疼连胁，心中发热。服开胸、理气、清火之药不效。后愚诊视，其脉浮洪而长。知其上焦先有郁热，又为风寒所束，则风寒与郁热相搏而作疼也。治以此汤［犹龙汤：连翘一两、生石膏六钱、蝉蜕二钱、牛蒡子（炒捣）二钱。喘者倍牛蒡子，胸中疼者加丹参、没药各三钱，胁下疼者，加柴胡、川楝子各三钱。治胸中素蕴实热，又受外感。内热为外感所束，不能发泄。时觉烦躁，或喘，或胸胁疼，其脉洪滑而长者。编者注］，加没药、川楝子各四钱，一剂得汗而愈。(《医学衷中参西录·治温病方·犹龙汤》)

谵　语

○ 曾治一人，患伤寒热入阳明之腑，脉象有力而兼硬，时作谵语，按此等脉原宜投以白虎加人参汤，而愚时当少年，医学未能深造，竟与以大剂白虎汤，俾分数次温饮下，翌日视之热已见退，而脉搏转数，谵语更甚，乃恍然悟会，改投以白虎加人参汤煎一大剂，分三次徐徐温饮下，尽剂而愈。盖白虎汤证其脉宜见滑象，脉有硬象即非滑矣，此中原有阴亏之象，是以宜治以白虎加人参汤，而不可但治以白虎汤也。自治愈此案之后，凡遇其人脉数或弦硬，或年过五旬，或在劳心劳力之余，或其人身形素羸弱，即非在汗吐下后，渴而心烦者，当用白虎汤时，皆宜加人参，此立脚于不败之地，战则必胜之师也。(《医学衷中参西录·续申白虎加人参汤之功用》)

呕　吐

○奉天小南门里，连奉澡塘司账曲玉轩，年三十余，得温病，两三日恶心呕吐，五日之间饮食不能下咽，来院求为诊治。其脉浮弦，数近六至，重按无力，口苦心热，舌苔微黄。因思其脉象浮弦者，阳明与少阳合病也，二经之病机相并上冲，故作呕吐也，心热口苦者，内热已实也，其脉无力而数者，无谷气相助又为内热所迫也。因思但用生赭石煮水饮之，既无臭味，且有凉镇之力，或可不吐。遂用生赭石二两，煎水两茶杯，分二次温饮下，饮完仍复吐出，病人甚觉惶恐，加以久不饮食，形状若莫可支持。愚曰："无恐，再用药末数钱，必能立止呕吐。"遂单用生赭石细末五钱，开水送服，觉恶心立止，须臾胸次通畅，进薄粥一杯，下行顺利。从此饮食不复呕吐，而心中犹发热，舌根肿胀，言语不利，又用生石膏一两，丹参、乳香、没药、连翘各三钱，连服两剂痊愈。

○癸亥秋，愚在奉天同善堂医学校讲药性，有学生李庆霖之族姊来奉，病于旅邸。屡经医治无效，病势危急，庆霖求为诊治。其周身灼热，脉象洪实，心中烦躁怔忡，饮食下咽即呕吐，屡次所服之药，亦皆呕吐不受。视其舌苔黄厚，大便数日未行，知其外感之热已入阳明之腑，又挟胃气上逆，冲气上冲也。为疏方，用生赭石细末八钱，生石膏细末两半，蒌仁一两，玄参、天冬各六钱，甘草二钱，将后五味煎汤一大茶杯，先用开水送服赭石细末，继将汤药服下，遂受药不吐，再服一剂痊愈。

○一室女，中秋节后，感冒风寒，三四日间，胸膈满闷，不受饮食，饮水一口亦吐出，剧时恒以手自挠其胸。脉象滑实，右部尤甚，遂单用生赭石细末两半，俾煎汤温饮下，顿饭顷仍吐出。盖其胃口皆为痰涎壅滞，药不胜病，下行不通复转而吐出也。遂更用赭石四两，煎汤一大碗，分三次陆续温饮下，胸次遂通，饮水不吐。翌日，脉象洪长，其舌苔从先微黄，忽变黑色，又重用白虎汤连进两大剂，每剂用生石膏四两，分数次温饮下，大便得通而愈。(《医学衷中参西录·赭石斛》)

○ 又丁卯季夏，天气炎热非常，愚临睡时偶食西瓜数块，睡至黎明，觉心中扰乱恶心，连吐三次，继又作泻。急服急救回生丹钱许，心中稍安。须臾病又如旧，且觉心中发热，火气上腾，右腿转筋，而身不凉，脉不闭。自知纯系热证。《千金方》治霍乱用治中汤（即理中汤），转筋者加石膏，是霍乱之兼热者原可重用石膏也。遂煎白虎加人参汤一大剂，服后病又稍愈。须臾仍然反复，心中热渴，思食冰。遂买冰若干，分作小块吞之，阅点半钟，约食冰二斤，热渴、吐泻俱止，而病若失矣。此虽因食凉物激动伏暑之热，然吐泻转筋非霍乱而何也？上二案皆证之大热者也，若无井泉水与无冰之处，可用鲜梨片或西瓜蘸生石膏细末食之，此愚治寒温之病阳明大热且呕不受药者之方也。究之其病发动之时，其大凉者仍宜先服卫生防疫宝丹，其大热者仍宜先服急救回生丹，因此二药皆能除毒菌、助心脏，使心脏不至受毒麻痹，病自无危险也。(《医学衷中参西录·论霍乱治法》)

腹　痛

○ 曾治奉天清丈局司书刘锡五腹疼，三年不愈。其脉洪长有力，右部尤甚，舌心红而无皮，时觉头疼眩晕，大便干燥，小便黄涩，此乃伏气化热，阻塞奇经之经络，故作疼也。为疏方，生石膏两半，知母、花粉、玄参、生杭芍、川楝子各五钱，乳香、没药各四钱，甘草二钱，一剂疼愈强半。即原方略为加减，又服数剂痊愈（张氏在医案前论述说，《本经》谓石膏能治腹痛，诚有效验。编者注）。(《医学衷中参西录·石膏解》)

○ 沈阳张姓媪，住小南门外风雨台旁，年过六旬，肠结腹疼，兼心中发热。

[病因] 素有肝气病，因怒肝气发动，恒至大便不通，必服泻药始通下。此次旧病复发而呕吐不能受药，是以病久不愈。

［证候］胃下脐上似有实积，常常作疼，按之则疼益甚，表里俱觉发热，恶心呕吐。连次延医服药，下咽须臾即吐出，大便不行已过旬日，水浆不入者七八日矣。脉搏五至，左右脉象皆弱，独右关重按似有力，舌有黄苔，中心近黑，因问其得病之初曾发冷否？答云：旬日前曾发冷两日，至三日即变为热矣。

［诊断］即此证脉论之，其阳明胃腑当蕴有外感实热，是以表里俱热，因其肠结不通，胃气不能下行，遂转而上行与热相并作呕吐。治此证之法，当用镇降之药止其呕，咸润之药开其结，又当辅以补益之品，俾其呕止结开，而正气无伤始克有济。

［处方］生石膏一两（轧细）、生赭石一两（轧细）、玄参一两、潞参四钱、芒硝四钱、生麦芽二钱、茵陈二钱；共煎汤一大盅，温服。

［效果］煎服一剂，呕止结开，大便通下燥粪若干，表里热皆轻减，可进饮食。诊其脉仍有余热未净，再为开滋阴清热之方，俾服数剂，以善其后。（《医学衷中参西录·肠胃病门·肠结腹疼兼外感实热》）

○ 又愚弱冠，后出游津门，至腊底还里。有本村刘氏少年，因腹疼卧病月余，昼夜号呼，势极危险。延医数人，皆束手无策。闻愚归，求为诊视。其脉洪长有力，盖从前之疼犹不至如斯，为屡次为热药所误，故疼益加剧耳。亦投以前方（生石膏两半，知母、花粉、玄参、生杭芍、川楝子各五钱，乳香、没药各四钱，甘草二钱。编者注），惟生石膏重用二两，一剂病大轻减。后又加鲜茅根数钱，连服两剂痊愈。

盖此等证，大抵皆由外感伏邪窜入奇经，久而生热。其热无由宣散，遂郁而作疼。医者为其腹疼，不敢投以凉药，甚或以热治热，是以益治益剧。然证之凉热，脉自有分，即病人细心体验，亦必自觉。临评者尽心询问考究，自能得其实际也。（《医学衷中参西录·石膏解》）

○ 又尝治一人，少腹肿疼甚剧，屡经医治无效，诊其脉沉洪有力，投以生石膏三两，旱三七二钱（研细冲服）、生蒲黄三钱，煎服两剂痊愈。此证即西人所谓盲肠炎也，西人恒视之为危险难治之病，而放胆重用生石膏即可随手奏效。

至谓其除邪鬼者，谓能治寒温实热证之妄言妄见也。治产乳者，此乳字当作生字解（注疏家多以乳字作乳汁解者，非是），谓妇人当生产之后，偶患寒温实热，亦不妨用石膏，即《金匮》谓妇人乳中虚，烦乱呕逆，安中益气，竹皮大丸主之者是也（竹皮大丸中有石膏）。治金疮者，人若为刀斧所伤，掺以生石膏细末，立能止血且能消肿愈疼也。(《医学衷中参西录·深研白虎汤之功用》)

便　秘

○ 曾治一叟，年近六旬，因外感之热过甚，致大便旬日未通，其脉数逾六至，心中烦热，延医数人，皆不敢用降下之剂。然除降下外，又别无治法，愚诊其脉象虽数，重按甚实，遂先投以大剂白虎加人参汤，每剂分三次温服下，连服两剂，壮热全消，脉已不数，大便犹未通下，继用净芒硝细末三钱，蜂蜜一两，开水冲服，大便通下，病遂愈。(《医学衷中参西录·阳明病三承气汤证》)

○ 奉天同善堂（省立慈善总机关）堂长王熙春之幼女，年五岁，因出疹倒靥过急，毒火内郁，已过旬日，犹大热不止，其形体病久似弱，而脉象确有实热，且其大便干燥，小便黄赤，知非轻剂所能治愈。将为疏方，熙春谓孺子灌药实难，若用好吃之药，令其自服则尤善矣。于斯为开羚羊角二钱，生石膏二两，煎汤一大盅，俾徐徐饮下。连服两剂痊愈。(《医学衷中参西录·羚羊角辨》)

○ 一人年二十余，素劳力太过，即觉气分下陷。一岁之间，为治愈三次。至秋杪感冒时气，胸中烦热满闷，燥渴引饮，滑泻不止，微兼喘促。舌上无苔，其色鲜红，兼有砂粒。延医调治，投以半补半破之剂。意欲止其滑泻兼治其满闷也。服药二剂，滑泻不止。后愚为诊视，其脉似有实热，重按无力。遂先用拙拟加味天水散止其滑泻。方中生山药用两半、滑石用一两，一剂泻止。继服滋阴清火之剂，数剂喘促亦愈，火亦见退。唯舌干连喉几不能言，频频饮水，不少濡润，胸中仍觉满闷。愚恍悟曰：此乃外感时气，挟旧病复发，故其脉象虽热，按之不实。其舌干如斯者，津液因气分下陷而不上潮也。其胸中满闷者，气分下陷，胸中必觉短气，病人不善言病情，故漫言满闷也。此时大便不行已五日。遂投以白虎加人参以山药代粳米汤〔白虎加人参以山药代粳米汤：生石膏（捣细）三两、知母一两、人参六钱、生山药六钱、粉甘草三钱。上五味，用水五盅，煎取清汁三盅，先温服一盅，病愈者，停后服。若未痊愈者，过两点钟，再服一盅。主治寒温实热已入阳明之腑，燥渴嗜饮凉水，脉象细数者。编者注］，一剂病愈十之七八，而舌之干亦减半。又服一剂，大便得通，病觉痊愈。舌上仍无津液，又用潞参一两、玄参两半，日服一剂，三日后舌上津液滋润矣（张氏在本案前论述说，寒温之证，最忌舌干，至舌苔薄而干，或干而且缩者，尤为险证。原因不一，却非一致有因真阴亏损，有因气虚不上潮，有因气虚更下陷，皆可用白虎加人参以山药代粳米汤。盖人参之性，大能补气，元气旺而上升，自无下陷之虞。而与石膏同用，又大能治外感中之真阴亏损，况又有山药、知母以濡润之乎。若脉象虚数者，又宜多用人参，减石膏一两，再加玄参、生地滋阴之品。煎汁三四茶盅，徐徐温饮下，一次只饮一大口，防其寒凉下侵致大便滑泻。又欲其药力息息上达，助元气以生津液，饮完一剂，再煎一剂，使药力昼夜相继，数日舌润火退，其病自愈。编者注）。(《医学衷中参西录·治伤寒温病同用方·白虎加人参以山药代粳米汤》)

○ 一人年近四旬，身形素强壮，时当暮春，忽觉心中发热，初未介意，后渐至大小便皆不利，屡次延医服药，病转加剧，腹中胀满，发热益甚，小便犹滴沥可通，而大便则旬余未通矣，且又觉其热上逆，无论所服何药，下咽即吐出，因此医皆束手无策。后延愚为诊视，其脉弦长有力，重按甚实，左右皆然，视其舌苔厚而已黄，且多芒刺，知为伏气化热，因谓病者曰：欲此病愈非治以大剂白虎汤不可。病者谓：我未受外感，何为服白虎汤？答曰：此伏气化热证也。盖因冬日或春初感受微寒，未能即病，所受之寒伏藏于三焦脂膜之中，阻塞升降之气化，久而生热，至春令已深，而其所伏之气更随春阳而化热，于斯二热相并，而脏腑即不胜其灼热矣。此原与外感深入阳明者治法相同，是以宜治以白虎汤也。病者闻愚言而颔之，遂为开白虎汤方，方中生石膏用三两，为其呕吐为加生赭石细末一两，为其小便不利为加滑石六钱，至大便旬余不通，而不加通大便之药者，因赭石与石膏并用，最善通热结之大便也。俾煎汤一大碗，徐徐温饮下，服后将药吐出一半，小便稍通，大便未通下。翌日即原方将石膏改用五两，赭石改用两半，且仿白虎加人参汤之义，又加野台参三钱，复煎汤徐徐温饮下，仍吐药一半，大便仍未通下。于是变汤为散，用生石膏细末一两，赭石细末四钱和匀，为一日之量，鲜白茅根四两，煎汤分三次将药末送服，服后分毫未吐，下燥粪数枚，小便则甚畅利矣。翌日更仿白虎加人参汤之义，又改用野党参（古之人参生于上党，今之党参即古之人参也。然此参人工种者甚多，而仍以野山自生者为贵）五钱，煎汤送服从前药末，又下燥粪数枚，后或每日如此服药，歇息一日不服药，约计共服生石膏细末斤许，下燥粪近百枚，病始霍然痊愈。其人愈后，饮食增加，脾胃分毫无伤，则石膏之功用及石膏之良善可知矣。愚用石膏治大便之因热燥结者实多次矣，或单用石膏细末，或少佐以赭石细末，莫不随手奏效，为此次所用石膏末最多，故特志之。(《医学衷中参西录·深研白虎汤之功用》)

○ 又曾治一少年，因外感实热，致大便燥结，旬余未下，其脉亦数逾六至，且不任重按，亦投以白虎加人参汤，以生地黄代方中知母，生山药代方中粳米，煎汤一大碗，俾分多次徐徐温饮下。初服一剂，脉数见缓，遂即原方略为减轻，俾再煎服。拟后服至脉象复常，再为通其大便，孰意次剂服完而大便自通下矣。且大便通下后，外感之实热亦消解无余矣。此直以白虎加人参汤代承气汤也。自治愈此病之后，凡遇有证之可下而可缓下者，恒以白虎汤代承气，或以白虎加人参汤代承气，其凉润下达之力，恒可使大便徐化其燥结，无事用承气而自然通下，且下后又无不解之虞也。(《医学衷中参西录·阳明病三承气汤证》)

泄　泻

○ 奉天财政厅科员刘仙舫，年二十五六，于季冬得伤寒，经医者误治，大便滑泻无度，而上焦烦热，精神昏愦，时作谵语，脉象洪数，重按无力。遂重用生山药两半，滑石一两，生杭芍六钱，甘草三钱，一剂泻止，下焦烦热不退，仍作谵语。爰用玄参、沙参诸凉润之药清之，仍复滑泻，再投以前方一剂泻又止，而上焦之烦热益甚，精神亦益昏愦，毫无知觉。仙舫家营口，此时其家人毕至，皆以为不可复治。诊其脉虽不实，仍有根柢，至数虽数，不过六至，知犹可治，遂慨切谓其家人曰："果信服余药，此病尚可为也。"其家人似领悟。为疏方用大剂白虎加人参汤，更以生山药一两代粳米，大生地一两代知母，煎汤一大碗，嘱其药须热饮，一次只饮一口，限以六句钟内服完，尽剂而愈。(《医学衷中参西录·山药解》)

○ 辽宁刘允卿，寓居天津河东，年近四旬，于孟秋得吐泻证，六日之间勺饮不存，一昼夜间下利二十余次，病势危急莫支。延为诊治，其脉象微细，重按又似弦长，四肢甚凉，周身肌肤亦近于凉，而心中则甚觉发热，所下利者亦觉发热，断为系厥阴温病，在《伤寒论》中即为厥阴伤寒（《伤寒论》开端处，曾提出温病，后则混名之为伤寒）。惟其呕吐殊甚，无论何药，入口即吐出，分毫不能下咽，实足令医者束手耳。因问之曰：心中既如此发热，亦想冰吃否？答曰：想甚，但家中人驳阻不令食耳。愚曰：此病已近垂危，再如此吐泻一昼夜，即仙丹不能挽回，惟用冰膏掺生石膏细末服之，可以止吐，吐止后泻亦不难治矣。遂立主买冰搅凌若干，掺生石膏细末两许服之，服后病见愈，可服稀粥少许。下利亦见少。翌日复为诊视，四肢已不发凉，身亦微温，其脉大于从前，心中犹觉发热，有时仍复呕吐。俾再用生石膏细末一两、搅西瓜中服之，呕吐从此遂愈。翌日再诊其脉，热犹未清，心中虽不若从前之大热，犹思食凉物，懒于饮食，其下利较前已愈强半。遂为开白虎加人参汤。方中生石膏用二两、野台参三钱、用生杭芍六钱以代知母、生山药六钱以代粳米，甘草则多用至四钱、又加滑石六钱。方中如此加减替代者，实欲以之清热，又欲以之止利也。俾煎汤两盅，分两次温饮下，病遂痊愈。

此于厥阴温病如此治法，若在冬令，遇厥阴伤寒之有实热者，亦可如此治法。盖厥阴一经，于五行属木，其性原温，而有少阳相火寄生其间，则温而热矣。若再有伏气化热窜入，以激动其相火，原可成极热之病也。夫石膏与冰膏、西瓜并用，似近猛浪，然以愚之目见耳闻，因呕吐不止而废命者多矣，况此证又兼下利乎？此为救人之热肠所迫，于万难挽救之中，而拟此挽救之奇方，实不暇计其方之猛浪也。若无冰膏、西瓜时，或用鲜梨切片、蘸生石膏细末服之，当亦不难下咽而止呕吐也。(《医学衷中参西录·厥阴病乌梅丸证》)

痢　疾

○ 曾治一中年妇人，于孟春感冒风寒，四五日间延为诊治。其左脉弦而有力，右脉洪而有力，舌苔白而微黄，心中热而且渴，下利脓血相杂，里急后重，一昼夜二十余次，即其左右之脉象论之，断为阳明厥阴合并病。有一医者在座，疑而问曰：凡病涉厥阴，手足多厥逆，此证则手足甚温何也？答曰：此其所以与阳明并病也，阳明主肌肉，阳明腑中有热，是以周身皆热，而四肢之厥逆，自不能于周身皆热时外现也。况厥阴之病，即非杂以阳明，亦未必四肢皆厥逆乎！医者深韪愚言，与病家皆求速为疏方，遂为立方如下。

生石膏三两（捣细）、生杭芍八钱、生怀山药八钱、野台参四钱、白头翁八钱、秦皮六钱、天花粉八钱、甘草三钱。

上药八味，共煎三盅，分三次温饮下。

方中之义是合白虎加人参汤与白头翁汤为一方，而又因证加他药也。白虎汤中无知母者，方中芍药可代知母也。盖芍药既能若知母之退热滋阴，而又善治下痢者之后重也。无粳米者，方中生山药可代粳米也，盖山药汁浆浓郁，既可代粳米和胃，而其温补之性，又能助人参固下也。至于白头翁汤中无黄连、黄柏者，因与白虎汤并用，有石膏之寒凉，可省去连、柏也。又外加天花粉者，因其病兼渴，天花粉偕同人参最善生津止渴。将此药三次服完，诸病皆减三分之二。再诊其脉仍有实热未清，遂于原方中加滑石五钱，利其小便，正所以止其大便，俾仍如从前煎服，于服汤药之外，又用鲜白茅根半斤煎汤当茶，病遂痊愈（张锡纯在阐发厥阴病白头翁汤证时指出，白头翁汤所主之热利下重，当自少阴传来，不然则为伏气化热窜入厥阴，其证虽热，而仍非外感大实之热，故白头翁汤可以胜任。乃有病在阳明之时，其病一半入腑，一半由经而传于少阳，即由少阳入厥阴而为腑脏之相传。则在厥阴者既可成厥阴热利之下重，而阳明腑中稽留之热，更与之相助而为虐，此非但用白头翁汤所能胜任矣。愚遇此等证，恒将白头翁、秦皮加于白虎加人参汤中，则莫不随手奏效也。编者注）。（《医学衷中参西录·厥阴病白头翁汤证》）

○ 曾治邑诸生王荷轩，年六十七，于中秋得痢证，医治二十余日不效。后愚诊视，其痢赤白胶滞下行，时觉肠中热而且干，小便亦觉发热，腹中下坠，并迫其脊骨尽处亦下坠作疼，且眩晕，其脉洪长有力，舌有苔甚厚。愚曰："此外感之热挟痢毒之热下迫，故现种种病状，非治痢兼治外感不可。"遂用生石膏二两，生抗芍八钱，生怀山药六钱，野台参五钱，甘草一钱，此即白虎加人参汤以芍药代知母、山药代粳米也。煎汤两茶盅，分二次温饮下，日进一剂，两日痊愈。而脉象犹有余热，拟再用石膏清之，病家疑年高之人，石膏不可屡服。愚亦应聘他往，后二十余日其痢复作。延他医治疗，于治痢药中杂以甘寒濡润之品，致外感余热永留不去，其痢虽愈，屡次反复。延至明年季夏，反复甚剧，复延愚诊治，其脉象病证皆如前。因谓之曰："去岁若肯多服生石膏数两，何至有以后屡次反复，今不可再留邪矣。"仍投以原方，连服三剂病愈，而脉亦安和（《医学衷中参西录·论痢证治法》也录有本案，编者注）。

按：此证两次皆随手奏效者，诚以石膏得人参之助，能使深陷之热邪，徐徐上升外散，消解无余。加以芍药、甘草，以理下重腹疼，山药以滋阴固下，所以热消而痢亦愈也。又此证因初次外感之热邪未清，后虽经屡次服凉药清解，其热仍锢结莫解，迨蓄至期年之久，热邪勃然反复，必俟连次重用生石膏，始能消解无余。因悟得凡无新受之外感，而其脉象确有实热，屡服凉药不效，即稍效而后仍反复者，皆预有外感邪热伏藏其中，均宜重用生石膏清之，或石膏与人参并用以清之也。不然，则外邪溜滞，消铄真阴，经年累月而浸成虚劳者多矣。志在活人者，何不防之于预，而有采于刍荛之言也（《医学衷中参西录·论痢证治法》中也录有本案，编者注）。（《医学衷中参西录·石膏解》）

○ 邻村泊北庄李氏妇，产后数日，恶露已尽，至七八日，忽又下血。延医服药，二十余日不止，其脉洪滑有力，心中热而且渴，疑其夹杂外感，询之身不觉热，舌上无苔，色似微白，又疑其血热妄行，投以凉血兼止血之药，血不止而热渴亦如故。因思此证实夹杂外感无疑，遂改用白虎加人参汤，方中生石膏重用三两，更以生山药代粳米煎汤三盅，分三次温饮下，热渴遂愈，血亦见止，又改用凉血兼止血之药而愈（张氏在医案前论述说，在女子有因外感之热内迫，致下血不止者，亦可重用白虎加人参汤治之。编者注）。（《医学衷中参西录·石膏解》）

○ 施瑞臣，安徽蒙城人，五十六岁，居天津一区，得噤口痢证。

[病因] 举家数口，寄食友家不能还乡，后友家助以资斧令还乡，道路又复不通，日夜焦思，频动肝火，时当孟秋，心热贪凉，多食瓜果，致患下痢。

[证候] 一日夜下痢十五六次，多带鲜血，后重甚剧，腹偶觉疼即须入厕，便后移时疼始稍愈，病已五日，分毫不能进食，唯一日之间强饮米汤数口。其脉左部弦而硬，右部弦而浮，其搏五至，心中发热常觉恶心。

[诊断] 此肝火炽盛，肝血虚损，又兼胃气挟热上逆，是以下痢甚剧，而又噤口不食也。当治以滋阴清热，平肝降胃之品。

[处方] 生杭芍一两、生怀山药一两、滑石七钱、白头翁五钱、秦皮三钱

碎、竹茹三钱、甘草三钱、鸦胆子（成实者五十粒，去皮）；先用白糖水囫囵送服鸦胆子仁，再将余药煎汤一大盅，温服下。

复诊 将药如法服两剂，痢中已不见鲜血，次数减去三分之二。其脉左部较前和平，右部则仍有浮弦之象，仍然不能饮食，心中仍然发热，然不若从前之恶心，此宜用药再清其胃腑，必然能食矣。

[**处方**] 生怀山药两半、生石膏（捣细）两半、生杭芍六钱、白头翁四钱、秦皮二钱、甘草二钱，共煎汤一大盅，分两次温服。

[**效果**] 将药煎服一剂，即能进食，痢已不见，变作泄泻，日四五次，俾用生怀山药细末煮作粥，少调以白糖服之，三日痊愈。

[**或问**] 石膏为治外感实热之药，今此证未夹杂外感，何以方中亦用之？答曰：石膏为治阳明胃腑有实热者之圣药，初不论其为外感非外感也。盖阳明胃气以息息下行为顺，若有热则其气多不下行而上逆，因其胃气挟热上逆，所以多恶心呕吐、不思饮食，若但知清其热而不知降其气，治之恒不易见效。惟石膏性凉质重（虽煎为汤，仍有沉重之力），其凉也能清实热，其重也能镇气逆，是以凡胃气挟实热上逆令人不思饮食者，服之可须臾奏效。若必谓石膏专治外感实热，不可用治内伤实热，则近代名医徐氏、吴氏医案中皆有重用石膏治愈内伤实热之案，何妨取以参观乎？（《医学衷中参西录·痢疾门·噤口痢》）

○ 同庄张申甫表兄之夫人，年近六旬，素多疾病。于季夏晨起，偶下白痢，至暮十余次。秉烛后，忽周身大热，昏不知人，循衣摸床，呼之不应，其脉洪而无力，肌肤之热烙手。知其痢因伤暑而成，且多病之身不禁暑热之熏蒸，所以若是昏沉也。急用生石膏三两，野台参四钱，煎汤一大碗，俾徐徐温饮下，至夜半尽剂而醒。诘朝煎渣再服，热退痢亦遂愈。此纯系白痢而竟若是之热也。（《医学衷中参西录·论痢证治法》）

○ 熊姓叟，年近七旬，精神矍铄，平素喜服热药，桂、附、参、茸诸品，未尝一日去口。十余年间，安泰无病，自以为服热药之功，而不知其因禀赋敦厚也。客秋患白痢，医者见其平素多服温补，疑其体弱受寒，治以附子理中汤，不效。旋又利下清谷，腹中痛满，直认为寒泻无疑，仍投以大剂附子理中汤，杂以消导之药。服后病益剧，继增发厥。医者断为高年气血两亏，病在不治。其婿魏倩生往诊以决吉凶。其脉沉伏几不见，莫辨虚实，舌上无津，惟目光闪灼有神，言语急促似喘，所下极恶臭。直断为热邪内伏，阳极似阴之候。拟用生石膏四两，生山药、鲜石斛各一两，白头翁、天花粉各五钱为方。病家睹方骇甚，生晓之曰："尊翁资禀甚厚，宜享高年。其平素过服热药而能受者，亦禀赋过厚之故。然附子有大毒，含麻醉性，如鸦片然，久服虽未见害，而药瘾已成，其毒性与血化合，真阴已暗耗甚多矣。今病若此，显系肠胃之阴液（中含有稀盐酸能化食）已竭，而失其濡润消化之力，故下利清谷，以其恶臭似热酿成，故确断其为热无疑。且四肢发厥，热伤筋也。热深者厥亦深，因内有伏热、故厥而手足搐搦也。目为五脏之精华，今目光闪灼，阳有余也。言语急迫，火逆上冲也。若不急急泻热救阴，恐有顷刻亡阴之势。"病家闻之似有会悟，始敢将药煎服。服后诸病未退，转加烦躁，知药剂犹轻，不能胜病也，遂仍用前方，将生石膏倍作八两煎汤数杯，徐徐服下。一日夜连进二剂，厥止，手足已温，下痢亦疏。再倍加生山药为二两，又服二剂，其痢已愈强半。乃将石膏减为二两，去白头翁，加白芍五钱，甘草三钱，又服三剂，病始霍然。

按：医界多忌用生石膏，谓煅之始不伤胃。独夫子则谓石膏生用，其性凉而能散，以治外感实热直同金丹；若煅之则性专收敛，能将外感之痰火敛住，直同鸩毒。此诚开天辟地之名论也。惟笃信师训，故敢放胆重用生石膏，以挽回此垂绝之人命也。(《医学衷中参西录·周禹锡来函》)

〇 盐山南门里，王致祥，年近六旬，自孟夏患痢，延医服药五十余剂，痢已愈而病转加剧。卧床昏昏有危在旦夕之虞。此际适愚自沧回籍，求为诊治。其脉左右皆洪实，一息五至，表里俱觉发热，胁下连腹，疼痛异常。其舌苔白厚，中心微黄，大便二三日一行。愚曰：此伏气化热而为温病也。当其伏气化热之初，肠为热迫，酝酿成痢与温俱来。然温为正病，痢为兼病。医者但知治其兼病，而不知治其正病，痢虽愈而温益重。绵延六十余日，病者何以堪乎？其家人曰：先生之论诚然，特是既为温病，腹胁若是疼痛者何也？将勿腹中有郁积乎？答曰：从前云大便两三日一行，未必腹有郁积。以脉言之，凡温病之壮热，大抵现于右脉，因壮热原属阳明胃腑之脉，诊于右关也。今左部之脉亦见洪实，肝胆之火必炽盛，而肝木之气，即乘火之炽盛而施其横态，此腹胁所以作疼也。遂为开大剂白虎加人参汤，方用生石膏四两，人参六钱以滋阴分。为其腹胁疼痛，遵伤寒之例，加生杭芍六钱、更加川楝子六钱，疏通肝胆之郁热下行，以辅芍药之不逮。令煎汤三茶盅，分三次温饮下。降下黏滞之物若干。持其便盆者，觉热透盆外，其病顿愈，可以进食。隔二日腹胁又微觉疼，俾用元明粉四钱、净蜜两半，开水调服，又降下黏滞之物若干，病自此痊愈。(《医学衷中参西录·临证随笔》)

○ 一人，年四十二，患白痢，常觉下坠，过午尤甚，心中发热，间作寒热。医者于治痢药中，重用黄连一两清之，热如故，而痢亦不愈。留连两月，浸至不起。诊其脉，洪长有力，亦投以此汤（通变白虎加人参汤，编者注）。为其间作寒热，加柴胡二钱，一剂热退痢止，犹间有寒热之时。再诊其脉，仍似有力，而无和缓之致。知其痢久，而津液有伤也，遂去白芍、柴胡，加玄参、知母各六钱，一剂寒热亦愈。

○ 一叟年六十七，于中秋得痢证，医治二十余日不效。后愚诊视，其痢赤白胶滞，下行时，觉肠中热而且干，小便亦觉发热，腹痛下坠并迫其脊骨尽处，亦下坠作痛。且时作眩晕，其脉洪长有力，舌有白苔甚浓。愚曰：此外感之热挟痢毒之热下迫，故现种种病状，非治痢兼治外感不可。遂投以此汤（通变白虎加人参汤：生石膏二两、生白芍八钱、生山药六钱、人参五钱、甘草二钱；治下痢，或赤，或白，或赤白参半，下重腹痛，周身发热，服凉药而热不休，脉象确有实热者。编者注）两剂，诸病皆愈。其脉犹有余热，拟再用石膏清之，病家疑年高，石膏不可屡服，愚亦应聘他往。后二十余日，痢复作。延他医治疗，于治痢药中，杂以甘寒濡润之品，致外感之余热，永留肠胃不去，其痢虽愈，而屡次反复。延至明年仲夏，反复甚剧。复延愚延医，其脉象、病证皆如旧。因谓之曰，去岁若肯多服石膏数两，何至有以后屡次反复，今不可再留邪矣。仍投以此汤（通变白虎加人参汤），连服三剂，病愈而脉亦安和。(《医学衷中参西录·治痢方·通变白虎加人参汤》)

上所载痢证医案二则，皆兼外感之热者也。故皆重用生石膏治之，非概以其方治痢证也。拙著《医学衷中参西录》中，治痢共有七方，皆随证变通用之，确有把握，前案所用之方，乃七方之一也。愚用此方治人多矣，脉证的确，用之自无差忒也。(《医学衷中参西录·石膏解》)

胁　痛

○ 沧县西河沿王媪，年七旬有一。于仲冬胁下作疼，恶心呕吐，大便燥结。服药月余，更医十余人，病浸加剧。及愚诊视时，不食者已六七日，大便不行者已二十余日。其脉数五至余，弦而有力，左右皆然。舌苔满布，起芒刺，色微黄。其心中时觉发热，偶或作渴，仍非燥渴。胁下时时作疼，闻食味则欲呕吐，所以不能进食。小便赤涩短少。此伤寒之热已至阳明之腑，胃与大肠皆实，原是承气汤证。特其脉虽有力，然自弦硬中见其有力，非自洪滑中见其有力（此阴虚火实之脉），且数近六至，又年过七旬，似不堪承气之推荡。而愚有变通之法，加药数味于白虎汤中，则呕吐与胁疼皆止，大便亦可通下矣。病家闻之，疑而问曰：先生之论诚善，然从前医者皆未言有外感，且此病初起，亦未有头疼恶寒外征，何以竟成伤寒传腑之重症？答曰：此乃伏气为病也。大约此外感受于秋冬之交，因所受甚轻，所以不觉有外感，亦未能即病。而其所受之邪，伏于膜原之间，阻塞气化，暗生内热，遂浸养成今日之病。观此舌苔微黄，且有芒刺，岂非有外感之显征乎？病家似悟会，遂为疏方：

生石膏两半、生山药一两、知母五钱、赭石五钱、川楝子五钱、生杭芍四钱、甘草二钱；煎汤两盅，分三次温服下。因其胁疼甚剧，肝木不和，但理以芍药，川楝，仍恐不能奏效，又俾用羚羊角一钱、另煎汤当茶饮之，以平肝泻热。当日将药服完，次晨复诊，脉象已平，舌上芒刺已无，舌苔变白色，已退强半，胁疼亦大见愈，略思饮食，食稀粥一中碗，亦未呕吐，惟大便仍未通下。疏方再用天冬、玄参、沙参、赭石各五钱、甘草二钱、西药硫酸镁二钱（冲服），煎服后，大便遂通下，诸病皆愈。为其年高病久，又俾服滋补之药数剂以善其后。

按：此证之脉，第一方原当服白虎加人参汤，为其胁下作疼，所以不敢加人参，而权用生出药一两、以代白虎汤中之粳米，其养阴固气之力，又可以少代人参也。又赭石重坠下行，似不宜与石膏并用，以其能迫石膏寒凉之力下侵也。而此证因大肠甚实，故并用无妨。且不仅以之通燥结，亦以之镇呕逆也。（《医学衷中参西录·临证随笔》）

○ 沧州西河沿李氏妇，年二十余，因在西医院割瘰疬，住其院中，得伤寒证甚剧，西医不能治。延往诊视，其喘息迫促，脉数近七至，确有外感实热，而重诊无力，因其割瘰疬已至三次，屡次闻麻药，大伤气分故也，其心中觉热甚难支，其胁下疼甚。急用羚羊角二钱，煎一大盅，调入生鸡子黄三枚，服下，心热与胁疼顿止。继投以大剂白虎加人参汤，每剂煎汤一大碗，仍调入生鸡子黄三枚，分数次温服下，连服二剂痊愈。（《医学衷中参西录·羚羊角辨》）

头　痛

○一叟年七十有一，因感冒风寒，头疼异常，彻夜不寝。其脉洪大有力，表里俱发热，喜食凉物，大便三日未行，舌有白苔甚厚。知系伤寒之热，已入阳明之腑。因头疼甚剧，且舌苔犹白，疑犹可汗解。治以拙拟寒解汤（生石膏一两、知母八钱、连翘一钱五分、蝉蜕一钱五分；主治周身壮热，心中热而且渴，舌上苔白欲黄，其脉洪滑；或头犹觉疼，周身犹有拘束之意者。编者注），加薄荷叶一钱。头疼如故，亦未出汗，脉益洪实。恍悟曰：此非外感表证之头疼，乃阳明经腑之热相并上逆，而冲头部也。为制此汤（仙露汤：生石膏四两、玄参一两、连翘三钱、粳米五钱。上四味，用水五盅，煎至米熟，其汤即成。约可得清汁三盅，先温服一盅。若服完一剂，病犹在者，可仍煎一剂，服之如前。使药力昼夜相继，以病愈为度。然每次临服药，必详细问询病人。若腹中微觉凉，或欲大便者，即停药勿服。候两三点钟，若仍发热未大便者，可少少与服之。若已大便，即非溏泻而热犹在者，亦可少少与服。治寒温阳明证，表里俱热，心中热，嗜凉水而不至燥渴，脉象洪滑而不至甚实。舌苔白厚，或白而微黄，或有时背微恶寒者。编者注），分三次温饮下，头疼愈强半，夜间能安睡，大便亦通。复诊之，脉象余火犹炽，遂用仲景竹叶石膏汤，生石膏仍用三两，煎汁一大碗，分三次温饮下，尽剂而愈。

按：竹叶石膏汤，原寒温大热退后，涤余热复真阴之方。故其方不列于六经，而附载于六经之后。其所以能退余热者，不特能用石膏，而恃石膏与参并用。盖寒温余热，在大热铄涸之余，其中必兼有虚热。石膏得人参，能使寒温后之真阴顿复，而余热自消，此仲景制方之妙也。又麦冬甘寒黏滞，虽能为滋阴之佐使，实能留邪不散，致成痨嗽。而惟与石膏、半夏并用则无忌，诚以石膏能散邪，半夏能化滞也。或疑炙甘草汤（亦名复脉汤）中亦有麦冬，却无石膏、半夏。然有桂枝、生姜之辛温宣通者，以驾驭之，故亦不至留邪。彼惟知以甘寒退寒温之余热者，安能援以为口实哉！

又按：上焦烦热太甚者，原非轻剂所能疗，而投以重剂，又恐药过病所，

而病转不愈。惟用重剂，徐徐饮下，乃为合法。(《医学衷中参西录·治伤寒温病同用方·仙露汤》)

中　风

○　内中风之证，忽然昏倒不省人事，《内经》所谓"血之与气并走于上"之大厥也。亦即《史记·扁鹊传》所谓"上有绝阳之络，下有破阴之纽"之尸厥也。此其风非外来，诚以肝火暴动与气血相并，上冲脑部（西人剖验此证谓脑部皆有死血，或兼积水），惟用药镇敛肝火，宁息内风，将其上冲之气血引还，其证犹可挽回，此《金匮》风引汤所以用龙骨、牡蛎也。然龙骨、牡蛎，虽能敛火息风，而其性皆涩，欠下达之力，惟佐以赭石则下达之力速，上逆之气血即可随之而下。

曾治奉天大北关开醋房者杜正卿，忽然头目眩晕，口眼歪斜，舌强直不能发言，脉象弦长有力，左右皆然，视其舌苔白厚微黄，且大便数日不行，知其证兼内外中风也。俾先用阿司匹林瓦半，白糖水送下以发其汗，再用赭石、生龙骨、生牡蛎、蒌仁各一两，生石膏两半，菊花、连翘各二钱，煎汤，趁其正出汗时服之，一剂病愈强半，大便亦通。又按其方加减，连服数剂痊愈。(《医学衷中参西录·赭石斛》)

水　肿

○　马朴臣，辽宁大西关人，年五旬，业商，得受风水肿兼有痰证。

[病因] 因秋末远出经商，劳碌受风遂得斯证。

[证候] 腹胀，周身漫肿，喘息迫促，咽喉膺胸之间时有痰涎杜塞，舌苔淡白，小便赤涩短少，大便间日一行，脉象无火而微浮，拟是风水，当遵《金匮》治风水之方治之。

[处方] 生石膏一两（捣细）、麻黄三钱、甘草二钱、生姜二钱、大枣四枚（劈开）、西药阿司匹林三分；药共六味，将前五味煎汤一大盅，冲化阿司匹林，温服，被覆取汗。

[方解] 此方即越婢汤原方加西药阿司匹林也。当时冬初，北方天气寒凉汗不易出，恐但服越婢汤不能得汗，故以西药之最善发汗兼能解热者之阿司

匹林佐之。

复诊 将药服后，汗出遍体，喘息顿愈，他证如故，又添心中热渴不思饮食。诊其脉仍无火象，盖因痰饮多而湿胜故也。斯当舍脉从证，而治以清热之重剂。

[**处方**] 生石膏四两（捣细）、天花粉八钱、薄荷叶钱半；共煎汤一大碗，俾分多次徐徐温饮下。

三诊 将药服后，热渴痰涎皆愈强半，小便亦见多，可进饮食，而漫肿腹胀不甚见轻。斯宜注重利其小便以消漫肿，再少加理气之品以消其腹胀。

[**处方**] 生石膏一两（捣细）、滑石一两、地肤子三钱、丈菊子三钱（捣碎）、海金沙三钱、槟榔三钱、鲜茅根三钱；共煎汤一大盅半，分两次温服下。

丈菊，俗名向日葵。究之，向日葵之名当属之卫足花，不可以名丈菊也。丈菊子《本草纲目》未收，因其善治淋疼利小便，故方中用之。

[**效果**] 将药煎服两剂，小便大利，肿胀皆见消，因将方中石膏、滑石、槟榔皆减半，连服三剂病痊愈。（《医学衷中参西录·肿胀门·风水有痰》）

○ 邑北境常庄刘氏妇，年过三旬，因受风得水肿证。

[**病因**] 原系农家，时当孟夏，农家忙甚，将饭炊熟，复自馌田间，因做饭时受热出汗，出门时途间受风，此后即得水肿证。

[**证候**] 腹中胀甚，头面周身皆肿，两目之肿不能开视，心中发热，周身汗闭不出，大便干燥，小便短赤。其两腕肿甚不能诊脉，按之移时，水气四开，始能见脉。其左部弦而兼硬，右部滑而颇实，一息近五至。

[**诊断**] 《金匮》辨水证之脉，谓风水脉浮，此证脉之部位肿甚，原无从辨其脉之浮沉，然即其自述，谓于有汗受风之后，其为风水无疑也。其左脉弦硬者，肝胆有郁热也，其右脉滑而实者，外为风束胃中亦浸生热也。至于大便干燥，小便短赤，皆肝胃有热之所致也。当用《金匮》越婢汤加减治之。

[**处方**] 生石膏一两（捣细）、滑石四钱、生杭芍四钱、麻黄三钱、甘草二钱、大枣四枚（劈开）、生姜二钱、西药阿司匹林一瓦；中药七味，共煎汤一大盅，当煎汤将成之时，先用白糖水将西药阿司匹林送下，候周身出汗（若不出汗仍可再服一瓦），将所煎之汤药温服下，其汗出必益多，其小便利，肿即可消矣。

复诊 如法将药服完，果周身皆得透汗，心中已不发热，小便遂利，腹胀身肿皆愈强半，脉象已近和平，拟再治以滋阴利水之剂，以消其余肿。

[处方] 生杭芍六钱、生薏米六钱（捣碎）、鲜白茅根一两；药共三味，先将前二味水煎十余沸，加入白茅根，再煎四五沸，取汤一大盅，温服。

[效果] 将药连服十剂，其肿全消，俾每日但用鲜白茅根一两，煎数沸当茶饮之，以善其后。

[或问] 前方中用麻黄三钱、原可发汗，何必先用西药阿司匹林先发其汗乎？答曰：麻黄用至三钱虽能发汗，然有石膏、滑石、芍药以监制之，则其发汗之力顿减，况肌肤肿甚者，汗尤不易透出也。若因其汗不易出，拟复多加麻黄，而其性热而且燥，又非所宜。惟西药阿司匹林，其性凉而能散，既善发汗又善清热，以之为麻黄之前驱，则麻黄自易奏功也。

[或问] 风袭人之皮肤，何以能令人小便不利积成水肿？答曰：小便出于膀胱，膀胱者太阳之腑也。袭入之风由经传腑，致膀胱失其所司，是以小便不利。麻黄能祛太阳在腑之风，佐以石膏、滑石，更能清太阳在腑之热，是以服药汗出而小便自利也。况此证肝中亦有蕴热，《内经》谓"肝热病者小便先黄"，是肝与小便亦大有关系也。方中兼用芍药以清肝热，则小便之利者当益利。至于薏米、茅根，亦皆为利小便之辅佐品，汇集诸药为方，是以用之必效也。（《医学衷中参西录·肿胀门·受风水肿》）

血　证

○ 曾治一叟，年六十余，大便下血。医治三十余日，病益进。日下血十余次，且多血块，精神昏愦。延为诊视，脉洪实异常，至数不数，惟右部有止时，其止无定数，乃结脉也。其舌苔纯黑，知系温病大实之证。从前医者，但知治其便血，不知治其温病可异也。投以白虎加人参以山药代粳米汤（生石膏三两、知母一两、人参六钱、生山药六钱、粉甘草三钱。上五味，用水五盅，煎取清汁三盅，先温服一盅，病愈者，停后服。若未痊愈者，过两点钟，再服一盅。主治寒温实热已入阳明之腑，燥渴嗜饮凉水，脉象细数者。编者注），将石膏改用四两，煎汤三盅，分三次温饮下。每次送服旱三七细末一钱。如此日服一剂，两日血止，大便仍滑泻，脉象之洪实减半，而其结益甚，且腹中觉胀。询其病因，知得诸恼怒之后。遂改用莱菔子六钱，而佐以白芍、滑石、花粉、茅根、甘草诸药，一剂胀消。脉之至数调匀，仍稍有洪实之象，滑泻亦减。再投以加味天水散（生山药一两、滑石六钱、甘草三钱。编者注）作汤服之，病遂痊愈（张氏在本案前论述说，结代之脉虽并论，究之结脉轻于代脉，故结脉间有宜开通者。编者注）。（《医学衷中参西录·治伤寒温病同用方·白虎加人参以山药代粳米汤》）

虚　损

○ 李景文，年二十六岁，北平大学肄业生，得大气下陷兼消食证。

[**病因**] 其未病之前二年，常觉呼吸短气，初未注意。继因校中功课劳心短气益剧，且觉食量倍增，因成消食之证。

[**证候**] 呼吸之间，觉吸气稍易而呼气费力，夜睡一点钟许，即觉气不上达，须得披衣起坐，迟移时，气息稍顺，始能再睡。一日之间，进食四次犹饥，饥时若不急食，即觉怔忡。且心中常觉发热，大便干燥，小便短赤，其脉浮分无力，沉分稍实，至数略迟。

[**诊断**] 此乃胸中大气下陷，兼有伏气化热，因之成消食也。为其大气下陷，是以脉象浮分无力，为其有伏气化热，是以其沉分犹实，既有伏气化热矣，而脉象转稍迟者，因大气下陷之脉原多迟也。盖胃中有热者，恒多化食，而大气下陷其胃气因之下降甚速者，亦恒能多食。今既病大气下陷，又兼伏气化热侵入胃中，是以日食四次犹饥也。此宜升补其胸中大气，再兼用寒凉之品，以清其伏气所化之热，则短气与消食原不难并愈也。

[**处方**] 生箭芪六钱、生石膏（捣细）一两、天花粉五钱、知母五钱、玄参四钱、升麻钱半、柴胡钱半、甘草钱半；共煎汤一大盅，温服。

复诊　将药连服四剂，短气已愈强半，发热与消食亦大见愈，遂即原方略为加减，俾再服之。

[**处方**] 生箭芪六钱、天花粉六钱、知母六钱、玄参六钱、净萸肉三钱、升麻钱半、柴胡钱半、甘草钱半；共煎汤一大盅，温服。

[**方解**] 方中去石膏者，以伏气所化之热所余无多也。既去石膏而又将花粉、知母诸凉药加重者，因花粉诸药原用以调剂黄芪之温补生热，而今则兼用之以清伏气所化之余热，是以又加重也。至于前方之外，又加萸肉者，欲以收敛大气之涣散，俾大气之已升者不至复陷，且又以萸肉得木气最厚，酸敛之中大具条畅之性，虽伏气之热犹未尽消，而亦不妨用之也。

[**效果**] 将药又连服四剂，病遂痊愈。俾停服汤药，再用生箭芪、天花粉

等份轧为细末，每服三钱，日服两次，以善其后。

[或问] 脉之迟数，恒关于人身之热力，热力过盛则脉数，热力微弱则脉迟，此定理也。今此证虽有伏气化热，因大气下陷而脉仍迟，何以脉之迟数与大气若斯有关系乎？答曰：胸中大气亦名宗气，为其实用能斡旋全身，故曰大气，为其为后天生命之宗主，故又曰宗气。《内经》谓宗气积于胸中，以贯心脉，而行呼吸，深思《内经》之言，知肺叶之阖辟，固为大气所司，而心机之跳动，亦为大气所司也。今因大气下陷而失其所司，是以不惟肺受其病，心机之跳动亦受其病，而脉遂迟也。(《医学衷中参西录·气病门·大气下陷兼消食》)

痹　证

○ 又治西安县煤矿司账张子禹腿疼，其人身体强壮，三十未娶，两腿肿疼，胫骨处尤甚。服热药则加剧，服凉药则平平，医治年余无效。其脉象洪实，右脉尤甚；其疼肿之处皆发热，断为相火炽盛，小便必稍有不利，因致湿热相并下注。宜投以清热利湿之剂。初用生石膏二两，连翘、茅根各三钱，煎汤服。后渐加至石膏半斤，连翘、茅根仍旧，日服两剂，其第二剂石膏减半。如此月余，共计用生石膏十七斤，疼与肿皆大轻减；其饮食如常，大便日行一次，分毫未觉寒凉。旋因矿务忙甚，来函招其速返，临行切嘱其仍服原方，再十余剂当脱然痊愈矣。(《医学衷中参西录·论用药以胜病为主不拘分量之多少》)

疟　病

○ 曾治邻村李酿泉，年四十许，疟疾间日一发，热时若燔，即不发之日亦觉表里俱热。舌燥口干，脉象弦长，重按甚实。此少阳邪盛，阳明热盛，疟而兼温之脉也。投以大剂白虎汤加柴胡三钱，服后顿觉清爽。翌晨疟即未发，又煎服前剂之半，加生姜三钱，温、疟从此皆愈。至脉象虽不至甚实，而按之有力，常觉发热懒食者，愚皆于治疟剂中，加生石膏两许以清之，亦莫不随手奏效也 (张氏在医案前论述说，疟疾虽在少阳，而阳明兼有实热者，亦宜重用生石膏。编者注)。(《医学衷中参西录·石膏解》)

○ 姻家王姓少年，寄居津门，服金鸡纳霜愈疟三次后，又反复。连服前药数次，竟毫无效验。诊其脉，左右皆弦长有力。夫弦为疟脉，其长而有力者，显系有伏暑之热也。为开白虎汤方，重用生石膏二两，又加柴胡、何首乌各二钱，一剂而疟愈。恐未除根，即原方又服一剂，从此而病不反复矣。此方用白虎汤以解伏暑，而又加柴胡、何首乌者，凡外感之证其脉有弦象者，必兼有少阳之病，宜用柴胡清之；而外邪久在少阳，其经必虚，又宜用何首乌补之，二药并用，一扶正，一逐邪也。少阳与阳明并治，是以伏暑愈而疟亦随愈也。后旬日，病者至寓致谢，言从前服西药愈后，仍觉头昏、神瞀、心中烦躁，自服大剂石膏后，顿觉精神清爽，俯仰之间似别有天地，石膏之功用何其弘战。愚曰："石膏为药品中第一良药，真有起死回生之功。然只宜生用，而不可煅用，余屡次登各处医学志报论之详矣。彼西人谓其不堪列于药品者，原其初次未定之论。而崇西法者，至今犹盛传其说，何其大梦犹醒也。"（《医学衷中参西录·论伏暑成疟治法》）

〇 天津鼓楼东，徐姓媪，年近五旬，于季夏得疟疾。

[病因] 勤俭持家，中馈事多躬操，且宅旁设有面粉庄，其饭亦由家出，劳而兼暑，遂至病疟。

[证候] 其病间日一发，先冷后热，其冷甚轻，其热甚剧。恶心懒食，心中时常发热，思食凉物。其脉左部弦硬，右部洪实。大便干燥，小便赤涩，屡次服药无效。

[诊断] 此乃肝胆伏有疟邪，胃腑郁有暑热，暑热疟邪相并而为寒热往来，然寒少热多，此方书所谓阳明热疟也。宜祛其肝胆之邪，兼清其胃腑之热。

[处方] 生石膏（研细）一两。

均分作三包，其未发疟之日，头午用柴胡二钱煎汤送服一包，隔半日许再用开水送服一包，至次日前发疟五小时，再用生姜三钱煎汤送服一包。

[效果] 将药按期服完后，疟疾即愈，心中发热、懒食亦愈。盖石膏善清胃热，兼能清肝胆之热，初次用柴胡煎汤送服者，所以和解少阳之邪也。至三次用生姜煎汤送服者，是防其疟疾将发与太阳相并而生寒也。（《医学衷中参西录·疟疾门·疟疾兼暑热》）

霍　乱

〇 王格言，盐山人，年三十八岁，在天津南开开义聚成铁工厂，于季冬得霍乱证。

[病因] 厂中腊底事务繁杂，劳心过度，暗生内热，又兼因怒激动肝火，怒犹未歇，遽就寝睡，至一点钟时，觉心中扰乱，腹中作疼，移时则吐泻交作，遂成霍乱。

[证候] 心中发热而渴，恶心怔忡，饮水须臾即吐，腹中时疼时止，疼剧时则下泻，泻时异常觉热，偶有小便热亦如斯，有时两腿筋转，然不甚剧，其脉象无力，却无闭塞之象。

[诊断] 霍乱之证，恒有脉象无火而其实际转大热者。即或脉闭身冷显露寒凉之象，亦不可遽以凉断。此证脉象不见有热，而心中热而且渴，二便尤甚觉热，其为内蕴实热无疑。至其脉不见有热象者，以心脏因受毒麻痹，而机关之启闭无力也。拟用大剂寒凉清其内热，而辅以解毒消菌之品。

[处方] 生石膏三两（捣细）、生杭芍八钱、清半夏五钱（温水淘三次）、生怀山药五钱、嫩竹茹三钱（碎的）、甘松二钱、甘草三钱；共煎汤三盅，分三次温服下。每次送服卫生防疫宝丹五十粒。方载后方中。甘松亦名甘松香，即西药中之缬草也。《纲目》谓：马氏《开宝本草》载其主恶气，卒心腹痛满。西人谓其善治转筋，是以为治霍乱要药。且其性善熏痨瘵，诚有解毒除菌之力也。

复诊 将药分两次服完，吐泻、腹疼、转筋诸证皆愈。惟心中犹觉热作渴，二便仍觉发热。诊其脉较前有力，显呈有火之象。盖其心脏至此已不麻痹，启闭之机关灵活，是以脉象更改也。其犹觉热与渴者，因系余火未清，而吐泻之甚者最足伤阴，阴分伤损，最易生热，且善作渴，此不可但治以泻火之凉药也，拟兼投以大滋真阴之品。

[处方] 生怀山药一两、大甘枸杞一两、北沙参一两、离中丹五钱；药共四味，将前三味煎汤一大盅，送服离中丹一半，迟四点钟，再将药渣煎汤一大盅，送服其余一半。离中丹载虚劳喘嗽门叶案中。

[效果] 将药分三次服完，热退渴止，病遂痊愈。

[说明] 霍乱之证，原阴阳俱有。然愚五十年经验以来，知此证属阳，而宜治以凉药者十居其八；此证属阴，而宜治以热药者十居其一；此证属半阴半阳，当凉热之药并用，以调剂其阴阳者，又十居其一。而后世论者，恒以《伤寒论》所载之霍乱为真霍乱，至于以凉药治愈之霍乱，皆系假霍乱，不知《伤寒论》对于霍乱之治法亦非专用热药也。有如其篇第七节云：霍乱，头痛，

发热，身疼痛，热多欲饮水者，五苓散主之；寒多不用水者，理中丸主之。夫既明言热多寒多，是显有寒热可分也。虽所用之五苓散中亦有桂枝而分量独轻，至泽泻、茯苓、猪苓其性皆微凉，其方原不可以热论也。且用显微镜审察此病之菌，系弯曲杆形，是以此证无论凉热，惟审察其传染之毒菌，现弯曲杆形即为霍乱无疑也。至欲细审此病之凉热百不失一，当参观三期七卷霍乱门，及五期六卷论霍乱治法篇，自能临证无误。卫生防疫宝丹方：粉甘草细末十两、细辛细末两半、香白芷细末一两、薄荷冰细末三钱、樟脑所升冰片细末二钱、镜面朱砂三两，将前五味共和泛水为丸，如薏米粒大，晾干忌晒，将朱砂研细为衣，勿令余剩，瓶贮密封。以治霍乱宜服八十粒，不效，迟两三点钟可再服八十粒，无论霍乱凉热，服之皆宜。(《医学衷中参西录·霍乱门·霍乱兼转筋》)

○ 又丁卯季夏，天气炎热非常，愚临睡时偶食西瓜数块，睡至黎明，觉心中扰乱恶心，连吐三次，继又作泻。急服急救回生丹钱许，心中稍安。须臾病又如旧，且觉心中发热，火气上腾，右腿转筋，而身不凉，脉不闭。自知纯系热证。《千金方》治霍乱用治中汤（即理中汤），转筋者加石膏，是霍乱之兼热者原可重用石膏也。遂煎白虎加人参汤一大剂，服后病又稍愈。须臾仍然反复，心中热渴，思食冰。遂买冰若干，分作小块吞之，阅点半钟，约食冰二斤，热渴、吐泻俱止，而病若失矣。此虽因食凉物激动伏暑之热，然吐泻转筋非霍乱而何？上二案皆证之大热者也，若无井泉水与无冰之处，可用鲜梨片或西瓜蘸生石膏细末食之，此愚治寒温之病阳明大热且呕不受药者之方也。究之其病发动之时，其大凉者仍宜先服卫生防疫宝丹，其大热者仍宜先服急救回生丹，因此二药皆能除毒菌、助心脏，使心脏不至受毒麻痹，病自无危险也。(《医学衷中参西录·论霍乱治法》)

鼠 疫

○ 民国十年，黑龙江哈尔滨一带鼠疫盛行，奉天防范甚严，未能传染入境。惟中国银行与江省银行互相交通，鼠疫之毒菌因之有所传染。其行中经理施兰孙者，浙江人，年三十余，发生肺炎性鼠疫，神识时明时愦，恒作谵语，四肢逆冷，心中发热，思食凉物，小便短赤，大便数日未行。其脉沉细而迟，心虽发热，而周身肌肤之热度无异常人，且闭目昏昏似睡，呼之眼微开，此诚《伤寒论》少阴篇所谓但欲寐之景象也。其舌上无苔，干亮如镜，喉中亦干甚，且微觉疼，时作干咳，此乃因燥生热，肾气不能上达，阴阳不相接续，故证象、脉象如此，其为鼠疫无疑也。此证若燥热至于极点，肺叶腐烂，咳吐血水，则不能治矣。犹幸未至其候，急用药调治，尚可挽回。其治之之法，当以润燥清热为主，又必须助其肾气，使之上达，与上焦之阳分相接续而成坎离相济之实用，则脉变洪大，始为吉兆。爰为疏方于下：

生石膏（捣细）三两、知母八钱、生怀山药六钱、野台参五钱、甘草三钱。共煎汤三茶盅，分三次温饮下。

按：此方即拙著《衷中参西录》三期六卷中白虎加人参汤以山药代粳米而又加玄参也。方中之义，用石膏以清外感之实热；用山药、知母、玄参以下滋肾阴、上润肺燥；用人参者，诚以热邪下陷于少阴，遏抑肾气不能上达，而人参补而兼升之力既能助肾气上达，更能助石膏以逐除下陷之热邪，使之上升外散也。且凡阴虚兼有实热者，恒但用白虎汤不能退热，而治以白虎加人参汤始能退热，是人参与石膏并用，原能立复真阴于邪热炽盛之时也。

将药三次服完，身热，脉起，舌上微润，情神亦明了，惟大便犹未通下，内蕴之热犹未尽清。俾即原方再服一剂，其大便遂通下，余热亦遂尽消矣。为此证无结核败血之现象，而有肺燥、舌干、喉疼之征，故可名之为肺炎性鼠疫也。

○ 后又治一人，其病之状况大致皆与前证同，惟其脉之沉细及咽喉之干疼则较前尤甚，仍投以前方，俾用鲜白茅根煎汤，以之代水煎药，及将药煎成，又调入生鸡子黄同服。服后效验异常，因名其方为坎离互根汤。爰将其方详细录出，以备医界之采用。

坎离互根汤：生石膏（捣细）三两、知母八钱、玄参八钱、野台参五钱、生怀山药五钱、甘草二钱、鸡子黄三枚、鲜茅根（切碎）四两。

先将茅根煎数沸，视茅根皆沉水底，取其汤以之代水，煎方中前六味，取汤三盅，分三次温服下。每服一次，调入生鸡子黄一枚。此方比前方多鸡子黄，而又以茅根汤煎药者，因鸡子黄生用善滋肾润肺，而茅根禀少阳最初之气，其性凉而上升，能发起脉象之沉细也。上方乃取《伤寒论》少阴篇黄连阿胶汤与太阳篇白虎加人参汤之义，而合为一方也。黄连阿胶汤原黄连、黄芩、芍药、阿胶、鸡子黄并用。为此时无真阿胶，故以玄参代之；为方中有石膏、知母，可以省去黄连、黄芩诸药。西人调鸡子黄中含有副肾髓质之分泌素，故能大滋肾中真阴，实为黄连阿胶汤中之主药，而不以名汤者，以其宜生调入而不可煎汤也。是以单用此一味，而黄连阿胶汤之功用仍在。至于白虎加人参汤中去粳米，而以生山药代之，以山药之性既能和胃（原方用粳米亦取其和胃），又能助玄参、鸡子黄滋肾也。用白虎汤以解伏气之热，而更加人参者，取人参与石膏并用，最善生津止渴，以解寒温之燥热，而其补益之力，又能入于下焦，以助肾气之上达，俾其阴阳之气相接续，其脉之微细者可变为洪大，而邪可外透矣。继又服之，脉之洪大者渐臻于和平，而病即痊愈矣。

咳嗽者，加川贝母三钱；咽喉疼者，加射干三钱；呕吐血水者，加三七细末二钱，犀角、羚羊角细末各一钱，三味和匀，分三次送服，无力者但用三七亦可。其大便不实者，宜斟酌缓服。若大便滑泻者，非下焦有寒，实因小便不利，宜服拙拟滋阴清燥汤，滑泻止后，再服前方，又宜将方中石膏减作二两，生山药倍作一两，缓缓与服。其脉象间有不微细迟缓，而近于洪数者，此乃鼠疫之最轻者，治以此方，一服当即速愈。总之，此证燥热愈甚，则脉愈迟弱，身转不热，若服药后脉起身热，则病机已向愈矣。愚初治此证时，曾但用白虎加人参汤，以生山药代粳米，治愈后，拟得此方，奏效尤捷。

（《医学衷中参西录·论鼠疫之原因及治法》）

砒霜中毒

〇 又在籍时，本村东邻张氏女因家庭勃豀，怒吞砒石，未移时，作呕吐。其兄疑其偷食毒物。诡言无他，惟服皂矾少许耳。其兄闻其言，急来询解救之方。愚曰皂矾原系硫氧与铁化合，分毫无毒，呕吐数次即愈，断无闪失，但恐未必是皂矾耳。须再切问之。其兄去后，迟约三点钟复来，言此时腹中绞疼，危急万分，始实言所吞者是砒石，非皂矾也。急令买生石膏细末二两，用凉水送下。乃村中无药铺，遂至做豆腐家买得生石膏，轧细末，凉水送下，腹疼顿止。犹觉腹中烧热，再用生石膏细末半斤，煮汤两大碗，徐徐饮之，尽剂而愈。后又遇吞洋火中毒者，治以生石膏亦愈，然以其毒缓，但煎汤饮之，无用送服其细末也。（《医学衷中参西录·石膏生用直同金丹服用即同鸩毒说》）

第二节　妇科医案

热入血室

○ 南皮张文襄公第十公子温卿夫人，年三十余。十年前，恒觉少腹切疼。英女医谓系子宫炎证，用药数次无效。继乃谓此病如欲除根，须用手术剖割，将生炎之处其腐烂者去净，然后敷药能愈。病人惧而辞之。后至奉，又延东女医治疗，用坐药兼内服药，数年稍愈，至壬戌夏令，病浸增剧，时时疼痛，间下脓血。癸亥正初，延愚诊治。其脉弦而有力，尺脉尤甚。自言疼处觉热，以凉手熨之稍愈。上焦亦时觉烦躁。恍悟此证，当系曾受外感热入血室，医者不知，治以小柴胡汤加石膏，外感虽解，而血室之热未清。或伏气下陷入于血室，阻塞气化，久而生热，以致子宫生炎，浸至溃烂，脓血下注。为疏方，用金银花、乳香、没药、甘草以解其毒，天花粉、知母、玄参以清其热，复本小柴胡汤之义，少加柴胡提其下陷之热上出，诸药煎汤，送服三七细末二钱，以化腐生新。连服三剂病似稍轻，其热仍不少退。因思此证，原系外感稽留之热，非石膏不能解也。遂于原方中加生石膏一两，后渐加至二两，连服数剂，热退强半，疼亦大减。遂去石膏，服数剂渐将凉药减少，复少加健胃之品，共服药三十剂痊愈。

后在天津治冯氏妇此证，亦用此方。中有柴胡，即觉脓血不下行，后减去柴胡，为之治愈。（《医学衷中参西录·石膏解》）

妊娠恶阻

○ 广平县教员吕子融夫人，年二十余，因恶阻呕吐甚剧。九日之间饮水或少存，食物则尽吐出。时方归宁，其父母见其病剧，送还其家，医者皆以为不可治。时愚初至广平寓学舍中，子融固不知愚能医也。因晓之曰："恶阻焉有不可治者，亦视用药何如耳。"子融遂延为诊视，脉象有力，舌有黄苔，询其心中发热，知系夹杂外感，遂先用生石膏两半，煎汤一茶杯，防其呕吐，徐徐温饮下，热稍退。继用生赭石二两，煎汤一大茶杯，分两次温饮下，觉行至下脘作疼，不复下行转而上逆吐出，知其下脘所结甚坚，原非轻剂所能通。亦用生赭石细末四两，从中再罗出极细末一两，将余三两煎汤，送服其极细末，其结遂开，从此饮食顺利，及期而产。(《医学衷中参西录·赭石解》)

妊娠伤寒

○ 曾治一妇人，妊过五月，得伤寒证，八九日间脉象洪实，心中热而烦躁，大便自病后未行，其脐上似有结粪，按之微疼，因其内热过甚，先用白虎加人参汤清之，连服两剂内热颇见轻减，而脐上似益高肿，不按亦疼，知非服降下之药不可也。然从前服白虎加人参汤两剂，知其大便虽结不至甚燥，治以降下之轻剂当可奏效，为疏方，用大黄、野台参各三钱，真阿胶(不炒，另炖兑服)、天冬各五钱，煎汤服下，即觉脐上开通，过一点钟，疼处即不疼矣。又迟点半钟，下结粪十余枚，后代溏粪，遂觉霍然痊愈，后其胎气亦无所损，届期举子矣。至方中之义，大黄能下结粪，有人参以驾驭之，则不至于伤胎。又辅以阿胶，取其既善保胎，又善润肠，则大便之燥者可以不燥矣。用天冬者，取其凉润微辛之性(细嚼之实有辛味)，最能下行以润燥开瘀，兼以解人参之热也(张锡纯在论述妊娠用承气汤时于本案前特别指出，至于妊妇外感热实，大便燥结者，承气汤亦不妨用，《内经》所谓"有故无殒，亦无殒也。"然此中须有斟酌，以上所列方中诸药，芒硝断不可用，至赭石则三月以前可用，三月以后不可用，其余虽皆可用，然究宜先以白虎汤或白虎加人参汤代承气，即不能完全治愈，后再用承气时亦易奏效也。编者注)。(《医学衷中参西录·阳明病三承气汤证》)

○ 一妊妇，伤寒两三日。脉洪滑异常，精神昏愦，间作谵语，舌苔白而甚厚。为开寒解汤方[寒解汤：生石膏一两、知母八钱、连翘一钱五分、蝉蜕一钱五分。主治周身壮热，心中热而且渴，舌上苔白欲黄，其脉洪滑。或头犹觉疼，周身犹有拘束之意者。或问：此汤为发表之剂，而重用石膏、知母，微用连翘、蝉蜕，何以能得汗？答曰：用此方者，特恐其诊脉不真，审证不确耳。果如方下所注脉证，服之覆杯可汗，毋庸虑此方之不效也。盖脉洪滑而渴，阳明腑热已实，原是白虎汤证。特因头或微疼，外表犹似拘束，是犹有一分太阳流连未去。故方中重用石膏、知母以清胃腑之热；而复少用连翘、蝉蜕之善达表者，引胃中化而欲散之热，仍还太阳作汗而解。斯乃调剂阴阳，听其自汗，非强发其汗也。况石膏性凉(《本经》谓其微寒即凉也）味微辛，有实热者，单服之即能汗乎。编者注]，有一医者在座，问方中之意何居？愚曰：欲汗解耳。曰此方能汗解乎？愚曰：此方遇此证，服之自能出汗。若泛作汗解之药服之，不能汗也。饮下须臾，汗出而愈，医者讶为奇异。(《医学衷中参西录·治温病方·寒解汤》)

○ 又治一妊妇伤寒三日，脉洪滑异常，右脉关前兼浮，舌苔白厚，精神昏愦，间作谵语，为开寒解汤方。有一医者在座，问方中之意何居？答曰："欲汗解耳。"问此方能得汗乎？曰："此方用于此等证脉，必能得汗。若泛作汗解之药服之，不能汗也。"饮下须臾汗出而愈。医者讶为奇异。愚因晓之曰："此方在拙著《衷中参西录》中，原治寒温证周身壮热，心中热而且渴，舌苔白而欲黄，其脉洪滑或兼浮，或头犹觉疼，或周身犹有拘束之意者。果如方下所注证脉，服之覆杯可汗，毋庸虑其不效也。盖脉象洪滑，阳明腑热已实，原是白虎汤证。至洪滑兼浮，舌苔犹白，是仍有些些表证未罢。故方中重用石膏、知母以清胃腑之热，复少用连翘、蝉蜕之善达表者，引胃中化而欲散之热仍还于表，作汗而解。斯乃调剂阴阳，听其自汗，非强发其汗也。"医者闻之甚悦服。(《医学衷中参西录·伤寒风温始终皆宜汗解说》)

妊娠温病

○ 天津北阁西，董绍轩街长之夫人，年三十四岁，怀妊，感受温病兼有痰作喘。

[病因] 受妊已逾八月，心中常常发热。时当季春，喜在院中乘凉，为风袭遂成此证。

[证候] 喘息有声，呼吸迫促异常，昼夜不能少卧，心中烦躁，舌苔白厚欲黄。左右寸脉皆洪实异常，两尺则按之不实，其数八至。大便干燥，小便赤涩。

[诊断] 此证前因医者欲治其喘，屡次用麻黄发之。致其元气将脱，又兼外感之热已入阳明。其实热与外感之气相并上冲，是以其脉上盛下虚，喘逆若斯迫促，脉七至即为绝脉，今竟八至恐难挽回。欲辞不治而病家再三恳求，遂勉为拟方。以清其热，止其喘，挽救其气化之将脱。

[处方] 净萸肉一两、生怀地黄一两、生龙骨（捣碎）一两、生牡蛎（捣碎）

一两。

将四味煎汤，送服生石膏细末三钱，迟五点钟若热犹不退。煎渣再服，仍送服生石膏细末三钱。

复诊 服药头煎、次煎后，喘愈强半，遂能卧眠，迨至黎明胎忽滑下，且系死胎。再诊其脉较前更数，一息九至，然不若从前之滑实，而尺脉则按之即无。其喘似又稍剧，其心中烦躁依旧，且觉怔忡，不能支持。此乃肝肾阴分大亏，不能维系阳分而气化欲涣散也。当峻补肝肾之阴，兼清外感未尽之余热。

[**处方**]生怀山药六两、玄参两半、熟鸡子黄（捻碎）六个、真西洋参（捣为粗末）二钱。

先将山药煎十余沸，再入玄参、鸡子黄煎汤一大碗，分多次徐徐温饮下。每饮一次，送服洋参末少许，饮完再煎渣取汤接续饮之，洋参末亦分多次送服，勿令余剩。

三诊 翌日又为诊视，其脉已减去三至为六至，尺脉按之有根，知其病已回生。问其心中已不怔忡，惟其心中犹觉发热，此非外感之热，乃真阴未复之热也。当纯用大滋真阴之品以复其阴。

[**处方**]玄参三两、生怀山药两半、当归四钱、真西洋参（捣为粗末）二钱。

将前三味共煎汤一大碗，分多次温饮下。每饮一次送服洋参末少许。

[**四诊**]前方服一剂，心中已不觉热，惟腹中作疼，问其恶露所下甚少，当系瘀血作疼。治以化瘀血之品，其疼当自愈。

[**处方**]生怀山药一两、当归五钱、怀牛膝五钱、生鸡内金（黄色的捣）二钱。桃仁二钱、红花钱半、真西洋参（捣为粗末）二钱。将前六味共煎汤一大盅，送服洋参末一半，至煎渣服时再送服余一半。

[**效果**]前方日服一剂，服两日病遂痊愈。

[**或问**]他方用石膏皆与诸药同煎，此证何以独将石膏为末送服？答曰：石膏原为石质重坠之品，此证之喘息迫促，呼吸惟在喉间，分毫不能下达，几有将脱之势。石膏为末服之，欲借其重坠之力以引气下达也。且石膏末服，其退热之力一钱可抵半两，此乃屡经自服以试验之。而确能知其如斯，此证一日服石膏末至六钱，大热始退。若用生石膏三两，同诸药煎汤，病家将不敢服，此为救人计，不得不委曲以行其术也。

[或问]产后忌用寒凉，第三方用于流产之后，方中玄参重用三两，独不虑其过于苦寒乎？答曰：玄参细嚼之其味甘而微苦，原甘凉滋阴之品，实非苦寒之药。是以《神农本草经》谓其微寒，善治产乳余疾，故产后忌用凉药而玄参则毫无所忌也。且后世本草谓大便滑泻者忌之，因误认其为苦寒也。而此证服过三两玄参之后，大便仍然干燥，则玄参之性可知矣。

[或问]此证之胎已逾八月，即系流产，其胎应活，何以产下竟为死胎？答曰：胎在腹中，原有脐呼吸，实借母之呼吸以为呼吸，是以凡受妊者其吸入之气，可由任脉以达于胎儿脐中。此证因吸入之气分毫不能下达，则胎失所荫，所以不能资生也。为其不能资生，所以下降，此非因服药而下降也。

（《医学衷中参西录·妇女科·怀妊得温病兼痰喘》）

○ 天津一区橘街，张氏妇，年近三旬，怀妊，受温病兼下痢。

[病因]受妊已六个月，心中恒觉发热，继因其夫本为显宦，时事变革，骤尔赋闲，遂致激动肝火，其热益甚，又薄为外感所束，遂致温而兼痢。

[证候]表里俱壮热无汗，心中热极，思饮冰水，其家人不敢予。舌苔干而黄，频饮水不濡润，腹中常觉疼坠，下痢赤多白少，间杂以鲜血，一昼夜十余次。其脉左部弦长，右部洪滑，皆重诊有力，一息五至。

[诊断]其脉左部弦长有力者，肝胆之火炽盛也。惟其肝胆之火炽盛下迫，是以不但下痢赤白，且又兼下鲜血，腹疼下坠。为其右部洪滑有力，知温热已入阳明之腑，是以舌苔干黄，心为热迫，思饮冰水。所犹喜者脉象虽热，不至甚数，且又流利无滞，胎气可保无恙也。宜治以白虎加人参汤以解温病之热，而更重用芍药以代方中知母，则肝热能清而痢亦可愈矣。

[处方]生石膏三两（捣细）、大潞参五钱、生杭芍一两、粳米五钱、甘草三钱；共煎汤三盅，分三次温饮下。

复诊　将药分三次服完，表里之热已退强半，痢愈十之七八，腹中疼坠亦大轻减，舌苔由黄变白，已有津液，脉象仍然有力而较前则和缓矣。遂即原方为之加减，俾再服之。

[处方]生石膏二两（捣细）、大潞参三钱、生怀山药八钱、生杭芍六钱、白头翁四钱、秦皮三钱、甘草二钱；共煎汤三盅，分三次温饮下。

[方解]按此方即白虎加人参汤与白头翁汤相并为一方也。为方中有芍

药、山药是以白虎加人参汤中可省去知母、粳米；为白虎加人参汤中之石膏可抵黄连、黄柏，是以白头翁汤中只用白头翁、秦皮，合用之则一半治温，一半治痢，安排周匝，步伍整齐，当可奏效。

[**效果**] 将药如法服两剂，病遂痊愈。

[**或问**]《伤寒论》用白虎汤之方定例，汗吐下后加人参，渴者加人参。此案之证非当汗吐下后，亦未言渴，何以案中两次用白虎皆加人参乎？答曰：此案证兼下痢，下痢亦下之类也。其舌苔干黄毫无津液，舌干无液亦渴之类也。且其温病之热，不但入胃，更随下痢陷至下焦永无出路。惟人参与石膏并用，实能升举其下陷之温热而清解消散之，不至久留下焦以耗真阴。况此证温病与下痢相助为虐，实有累于胎气，几至于莫能支，加人参于白虎汤中，亦所以保其胎气使无意外之虞也。(《医学衷中参西录·妇女科·怀妊得温病兼下痢》)

○ 长安县尹，何麟皋君夫人，年三十二岁，受妊五月，于孟秋感受温病。

[**病因**] 怀妊畏热，夜眠当窗，未上窗幔，自窗纱透风，感冒成温。

[**证候**] 初病时调治失宜，温热传里，阳明腑实，延医数人皆言病原当用大凉之药，因怀妊实不敢轻用，继延愚为诊视，见其面红气粗，舌苔白厚，中心已黄，大便干燥，小便短赤。诊其脉左右皆洪滑而实，一息五至强。

[**诊断**] 据此证状脉象观之，不但阳明胃腑之热甚实，即肝胆之热亦甚盛。想其未病之前必曾怒动肝火，若不急清其热，势将迫血妄行，危险即在目前。病家曰：先生之言诚然，今听先生用药，不知可保无虞否？答曰：此当治以白虎加人参汤，以白虎汤解其热，加参以保其胎，听吾用药可保万全无虞。病家闻此言深相信服，遂为疏方俾急服之。

[**处方**] 生石膏三两（捣细）、野党参四钱、生怀地黄一两、生怀山药一两、生杭芍五钱、甘草三钱；共煎汤三盅，分三次温服下。

[**方解**] 按此方虽非白虎加人参汤原方，而实以生地黄代知母，以生山药代粳米，而外加芍药也。盖知母地黄同能滋阴退热，而知母性滑，地黄则饶有补肾之力（八味丸中干地黄即药房之中生地黄）；粳米与山药皆有浓汁能和胃，而粳米汁浓而不黏，山药之汁浓而且黏，大有固肾之力。如此通变原方，自于胎妊大有益也。外加芍药者，欲借之以清肝胆之热也。

复诊 将药分三次服完，翌日午前大便通下一次，热已退十之七八，脉象已非洪实，仍然有力，心中仍觉发热，拟再用凉润滋阴之品清之。

[**处方**] 玄参一两、生怀地黄一两、天花粉五钱、生杭芍五钱、鲜茅根四钱、甘草二钱；共煎汤两盅，分两次温服下。

[**效果**] 将药煎服两剂，病遂霍然痊愈。

[**说明**] 凡外感有热之证，皆右部之脉盛于左部之脉，至阳明腑实之证，尤必显然于右部见之。因胃腑之脉原候于右关也。今此证为阳明腑实，其右部之脉洪滑而实宜矣。而左部之脉亦现此象，是以知其未病之先肝中先有郁热，继为外感之热所激，则勃然发动而亦现洪滑而实之脉象也。(《医学衷中参西录·妇女科·怀妊受温病》)

产后温病

○ 天津一区，李氏妇，年二十七岁，于中秋节后得温病。

[**病因**] 产后六日，更衣入厕，受风。

[**证候**] 自厕返后，觉周身发冷，更数小时，冷已又复发热，自用生姜、红糖煎汤乘热饮之，周身得汗稍愈，至汗解而其热如故。迁延两日热益盛，心中烦躁作渴。急延愚为诊视，见其满面火色，且微喘，诊其脉象洪实，右部尤甚，一分钟九十三至。舌苔满布白而微黄，大便自病后未行。

[**诊断**] 此乃产后阴虚生内热，略为外感拘束而即成温病也。其心中烦躁而渴者，因产后肾阴虚损，不能上达舌本，且不能与心火相济也。其微喘者，因肾虚不能纳气也。其舌苔白而微黄者，热已入阳明之腑也。其脉洪实兼数者，此阳明腑热已实，又有阴虚之象也。宜治以白虎加人参汤，更少为变通之，方于产后无碍。

[**处方**] 生石膏三两（捣细）、野台参四钱、玄参一两、生怀山药八钱、甘草三钱；共煎汤三盅，分三次温饮下。

[**方解**] 按此方即白虎加人参汤，以玄参代知母，生山药代粳米也。《伤寒》书中用白虎汤之定例，汗吐下后加人参，以其虚也；渴者加人参，以其津液不上潮也，至产后则虚之尤虚，且又作渴，其宜加人参明矣。至以玄参代知母者，因玄参《神农本草经》原谓其治产乳余疾也。以生山药代粳米者，因山药之甘温既能代粳米和胃，而其所含多量之蛋白质，更能补益产后者之

肾虚也。如此变通，其方虽在产后用之，可毫无妨碍，况石膏《本经》原谓其微寒，且明载其主产乳乎。

复诊 服药一剂，热退强半，渴喘皆愈。脉象已近和平，大便犹未通下。宜大滋真阴以退其余热，而复少加补气之药佐之。诚以气旺则血易生，即真阴易复也。

[**处方**] 玄参二钱、野党参五钱；共煎汤两盅，分两次温饮下。

[**效果**] 将药煎服两剂，大便通下，病遂痊愈。(《医学衷中参西录·妇女科·产后温病》)

○ 徐氏案中载有陆炳若之夫人，产后感风热瘀血未尽。医者执产后属虚寒之说，用干姜、熟地治之，汗出而身热如炭，唇燥舌紫，仍用前药。余斯日偶步田间，近炳若之居，趋迎求诊。余曰产后血枯火炽，又加风热刚燥滋腻之品，益火塞窍，凶危立见，非石膏则阳明之盛不解。遵仲景法用竹皮、石膏等药。余归而他医至，笑且非之，谓自古无产后用石膏之理。此益生平未见仲景方也，其母素信余，力主服之，一剂而醒，俾用原方再服一剂痊愈。观徐氏此案所谓遵仲景法，用竹皮、石膏等药，非即指竹皮大丸而言乎！徐氏为清中叶名医，其遇产后外感热证，即仿用竹皮大丸，则经文中所谓乳中者，非即产后二字之代名词乎！(《医学衷中参西录·答王隆骧君石膏生用煅用之研究》)

外阴如火炙

○ 奉天小北关袁姓少妇，小便处常若火炙，有时觉腹中之气下坠，则炙热益甚。诊其脉关前微弱，关后重按又似有力。其呼吸恒觉短气，心中时或发热。知其素有外感伏邪，久而化热；又因胸中大气下陷，伏邪亦随之下陷也。治以升陷汤（生黄芪六钱、知母三钱、柴胡一钱五分、桔梗一钱五分、升麻一钱；治胸中大气下陷，气短不足以息。或努力呼吸，有似乎喘。或气息将停，危在顷刻；气分虚极下陷者，酌加人参数钱，或再加山茱萸数钱，以收敛气分之耗散，使升者不至复陷更佳；若大气下陷过甚，至少腹下坠，或更作疼者，宜将升麻改用一钱半或倍作二钱。编者注）加生石膏八钱，后渐加至二两，服药旬日痊愈。(《医学衷中参西录·大气诠》)

感　冒

○ 长子荫潮，七岁时，感冒风寒，四五日间，身大热，舌苔黄而带黑。孺子苦服药，强与之即呕吐不止。遂单用生石膏两许，煎取清汤，分三次温饮下，病稍愈。又煎生石膏二两，亦徐徐温饮下，病又见愈。又煎生石膏三两，徐徐饮下如前，病遂痊愈。

○ 夫以七岁孺子，约一昼夜间，共用生石膏六两，病愈后饮食有加，毫无寒中之弊，则石膏果大寒乎？抑微寒乎？此系愚初次重用石膏也。故第一次只用一两，且分三次服下，犹未确知石膏之性也。世之不敢重用石膏者，何妨若愚之试验加多以尽石膏之能力乎（《医学衷中参西录·治伤寒温病同用方·仙露汤》中也录有本案，编者注）。（《医学衷中参西录·石膏解》）

○ 抚顺姚旅长公子，年九岁，因有外感实热久留不去，变为虚劳咳嗽证。

[病因] 从前曾受外感，热入阳明。医者纯用甘寒之药清之，致病愈之后，犹有些些余热稽留脏腑，久之阴分亏耗，浸成虚劳咳嗽证。

[证候] 心中常常发热，有时身亦觉热，懒于饮食，咳嗽频吐痰涎，身体瘦弱。屡服清热宁嗽之药，即稍效病仍反复，其脉象弦数，右部尤弦而兼硬。

[诊断] 其脉象弦数者，热久涸阴血液亏损也。其右部弦而兼硬者，从前外感之余热，犹留滞于阳明之腑也。至其咳嗽吐痰，亦热久伤肺之现象也。欲治此证，当以清其阳明余热为初步，热清之后，再用药滋养其真阴，病根自不难除矣。

[处方] 生石膏（捣细）两半、大潞参三钱、玄参五钱、生怀山药五钱、鲜茅根三钱、甘草二钱；共煎汤一盅半，分两次温饮下。若无鲜茅根时，可用鲜芦根代之。

[方解] 此方即白虎加人参汤以玄参代知母，生山药代粳米，而又加鲜茅根也。盖阳明久郁之邪热，非白虎加人参汤不能清之，为其病久阴亏，故又将原方少为变通，使之兼能滋阴也。加鲜茅根者，取其具有升发透达之性，

与石膏并用，能清热兼能散热也。

复诊 将药煎服两剂，身心之热大减，咳嗽吐痰已愈强半，脉象亦较前和平。知外邪之热已清，宜再用药专滋其阴分，俾阴分充足自能尽消其余热也。

[**处方**] 生怀山药一两、大甘枸杞八钱、生怀地黄五钱、玄参四钱、沙参四钱、生杭芍三钱、生远志二钱、白术二钱、生鸡内金（黄色的捣）二钱、甘草钱半；共煎汤一盅，温服。

[**效果**] 将药连服三剂，饮食加多，诸病皆愈。

[**方解**] 陆九芝谓："凡外感实热之证，最忌但用甘寒滞泥之药治之。其病纵治愈，亦恒稽留余热；永锢闭于脏腑之中，不能消散，致热久耗阴，浸成虚劳，不能救药者多矣。"此诚见道之言也。而愚遇此等证，其虚劳不至过甚，且脉象仍有力者，恒治以白虎加人参汤，复略为变通，使之退实热兼能退虚热，约皆可随手奏效也。（《医学衷中参西录·虚劳喘嗽门·虚劳咳嗽兼外感实热证》）

伤　　寒

○ 一童子年十三，于孟冬得伤寒证。七八日间，喘息鼻煽动，精神昏愦，时作谵语，所言者皆劳力之事。其脉微细而数，按之无力。欲视其舌，干缩不能外伸，启齿探视，舌皮有瘢点作黑色，似苔非苔，频饮凉水，毫无濡润之意。愚曰：此病必得之劳力之余，胸中大气下陷，故津液不能上潮，气陷不能托火外出，故脉道瘀塞。不然何以脉象若是，恣饮凉水而不滑泻乎？遂治以白虎加人参以山药代粳米汤（白虎加人参以山药代粳米汤：生石膏三两、知母一两、人参六钱、生山药六钱、粉甘草三钱。上五味，用水五盅，煎取清汁三盅，先温服一盅，病愈者，停后服。若未痊愈者，过两点钟，再服一盅。治寒温实热已入阳明之腑，燥渴嗜饮凉水，脉象细数者。编者注），煎汁一大碗，徐徐温饮下，一昼夜间连进二剂，其病遂愈。

又按：脉虚数而舌干者，大便虽多日不行，断无可下之理，即舌苔黄而且黑亦不可下。惟按上所载治法，使其大便徐徐自通，方为稳善。若大便通后，而火犹炽，舌仍干者，可用潞参一两，玄参二两煮汁，徐徐饮之，以舌润火退为度。若或因服药失宜，大便通后，遂滑泻，其虚火上逆，舌仍干者，可用拙拟滋阴固下汤（滋阴固下汤：生山药两半、怀熟地两半、野台参八钱、滑石五钱、生杭芍五钱、甘草二钱、酸石榴连皮捣烂一个。上药七味，用水五盅，先煎酸石榴十余沸，去滓再入诸药，煎汤两盅，分二次温饮下。若无酸石榴，可用煅牡蛎一两代之。汗多者，加山萸肉六钱。治前证服药后，外感之火已消，而渴与泻仍未痊愈，或因服开破之药伤其气分，致滑泻不止；其人或兼喘逆，或兼咳嗽，或自汗，或心中怔忡者，皆宜急服此汤。编者注）去滑石，加沙参数钱。若其为日既久，外感之火全消，而舌干神昏，或呼吸之间，常若气不舒，而时作太息者，此大气因服药下陷，病虽愈而不能自复也。宜单用人参两许煎汤服之，或少加柴胡亦可。若微有余热，可加玄参佐之（《医学衷中参西录·石膏解》中也录有本案，编者注）。（《医学衷中参西录·治伤寒温病同用方·白虎加人参以山药代粳米汤》）

○ 曾治奉天同善堂中孤儿院刘小四，年八岁。孟秋患温病，医治十余日，病益加剧。表里大热，喘息迫促，脉象洪数，重按有力，知犹可治。问其大便，两日未行，投以大剂白虎汤，重用生石膏二两半，用生山药一两以代方中粳米。且为其喘息迫促，肺中伏邪，又加薄荷叶一钱半以清之。俾煎汤两茶盅，作两次温饮下，一剂病愈强半，又服一剂痊愈（张氏在医案前论述说，外感痰喘，宜投以《金匮》小青龙加石膏汤。若其外感之热，已入阳明之腑，而小青龙中之麻、桂、姜、辛诸药，实不宜用。编者注）。（《医学衷中参西录·石膏解》）

温　病

○ 本村崔姓童子，年十一岁。其家本业农，因麦秋忙甚，虽幼童亦作劳田间，力薄不堪重劳，遂得温病。手足扰动，不能安卧，谵语不休，所言者皆劳力之事，昼夜目不能瞑，脉虽有力，却非洪实。拟投以白虎加人参汤，又虑小儿少阳之体，外邪方炽，不宜遽用人参，遂用生石膏两半、蝉蜕一钱。煎服后诸病如故，复来询方，且言其苦于服药，昨所服者呕吐将半。愚曰："单用生石膏二两，煎取清汤，徐徐温饮之，即可不吐。"乃如言服之，病仍不愈。再为诊视，脉微热退，谵语益甚，精神昏昏，不省人事。急用野台参两半，生石膏二两，煎汁一大碗，分数次温饮下，身热脉起，目遂得瞑，手足稍安，仍作谵语。又于原渣加生石膏、麦冬各一两，煎汤两盅，分两次温饮下，降大便一次，其色甚黑，病遂愈。

按：治此证及上证（指县治西曾家庄丁叟，年过六旬，于孟冬得伤寒证。五六日间，廷愚诊视，其脉洪滑，按之亦似有力，表里俱觉发热，间作呻吟，气息微喘，投以白虎汤一剂，大热稍减。再诊其脉，或七八动一止，或十余动一止，两手皆然，重按无力，遂于原方中加人参八钱，兼师炙甘草汤中重用干地黄之意，以生地代知母，煎汁两茶杯，分二次温饮下，脉即调匀，且较前有力，而热仍如故。又将方中石膏加倍，煎汤一大碗，俾徐徐温饮下，尽剂而愈。编者注）之时，愚习用白虎汤，犹未习用白虎加人参汤也。经此两证后，凡其人年过六旬，及劳心劳力之余，患寒温证，而宜用白虎汤者必加人参。且统观以上三案，未用参之先，皆病势垂危，甫加参于所服药中，即转危为安，用之得当功效何其捷哉。（《医学衷中参西录·人参解》）

〇 沧州河务局科员赵春山之幼子，年五岁，因感受温病发痉，昏昏似睡，呼之不应，举家惧甚，恐不能救。其脉甚有力，肌肤发热。因晓之曰："此证因温病之气循督脉上行，伤其脑部，是以发痉，昏昏若睡，即西人所谓脑脊髓炎也。病状虽危，易治也。"遂单用羚羊角二钱，煎汤一盅，连次灌下，发痉遂愈，而精神亦明了矣。继用生石膏、玄参各一两，薄荷叶、连翘各一钱，煎汤一大盅，分数次温饮下，一剂而脉静身凉矣。盖痉之发由于督脉，因督脉上统脑髓神经也（督脉实为脑髓神经之根本）。羚羊之角乃其督脉所生，是以善清督脉与神经之热也。（《医学衷中参西录·羚羊角辨》）

〇 奉天南关马姓幼女，于端午节前得温病，医治旬日病益增剧，周身灼热，精神恍惚，烦躁不安，形势危殆，其脉确有实热，而至数嫌其过数。盖因久经外感灼热而阴分亏损。遂用生石膏两半、生山药一两（单用此二味，取其易服），煮浓汁两茶盅，徐徐与之。连进两剂，灼热已退，从前两日未大便，至此大便亦通，而仍有烦躁不安之意，遂用阿司匹林二分，同白糖钱许，开水冲化服之，周身微汗，透出白痧满身而愈。

或问：外感之证，在表者当解其表，由表而传里者当清其里。今此证先清其里，后复解其表者何也？答曰：子所论者治伤寒则然也。而温病恒表里毗连，因此表里之界线不清。其证有当日得之者，有表未罢而即传于里者，有传里多日而表证仍未罢者。究其所以然之故，多因此证内有伏气，又薄受外感，伏气因感而发。一则自内而外，一则自外而内，以致表里混淆。后世治温者，恒不以六经立论，而以三焦立论，彼亦非尽无见也。是以愚对于此证有重在解表，而兼用清里之药者，有重在清里而兼用解表之药者，有其证似犹可解表，因脉数烦躁，遂变通其方，先清其里而后解其表者。如此则服药不至瞑眩，而其病亦易愈也。上所治之案，盖准此义。试观解表于清里之后，而白㾦又可表出，是知临证者，原可变通因心，不必拘于一端也。(《医学衷中参西录·临证随笔》)

○ 奉天小南关马氏幼女，年六七岁，得温病，屡经医治，旬余病势益进，亦遂委之于命，不复治疗。适其族家有幼子得险证，经愚治愈，因转念其女病犹可治，殷勤相求。其脉象数而有力，肌肤热而干涩，卧床上辗转不安，其心中似甚烦躁。以为病久阴亏，不堪外感之灼热，或其㾦疹之毒伏藏于内，久未透出，是以其病之现状如是也。问其大便，数日一行。遂为疏方，生石膏细末二两，潞党参四钱，玄参、天冬、知母、生怀山药各五钱，连翘、甘草各二钱，蝉蜕一钱，煎汤两盅，分数次温饮下。连服二剂，大热已退，大便通下，其精神仍似骚扰不安。再诊其脉，较前无力而浮。疑其病已还表，其余热当可汗解，用西药阿司匹林二分强，和白蔗糖水冲服下。周身微汗，透出白㾦若干而愈。乃知其从前辗转骚扰不安者，因其白㾦未发出也。为每剂中皆有透表之品，故其病易还表，而其㾦疹之毒复亦易随发汗之药透出也。(《医学衷中参西录·治幼年温热证宜预防其出㾦疹》)

○ 辽宁小南关柴市旁，赫姓幼子，年五岁，得风温兼喘促证。

[病因] 季春下旬，在外边嬉戏，出汗受风，遂成温病。医治失宜，七八日间又添喘促。

[证候] 面红身热，喘息极迫促，痰声辘辘，目似不瞬。脉象浮滑，重按有力。指有紫纹，上透气关，启口视其舌，苔白而润。问其二便，言大便两日未行，小便微黄，然甚通利。

[诊断] 观此证状况已危至极点，然脉象见滑，虽主有痰亦足征阴分充足。且视其身体胖壮，知犹可治，宜用《金匮》小青龙加石膏汤，再加杏仁、川贝以利其肺气。

[处方] 麻黄一钱、桂枝尖一钱、生杭芍三钱、清半夏二钱、杏仁（去皮捣碎）二钱、川贝母二钱（捣碎）、五味子一钱（捣碎）、干姜六分、细辛六分、生石膏一两（捣细）；共煎汤一大盅，分两次温服下。

[方解]《金匮》小青龙加石膏汤，原治肺胀，咳而上气，烦躁而喘，然其石膏之分量，仅为麻、桂三分之二（《金匮》小青龙加石膏汤，其石膏之

分量原有差误），而此方中之生石膏则十倍于麻、桂，诚以其面红身热，脉象有力，若不如此重用石膏，则麻、桂、姜、辛之热即不能用矣。又《伤寒论》小青龙汤加减之例，喘者去麻黄加杏仁，今加杏仁而不去麻黄者，因重用生石膏以监制麻黄，则麻黄即可不去也。

[复诊]　将药服尽一剂，喘愈强半，痰犹壅盛，肌肤犹灼热，大便犹未通下，脉象仍有力，拟再治以清热利痰之品。

[处方]　生石膏二两（捣细）、栝蒌仁二两（炒捣）、生赭石一两（轧细）；共煎汤两盅，分三次徐徐温饮下。

[效果]　将药分三次服完，火退痰消，大便通下，病遂痊愈。

[说明]　此案曾登于《全国名医验案类编》，何廉臣评此案云："风温犯肺，肺胀喘促，小儿尤多，病最危险，儿科专家，往往称为马脾风者此也。此案断定为外寒束内热，仿《金匮》小青龙加石膏汤，再加贝母开豁清泄，接方用二石、蒌仁等清镇滑降而痊。先开后降，步骤井然。惟五岁小儿能受如此重量，可见北方风气刚强，体质苗实，不比南方人之体质柔弱也。正惟能受重剂，故能奏速功。"

观何廉臣评语，虽亦推奖此案，而究嫌药量过重，致有南北分别之设想。不知此案药方之分量若作一次服，以治五岁孺子诚为过重。若分作三次服，则无论南北，凡身体胖壮之孺子皆可服也。试观近今新出之医书，治产后温病，有一剂用生石膏半斤者矣，曾见于刘蔚楚君《证治丛录》，刘君原广东香山人也。治鼠疫病亦有一剂用生石膏半斤者矣，曾见于李健颐君《鼠疫新篇》，李君原福建平潭人也。若在北方治此等证，岂药之分量可再加增乎？由此知医者之治病用药，不可定存南北之见也。且愚亦尝南至汉皋矣，曾在彼处临证处方，未觉有异于北方，惟用发表之剂则南方出汗较易，其分量自宜从轻。然此乃地气寒暖之关系，非其身体强弱之关系也。既如此，一人之身则冬时发汗与夏时发汗，其所用药剂之轻重自迥殊也。

尝细验天地之气化，恒数十年而一变。仲景当日原先著《伤寒论》，后著《金匮要略》，《伤寒论》小青龙汤，原有五种加法，而独无加石膏之例。因当时无当加石膏之病也。至著《金匮》时，则有小青龙加石膏汤矣，想其时已现有当加石膏之病也。忆愚弱冠时，见医者治外感痰喘证，但投以小青龙汤原方即可治愈。后数年愚临证遇有外感痰喘证，但投以小青龙汤不效，必加生石膏数钱方效。又迟数年必加生石膏两许，或至二两方效。由斯知为医者

当随气化之转移，而时时与之消息，不可拘定成方而不知变通也。(《医学衷中参西录·温病门·风温兼喘促》)

○ 辽宁清丈局科员刘敷辰之幼子，年七岁，于暮春得温病。

[病因] 因赴澡堂洗澡，汗出未竭，遽出冒风，遂成温病。

[证候] 病初得时，医者不知用辛凉之药解肌，而竟用温热之药为发其汗，迫汗出遍体，而灼热转剧。又延他医遽以承气下之，病尤加剧，因其无可下之证而误下也。从此不敢轻于服药，迟延数日见病势浸增，遂延愚为诊视，其精神昏愦，间作谵语，气息微喘，肌肤灼热。问其心中亦甚觉热，唇干裂有凝血，其舌苔薄而黄，中心干黑，频频饮水不能濡润。其脉弦而有力，搏近六至，按之不实，而左部尤不任重按，其大便自服药下后未行。

[诊断] 此因误汗、误下，伤其气化，兼温热既久阴分亏耗，乃邪实正虚之候也。宜治以大剂白虎加人参汤。以白虎汤清其热，以人参补其虚，再加滋阴之品数味，以滋补阴分之亏耗。

[处方] 生石膏四两（捣细），知母一两、野党参五钱、大生地黄一两、生怀山药七钱、玄参四钱、甘草三钱；共煎汤三大盅，分三次温饮下。病愈者勿须尽剂，热退即停服。白虎加人参汤中无粳米者，因方中有生山药可代粳米和胃也。

[效果] 三次将药服完，温热大减，神已清爽。大便犹未通下，心中犹觉发热，诊其脉仍似有力，遂将原方去山药仍煎三盅，俾徐徐温饮下，服至两盅，大便通下，遂停药勿服，病痊愈。(《医学衷中参西录·温病门·温病体虚》)

○ 铭勋孙，年九岁，于正月下旬感冒风寒，两三日间，表里俱觉发热。诊其脉象洪实，舌苔白厚。问其大便两日未行，小便色黄。知其外感之实热，已入阳明之腑。为疏方：

生石膏二两、知母六钱、连翘三钱、薄荷叶钱半、甘草二钱。

晚六点时煎汤两茶盅，分两次服下。翌晨热退强半。因有事他出，临行嘱煎渣与服。阅四日来信言，铭勋仍不愈。接原方又服一剂，亦不见轻。斯时头面皆肿，愚遂进城往视，见其头面肿甚剧，脉象之热较前又盛，舌苔中心已黄，大便三日未行。为疏方：

生石膏四两、玄参一两、连翘三钱、银花三钱、甘草三钱。煎汤三茶盅，又将西药阿司匹林三分，融化汤中，分三次温服下。头面周身微汗，热退肿

消，继服清火养阴之剂两剂以善其后。(《医学衷中参西录·临证随笔》)

○ 天津东门里经司胡同，侯姓幼男，年八岁，得热病兼脑膜炎。

[病因] 蒙学暑假乍放，幼童贪玩，群在烈日中嬉戏，出汗受风，遂得斯证。

[证候] 闭目昏昏，呼之不应，周身灼热无汗，其脉洪滑而长，两寸尤盛。其母言病已三日，昨日犹省人事，惟言心中发热，至夜间即昏无知觉。然以水灌之犹知下咽，问其大便三日未行。其母泣问犹可救否？答：以准可为之治愈。

[诊断] 此温热之病，阳明腑热已实，其热循经上升兼发生脑膜炎也。脑藏神明主知觉，神经因热受伤，是以知觉全无，宜投以大剂白虎汤以清胃腑之热，而复佐以轻清之品，以引药之凉力上行，则脑中之热与胃腑之热全清，神识自明了矣。

[处方] 生石膏三两（捣细）、知母八钱、连翘三钱、茵陈钱半、甘草三钱、粳米五钱；煎至米熟其汤即成。取清汁三茶杯，徐徐分三次温服，病愈无须尽剂。

[效果] 服至两次已明了能言，自言心中犹发热，将药服完，其热遂尽消，霍然痊愈。

[说明] 按脑膜炎之名，创自西人。所谓炎者，谓其膜红、热、肿、疼也。此多为伤寒温病之兼证，故中医对于此证皆责之阳明热实。然均是阳明热实，而其神明有昏愦不昏愦之殊，实因其脑膜有炎有不炎也，是以西人之说原自可信。然脑中所藏者元神，心中所藏者识神，故寒温之热，若窜如手少阴，亦可使神明昏愦（此证极少）。西人不知心中有识神，而热入手少阴以昏人之神明，自非西人所知也。(《医学衷中参西录·温病门·温病兼脑膜炎》)

○ 天津公安局科长康国屏之幼女小卿，年九岁，于孟秋得温病兼大气下陷。

[病因] 因得罪其母惧谴谪，藏楼下屋中，屋窗四敞，卧床上睡着，被风吹袭遂成温病。

[证候] 初得病时服药失宜，热邪内陷，神昏不语，后经中西医多位诊治二十余日，病益加剧，医者见病危已至极点，皆辞不治。继延愚为诊视，其两目上窜，几不见黑睛，精神昏愦，毫无知觉，身体颤动不安，时作噯声，

其肌肤甚热，启其齿见其舌缩而干，苔薄微黄，偶灌以水或米汤犹知下咽，其气息不匀，间有喘时，其脉数逾六至，左部细而浮，不任重按，右部亦弦细，重诊似有力，大便旬日未行。

[诊断] 此外感之热久不退，灼耗真阴，以致肝脏虚损，木燥生风而欲上脱也。当用药清其实热，滋其真阴，而更辅以酸收敛肝之品，庶可救此极危之证。

[处方] 生石膏二两（轧细）、野台参三钱、生怀地黄一两、净萸肉一两、生怀山药六钱、甘草二钱；共煎汤两大盅，分三次温饮下，每次调入生鸡子黄一枚。

[方解] 此方即白虎加人参汤，以生地黄代知母，生山药代粳米，而又加萸肉也。此方若不加萸肉为愚常用之方，以治寒温证当用白虎加人参汤而体弱阴亏者，今加萸肉借以收敛肝气之将脱也。至此方不用白虎汤加减，而必用白虎加人参为之加减者，因病至此际，非加人参于白虎汤中，不能退其深陷之热，复其昏愦之神明也。此理参观四期药物讲义人参解后所附医案自明。

复诊 将药三次服完，目睛即不上窜，身体安稳不复颤动，噫声已止，气息已匀，精神较前明了而仍不能言，大便犹未通下，肌肤犹热，脉数已减，不若从前之浮弦，而右部重诊仍似有力，遂即原方略为加减，俾再服之。

[处方] 生石膏两半（轧细）、野台参三钱、生怀地黄一两、净萸肉六钱、天冬六钱、甘草二钱；共煎汤两盅，分两次温饮下，每次调入生鸡子黄一枚。

三诊 日服药一剂，连服两日，热已全退，精神之明了，似将复原，而仍不能言，大便仍未通下，间有努力欲便之象，遂用灌肠法以通其便。再诊其脉，六部皆微弱无力，知其所以不能言者，胸中大气虚陷，不能上达于舌本也。宜于大剂滋补药中，再加升补气分之品。

[处方] 生怀山药一两、大甘枸杞一两、沙参一两、天冬六钱、寸麦冬六钱、生箭三钱、野台参三钱、升麻一钱、桔梗一钱；共煎汤一盅半，分两次温服下。

[效果] 将药煎服两剂，遂能言语，因即原方去升麻减沙参之半，再加萸肉、生麦芽各三钱、再服数剂以善后。

[说明] 医者救危险将脱之证喜用人参，而喻嘉言谓气若上脱，但知重用人参转令人气高不返，必重用赭石辅之始能奏效，此诚千古不磨之论也。此方中之用人参原非用其救脱，因此证真阴大亏，惟石膏与人参并用，独能

于邪火炽盛之时立复真阴，此白虎加人参汤之实用也。至于萸肉，其补益气分之力远不如参，而其挽救气分之上脱则远胜于参。诚以肝主疏泄，人之元气甚虚者，恒因肝之疏泄过甚而上脱，重用萸肉以敛肝使之不复疏泄，则元气之欲上脱者即可不脱，此愚屡次用之奏效而确知其然者也。(《医学衷中参西录·温病门·温病兼大气下陷》)

○ 一幼女年九岁，于季春上旬感受温病，医者以热药发之，服后分毫无汗，转觉表里大热，盖已成白虎汤证也。医者不知按方施治，迁延二十余日，身体尪羸，危险之征兆歧出，其目睛上窜，几至不见，筋惕肉瞤，周身颤动，时作嗳声，间有喘时，精神昏愦，毫无知觉，其肌肤甚热，启其齿见舌缩而干，苔薄微黄，其脉数逾六至，左部弦细而浮，不任重按，右部亦弦细而重诊似有力，大便旬日未行。此久经外感之热灼耗，致气血两虚，肝风内动，真阴失守，元气将脱之候也。宜急治以白虎加人参汤，再辅以滋阴固气之品，庶可救愈，特虑病状若此，汤药不能下咽耳。其家人谓偶与以勺水或米汤犹知下咽，想油以药亦知下咽也，于斯遂为疏方。

[处方] 生石膏细末二两，野台参三钱，生怀山药六钱，生怀地黄一两，生净萸肉一两，甘草二钱，共煎汤两大盅，分三次温饮下。

按：此方即白虎加人参汤以生地黄代知母，生山药代粳米，而又加山萸肉也。此方若不加萸肉，为愚常用之方，以治寒温证当用白虎加人参汤而体弱阴亏者。今重加山萸肉一两者，诚以人当元气不固之时，恒因肝脏之疏泄而上脱，此证目睛之上窜，乃显露之征兆（当属于肝），重用萸肉以收敛肝脏之疏泄，元气即可不脱。且喻嘉言谓上脱之证，若但知重用人参，转令人气高不返。重用萸肉为之辅弼，自无斯弊，可稳重建功。

将药三次服完，目睛即不上窜，身体安稳，嗳声已止，气息已匀，精神较前明了，而仍不能言，大便犹未通下，肌肤犹热，脉数已减，不若从前之浮弦，右部重诊仍似有力，遂即原方略为加减，俾再服之。

[第二方] 生石膏细末两半，野台参三钱，生怀地黄一两，生净萸肉六钱，天冬六钱，甘草二钱；煎汤两盅，分两次温饮下，每饮一次调入生鸡子黄一枚。

按：目睛已不上窜而犹用萸肉者，诚以此证先有嗳气之病，是其气难于上达也。凡气之难于上达者，须防其大便通后，气或下脱，故用萸肉以预防之。至于鸡子黄，化学家谓其含有副肾髓质，即善滋真阴，生用之又善润大便，是以加之。

此药日服一剂，服两日热已全退，精神之明了似将复原，而仍不能言，大便仍未通下，间有努力欲便之状。诊其脉热象已静且微弱，拟用灌肠法通其大便。先用野台参三钱，萸肉、天冬各四钱，煎汤服下；然后用灌肠法以通其大便。安然通下，仍不能言，细诊其脉微弱益甚，右部关前之脉几至不见。乃恍悟其所以不能言者，胸中大气下陷也，升补其胸中大气，使之上达于舌本必能言矣。

[第三方] 生箭芪三钱、野台参三钱、生怀山药一两、大甘枸杞一两、北沙参一两、天冬六钱、寸冬带心六钱、升麻一钱、桔梗钱半；共煎汤一盅半，分两次温服下。此方连服两剂，遂能言语，因方中重用滋阴之药以培养其精神，而精神亦复常矣。(《医学衷中参西录·续申白虎加人参汤之功用》)

○ 又治奉天商埠局旁吕姓幼童。年五六岁，每年患眼疾六七次，皆治于东人医院。东人谓此关于禀赋，不能除根。后患瘟疹，毒热甚恣，投以托毒清火之品。每剂中用生石膏两半，病愈后，其眼疾亦从此不再反复。(《医学衷中参西录·石膏解》)

惊　风

○ 奉天小西关门外，烟卷公司司账陈秀山之幼子，年五岁，周身壮热，四肢拘挛，有抽掣之状，渴嗜饮水，大便干燥，知系外感之热，引动其肝经风火上冲脑部，致脑气筋妄行，失其主宰之常也。投以白虎汤，方中生石膏用一两，又加薄荷叶一钱，钩藤钩二钱，全蜈蚣二条，煎汤一盅，分两次温饮下，一剂而抽掣止，拘挛舒，遂去蜈蚣，又服一剂热亦退净。

○ 奉天北陵旁那姓幼子，生月余，周身壮热抽掣，两日之间不食乳，不啼哭，奄奄一息，待时而已。忽闻其邻家艾姓向有幼子抽风，经愚治愈，遂抱之来院求治。知与前证（指后案：陈秀山之幼子发热拘挛案，编者注）仿佛，为其系婴孩，拟用前方将白虎汤减半，为其抽掣甚剧，薄荷叶、钩藤钩、蜈蚣其数仍旧，又加全蝎三个，煎药一盅，不分次数徐徐温灌之，历十二小时，药灌已而抽掣愈，食乳知啼哭矣。翌日，又为疏散风清热镇肝之药，一剂痊愈。隔两日其同族又有三岁幼童，其病状与陈姓子相似，即治以陈姓子所服药，一剂而愈。

○ 奉天小西关长发源胡同吴姓男孩，生逾百日，周身壮热，时作抽掣，然不甚剧，投以白虎汤，生石膏用六钱，又加薄荷叶一钱，蜈蚣一条，煎汤分三次灌下，尽剂而愈。此四证皆在暮春上旬，相隔数日之间，亦一时外感之气化有以使之然也。（《医学衷中参西录·蜈蚣解》）

痉　证

○ 癸亥季春，愚在奉天立达医院，旬日之间，遇幼童温而兼痉者四人。愚皆以白虎汤治其温，以蜈蚣治其痉，其痉之剧者，全蜈蚣用至三条，加白虎汤中同煎服之，分数次饮下，皆随手奏效（其详案皆在药物讲义蜈蚣解后案中，又皆少伍以他药，然其紧要处全在白虎汤蜈蚣并用）。（《医学衷中参西录·论小儿痉病治法》）

○ 壬戌季秋，有奉天北陵旁艾姓孺子患痉证，一日数发，其发时痉挛甚剧，知觉全无，来院求为诊治。脉象数而有力，左部尤甚，右部兼有浮滑之象。知其肝有积热，胃有痰饮，又兼受外感之热以激动之，则痰火相并上冲，扰其脑部而发痉也，与以臭素加里三瓦，作三次服，为一日之量。又为疏方用生石膏二两，生杭芍八钱，连翘三钱，薄荷叶钱半，煎汤两盅，分三次饮下。每服臭素加里一次，即继服汤药一次。一日夜间，病未反复。翌晨再诊，脉已和平。又与以西药一瓦，将汤药煎法再服，病遂痉愈。盖臭素加里及抱水格鲁拉儿，皆盐基之药，平和无毒，故可与中药并用也。（《医学衷中参西录·论小儿痉病治法》）

疹

○ 曾治一六七岁幼女，病温半月不愈。其脉象数而有力，肌肤热而干涩，其心甚烦躁，辗转床上不能安卧。疑其病久阴亏，不堪外感之灼热，或其痧疹之毒伏藏未能透出，是以其病之现状若斯。问其大便，三日未行。投以大剂白虎加人参汤，以生山药代粳米，又为加连翘二钱，蝉蜕一钱，煎汤两盅，分数次温饮下。连服二剂，大便通下，大热已退，心中仍骚扰不安。

再诊其脉，已还浮分。疑其余热可作汗解，遂用阿司匹林一瓦和白糖冲水服之，周身得微汗，透出白痧若干，病遂愈。由斯知阿司匹林原可为透发痧疹之无上妙药。而石膏质重气轻原亦具透表之性，又伍以最善发表之阿司匹林，其凉散之力尽透于外，化作汗液而不复留中（石膏煮水毫无汁浆，是以不留中），是以胃腑之热未实而亦可用也。愚临证五十年，治此证者不知凡几，其始终皆经愚一人治者，约皆能为之治愈也（张锡纯在本案前阐发说，按：猩红热本非危险之证，而所以多危险者，以其证现白虎汤证时，医者不敢放胆用白虎汤治之也。至愚治此证时，不但胃腑大实之候可放胆投以大剂白虎汤，即当其疹初见点，其人表里壮热，脉象浮洪，但问其大便实者，恒用生石膏一两或两半煎汤，送服西药阿司匹林二分，周身得微汗，其疹全发出而热亦退矣）。(《医学衷中参西录·详论猩红热治法》)

○ 曾治一六岁孺子，出疹三四日间，风火内迫，喘促异常。单投以羚羊角三钱，须臾喘止，其疹自此亦愈。(《医学衷中参西录·治治瘟疫瘟疹方·青盂汤》)

○ 奉天北关友人朱贡九之哲嗣文治，年五岁。于庚申立夏后，周身壮热，出疹甚稠密，脉甚洪数，舌苔白厚，知其疹而兼瘟也。欲以凉药清解之，因其素有心下作疼之病，出疹后贪食鲜果，前一日犹觉疼，又不敢投以重剂。遂勉用生石膏、玄参各六钱，薄荷叶、蝉蜕各一钱，连翘二钱。晚间服药，至翌日午后视之，其热益甚，喉疼，气息甚粗，鼻翅煽动，且自鼻中出血少许，有烦躁不安之意。愚不得已，重用生石膏三两，玄参、麦冬（带心）各四钱，仍少佐以薄荷叶、连翘诸药。俾煎汤二茶盅，分三次温饮下。至翌日视之，则诸证皆轻减矣。然余热犹炽，而大便虽下一次，仍系燥粪。询其心犹发热，脉仍有力。遂于凉解药中，仍用生石膏一两，连服两剂，壮热始退。继用凉润清解之剂调之痊愈（《医学衷中参西录·石膏解》中也录有本案，除"俾煎汤三茶盅"与"俾煎汤二茶盅"一字之差外，其余文字均同。编者注）。

按：此证初次投以生石膏、玄参各六钱，其热不但不退而转见增加，则石膏之性原和平，确非大凉可知也。至其证现种种危象，而放胆投以生石膏三两，又立能挽回，则石膏对于有外感实热诸证，直胜金丹可知。近世笃信西术者，恒目石膏为无用之物，彼亦曾亲自试验，若愚之放胆用生石膏乎。盖彼所谓石膏无用者，不过用石膏四五钱极多或至一两，如此以治壮盛之火则诚无用矣。若更用煅者，则不惟无用，而且足害人矣。夫人非圣神，何能出言皆是，世人素重其人，竟于其出言偶差者，亦笃信之，误人即不可胜计。愚愿负当世哲学之名者，其于出言之际，尚自加审慎哉（《医学衷中参西录·石膏解》中也录有本案，编者注）。

又此证因心下素有疼病，故石膏、玄参初只用六钱。若稍涉游移，并石膏、玄参亦不敢用，再认定疹毒，宜托之外出而多用发表之品，则翌日现证之危险，必更加剧，即后投以大剂凉药，亦不易挽回也。目睹耳闻，知孺子罹瘟疹之毒，为俗医药误者甚多，故于记此案时，而再四详为申明。夫孺子何辜，疾厄可悯，孰任救人之责者，尚其深思愚言哉。（《医学衷中参西录·治瘟疫瘟疹方·清疹汤》）

○ 天津南门西沈家台，杨姓幼子，年四岁，于季春发生温疹。

[病因] 春暖时气流行，比户多有发生此病者，因受传染。

[证候] 周身出疹甚密，且灼热异常。闭目昏昏，时作谵语。气息迫促，其唇干裂紫黑，上多凝血。脉象数而有力。大便不实，每日溏泻两三次。

[诊断] 凡上焦有热之证，最忌下焦滑泻。此证上焦之热已极，而其大便又复溏泻，欲清其热，又恐其溏泻益甚，且在发疹，更虞其因溏泻毒内陷也。是以治此证者，当上清其热下止其泻，兼托疹毒外出，证候虽险，自能治愈。

[处方] 生怀山药一两、滑石一两、生石膏一两（捣细）、生杭芍六钱、甘草三钱、连翘三钱、蝉蜕钱半；共煎一大盅，分多次徐徐温饮下。

[效果] 分七八次将药服完。翌日视之其热大减，诸病皆见愈。惟不能稳睡，心中似骚扰不安，其脉象仍似有力。遂将方中滑石、石膏皆减半，煎汤送安宫牛黄丸半丸，至煎渣再服时，又送服半丸，病遂痊愈。（《医学衷中参西录·温病门·温疹》）

○ 天津许姓学生，年八岁，于庚申仲春出疹，初见点两日即靥。家人初未介意。迟数日，忽又发热。其父原知医，意其疹毒未透，自用药表之，不效。延他医治疗亦无效，偶于其友处见拙著《衷中参西录》，遂延为诊视。其脉象细数有力，肌肤甚热，问其心中亦甚热。气息微喘，干咳无痰，其咽喉觉疼，其外咽喉两旁各起疙瘩大如桃核之巨者，抚之则疼，此亦疹毒未透之所致也。且视其舌苔已黄，大便数日未行，知其阳明腑热已实，必须清热与表散之药并用，方能有效。遂为疏方，鲜茅根半斤，生石膏二两，西药阿司匹林一瓦半。先将茅根、石膏水煮四五沸，视茅根皆沉水底，其汤即成，取清汤一大碗，分三次温饮下，每饮一次，送服阿司匹林半瓦。初次饮后，迟两点钟再饮第二次。若初服后即出汗，后二次阿司匹林宜少用。如法将药服完，翌日视之，上半身微见红点，热退强半，脉亦较前平和，喉疼亦稍轻，其大便仍未通下。遂将原方茅根改用五两，石膏改用两半，阿司匹林改用一瓦，仍将前二味煎汤分三次送服阿司匹林。服后疹出见多，大便通下，表里之热已退十之八九，咽喉之疼又轻，惟外边疙瘩则仍旧。愚恐其所出之疹仍如从前之腐急，俾每日用鲜茅根四两以之煮汤当茶饮，又用金银花六钱，甘草三钱，煎汤一大杯，分三次温服，每次送梅花点舌丹一丸。如此四日，疙瘩亦消无芥蒂矣。

按：此证脉仅细数有力，原非洪大有力，似石膏可以少用，而方中犹用生石膏二两及两半者，因与若干之茅根同煮，而茅根之渣可以减去石膏之力也。

又按：此证若于方中多用羚羊角数钱，另煎汤兑药中服之，亦可再将疹表出。而其价此时太昂，无力之家实办不到，是以愚拟得茅根、石膏、阿司匹林并用以代之。凡证之宜用羚羊角者，可将此三味为方治之也。且此三味并用，又有胜于但用羚羊角之时也。第二卷羚羊角辨后附有治愈之案可参观。

（《医学衷中参西录·详论猩红热治法》）

○ 壬申正月中旬，长男荫潮两臂及胸间肉皮微发红，咽喉微疼，疑将出疹，又强被友人挽去，为治小儿发疹。将病治愈，归家途中又受感冒，遂觉周身发冷，心中发热。愚适自津还籍，俾用生石膏细末一两，煎汤送服阿司匹林一瓦，周身得汗，发冷遂愈，心中之热亦轻，皮肤则较前益红。迟半日又微觉发冷，心中之热更增剧，遂又用生石膏细末二两，煎汤送服阿司匹林半瓦。服后微解肌，病又见愈。迟半日仍反复如故，且一日之间下大便两次，知其方不可再用。时地冻未解，遣人用开冻利器，刳取鲜茅根六两，煎汤一大碗，分三次服，每次送服阿司匹林三分之一瓦。服后未见汗而周身出疹若干，病愈十分之八九，喉已不疼。隔两日觉所余之热又渐增重，且觉头目昏沉，又刳取鲜茅根八两，此时因其热增，大便已实，又加生石膏两半，共煎汤一大碗，仍分三次送服阿司匹林如前（此三味药即甘露清毒饮：鲜茅根六两、生石膏两半、阿司匹林半瓦。将前二味煎汤一大碗，分三次送服阿司匹林，两点钟服一次。若初次服药后遍身出汗，后两次阿司匹林宜少服，若分毫无汗，又宜稍多服。以服后微似有汗者方佳。至石膏之分量，亦宜因证加减，若大便不实者宜少用，若泻者石膏可不用，待其泻止便实仍有余热者，石膏仍可再用。编者注）。上半身又发出白泡若干，病遂痊愈。观此可知此三药并用之妙，诚可代羚羊角矣。后返津时，值瘟疹流行，治以此方，皆随手奏效。(《医学衷中参西录·甘露清毒饮》)

○ 又丙寅季春，愚因应友人延请，自沧来津。有河东俞姓童子病温兼出疹，周身壮热，渴嗜饮水，疹出三日，似靥非靥，观其神情，恍惚不安，脉象有力，摇摇而动，似将发痉。为开白虎汤加羚羊角钱半（另煎兑服，此预防其发痉所以未用蜈蚣）。药未及煎，已抽搐大作。急煎药服下，顿愈。(《医学衷中参西录·论小儿痉病治法》)

○ 又治一幼女患温疹，其疹出次日即靥，精神昏昏似睡，时有惊悸，脉象数而有力。投以白虎汤加羚羊角钱半（另煎兑服）用鲜芦根三两煮水以之煎药，取汤两茶盅，分三次温饮下，其疹得出，病亦遂愈。(《医学衷中参西录·论伤寒温病神昏谵语之原因及治法》)

○ 愚初来津时，原在陆军为医正，未尝挂牌行医。时有中学教员宋志良君，其两儿一女皆患猩红热，延医治疗无效。因其素阅拙著《衷中参西录》，遂造寓恳求为之诊治。即按以上诸法为之次第治愈。其女年方九岁，受病极重，周身肌肤皆红。细审之，为所出之疹密布不分个数。医者见之，谓凡出疹若斯者，皆在不治之例，志良亦深恐其不治。愚曰："此勿忧，放胆听吾用药，必能挽救，不过所用之白虎汤中分量加重耳。"方中所用之生石膏自三两渐加至六两（皆一剂分作数次服），始完全将病治愈（凡如此连次重用生石膏者，皆大便甚实也，若大便不实者，不能如此重用）。志良喜甚，遂多刷广告数千张言明其事，以遍布于津沽（指天津市，编者注），且从此授课之余勤苦习医，今已医术精通，救人伙矣。

按：白虎汤方原以石膏为主药，其原质系硫氧氢钙化合而成，宜生用最忌煅用。生用之则其硫氧氢之性凉而能散，以治外感有实热者，直胜金丹。若煅之则其所含之硫氧氢皆飞去，所余之钙经煅即成洋灰（洋灰原料石膏居多），能在水中结合，点豆腐者用之以代卤水。若误服之，能将人之血脉凝结，痰水锢闭。故煅石膏用至七八钱，即足误人性命。迨至偾事之后，犹不知其误在煅，不在石膏。转以为石膏煅用之其猛烈犹足伤人，而不煅者更可知矣。于斯一倡百和，皆视用石膏为畏途。是以《伤寒论》白虎汤原可为治猩红热有一无二之良方，而医者遇当用之时，竟不敢放胆一用，即或有用者，纵不至误用煅石膏，而终以生石膏之性为大寒，重用不过三四钱，不知石膏性本微寒，明载于《神农本经》，且质又甚重，三四钱不过一小撮耳，以微寒之药欲止用一小撮，以救炽盛之毒热，杯水车薪，用之果何益乎？是以愚十余年来，对于各省医学志报莫不提倡重用生石膏，深戒误用煅石膏。而河北全省虽设有医会，实无志报宣传，纵欲革此积弊，恒苦无所凭藉，殊难徒口为之呼吁。今因论猩红热治法论及石膏，实不觉心长词费也。

或问：诸家本草皆谓石膏煅用之则不寒胃，今谓若用煅石膏至七八钱即足误人性命，是诸家本草之说皆不可信钦？答曰：本草当以《本经》为主，其石膏条下未言煅用。至《名医别录》原附《本经》而行者，于石膏亦未言煅用。至宋时雷氏本草炮制书出，对于各药之制法论之最详，于石膏亦未言煅用。迨有明李氏《纲目》出始载"近人因其性寒火煅过用之，不伤脾胃。"夫曰近人不过流俗之传说耳。从此以后之撰本草者，载其语而并将"近人"二字节去，似谓石膏之制法亘古如斯，不复研究其可否。此诚所谓人云亦云，以讹传讹者也。且即用古人成方，原宜恪遵古人规矩，《伤寒论》白虎汤石膏下，只注打碎绵裹，未尝言煅，其径用生者可知。且煅者煮汤可代卤水点豆腐，是其性与卤水同也。友人桑素村（唐山人）曾言其姊曾饮卤水一两殉夫尽节，是卤水不可服明矣，岂性同卤水之煅石膏独可服乎？（《医学衷中参西录·详论猩红热治法》）

痹　证

〇奉天陆军参谋长赵海珊之侄，年六岁。脑后生疮，漫肿作疼，继而头面皆肿，若赤游丹毒。继而作抽掣，日甚一日。浸至周身僵直，其目不能合，亦不能瞬，气息若断若续，呻吟全无。其家人亦以为无药可治，待时而已。阅两昼夜，形状如故，试灌以勺水，似犹知下咽。因转念或犹可治，而彼处医者，咸皆从前延请而屡次服药无效者也。其祖父素信愚，因其向患下部及两腿皆肿，曾为治愈。其父受瘟病甚险，亦舁至院（指张锡纯在沈阳开办的立达中医院，编者注）中治愈。遂亦昇之来院（相距十里虚），求为诊治。其脉洪数而实，肌肤发热。知其夹杂温病，阳明腑证已实，势虽垂危，犹可挽回。遂用生石膏细末四两，以蒸汽水煎汤四茶杯，徐徐温灌之。周十二时剂尽，脉见和缓，微能作声。又用阿司匹林瓦半，仍以汽水所煎石膏汤，分五次送下，限一日夜服完。服至末二次，皆周身微见汗，其精神稍明了，肢体能微动。从前七八日不食，且不大便，至此可少进茶汤，大便亦通下矣。继用生山药细末煮作稀粥，调以白蔗糖，送服阿司匹林三分瓦之一，日两次，若见有热，即间饮汽水所煮石膏汤。又以蜜调黄连末，少加薄荷冰，敷其头面肿处，生肌散敷其疮口破处，如此调养数日，病势减退，可以能言。其左边手足仍不能动，试略为屈伸，则疼不能忍。细验之，关节处皆微肿，按之觉疼，知其关节之间，因外感之热而生炎也。遂又用鲜茅根煎浓汤（无鲜茅根可代以鲜芦根），调以白蔗糖，送服阿司匹林半瓦，日两次。俾服药后周身微似有汗，亦间有不出汗之时，令其关节中之炎热，徐徐随发表之药透出。又佐以健补脾胃之药，俾其多进饮食。如此旬余，左手足皆能运动，关节能屈伸，以后饮食复常，停药勿服，静养半月，行动如常矣。此证共用生石膏三斤，阿司匹林三十瓦，始能完全治愈。愚用阿司匹林治热性关节肿疼者多矣，为此证最险，故详记之（张氏在医案前论述说，西人、东人，治热性关节肿疼，皆习用阿司匹林。而关节肿疼之挟有外感实热者，又必与石膏并用，方能立见奇效。编者注）。

○ 丁仲佑《西药实验谈》载，东人用阿司匹林治愈关节急性倭麻质斯（即热性关节肿痛）之案甚伙，而其证之险，皆远逊于此证。若遇此证，不能重用生石膏，尚有何药能与阿司匹林并用，以挽回此极险之证乎？彼欲废弃中药者，尚其详观此案也。

上所录诸案，其为证不同，然皆兼有外感热实者也。(《医学衷中参西录·石膏解》)

疟　病

○ 奉天商埠局旁吕姓童子，年五岁，于季夏初旬，周身发热，至下午三句钟时，忽又发凉，须臾凉已，其热愈烈，此温而兼疟也。彼治于东人所设南满医院，东医治以金鸡纳霜，数日病不少减。盖彼但知治其间歇热，不知治其温热，其温热不愈，间歇热亦不愈。及愚视之，羸弱已甚，饮水服药辄呕吐，大便数日未行，脉非洪大，而重按有力。知其阳明之热已实，其呕吐者，阳明兼少阳也。为兼少阳，所以有疟疾。为拟方：

生石膏三两、生赭石六钱、生山药六钱、碎竹茹三钱、甘草三钱；煎汤一盅半，分三次温饮下。将药饮完未吐，一剂大热已退，大便亦通。至翌日复作寒热，然较轻矣。投以硫酸规泥涅二分强，分三次用白糖水送下，寒热亦愈。(《医学衷中参西录·临证随笔》)

牙疳

○ 曾治天津竹远里，于氏幼童，年六七岁，身出麻疹，旬日之外热不退，牙龈微见腐烂。其家人惧甚，恐成走马牙疳，急延愚为诊视。脉象有力而微弦，知毒热虽实，因病久者，气分有伤也。问其大便，三日未行。遂投以大剂白虎加人参汤，方中生石膏用三两，野党参用四钱，又加连翘数钱，以托疹毒外出。煎汤三茶盅，俾分三次温饮下。又用羚羊角一钱，煎水一大茶盅，分数次当茶饮之，尽剂热退而病愈。牙龈腐烂之处，亦遂自愈。(《医学衷中参西录·治牙疳方·牙疳敷藤黄法》)

第四节 外科医案

疮疡

○ 奉天陆军营长赵海珊君之封翁，年过六旬，在脐旁生痈，大径三寸，五六日间烦躁异常，自觉屋隘莫容。其脉左关弦硬，右关洪实，知系伏气之热与疮毒俱发也。问其大便数日未行，投以大剂白虎汤加金银花、连翘、龙胆草，煎汤一大碗，徐徐温饮下，连服三剂，烦躁与疮皆愈。(《医学衷中参西录·石膏生用直同金丹煅用即同鸩毒说》)

○ 一人年二十余。因抬物用力过度，腰疼半年不愈。忽于疼处发出一疮，在脊梁之旁，微似红肿，状若覆盂，大径七寸。疡医以为腰疼半年，始现此疮，其根蒂必深而难治。且其内外发热，饮食懒进，舌苔黄厚，脉象滑数。知其证兼外感实热，投以白虎加人参汤，热退能食。数日，又复虚汗淋漓，昼夜不止，遂用龙骨、牡蛎（皆不用煅）、生杭芍、生山药各一两为方，两剂汗止。继治以清火、消肿、解毒之药，若拙拟消乳汤，去瓜蒌加金线重楼、三七（冲服）之类，更加鹿角霜钱许以引经。惟消乳汤以知母为君重八钱，兹则所用不过五六钱。外用五倍子、三七、枯矾、金线重楼、白及为末，以束其根；乳香、没药、雄黄、金线重楼、三七为末，以敷其顶，皆用醋调之。旬日疮消三分之二，其顶甚软。遂以乌金膏（以雄黄炒巴豆仁至黑色，研细，名乌金膏）调香油敷其软处。二日，疮破出稠脓若干。将此内托生肌散改作汤剂投之，外敷拙拟化腐生肌散。七八日间疮口长平，结痂而愈。自言其疮自始至终未尝觉疼，盖因用药节节得着也。然徒精外科者，又何能治此疮乎。

徐灵胎治疮最重围药。以围药束住疮根，不使毒势散漫，又能阻隔周身之热力，不贯注于疮，则疮必易愈。愚治此疮所用束根之药，实师徐氏之意也。（《医学衷中参西录·治疮科方·内托生肌散》）

痧 证

○ 奉天粮秣厂科员王啸岑之子，年二十八岁，周身发热，出白痧甚密。经医调治失宜，迁延至旬日，病益加剧。医者又欲用大青龙汤减去石膏，啸岑疑其性热，不敢用，延愚为之延医。其周身发热，却非大热，脉数五至，似有力而非洪实，舌苔干黑，言语不真，其心中似怔忡，又似烦躁，自觉难受莫支。其家人谓其未病之时，实劳心过度，后遂得此病。参之脉象病情，知其真阴内亏，外感之实热又相铄耗，故其舌干如斯，心中之怔忡烦躁又如斯也。问其大便，数日未行，似欲便而不能下通。遂疏方用生石膏细末三两，潞党参五钱，生山药五钱，知母、天花粉各八钱，连翘、甘草各二钱，生地黄一两半，蝉蜕一钱，俾煎汤三盅，分三次温饮下，又嘱其服药之后，再用猪胆汁少调以醋，用灌肠器注射之，以通其大便，病家果皆如所嘱。翌日视之，大便已通下，其灼热、怔忡、烦躁皆愈强半，舌苔未退而干黑稍瘥。又将原方减石膏之半，生地黄改用一两。连服三剂，忽又遍身出疹，大便又通下，其灼热怔忡烦躁始痊愈。恐其疹出回急，复为开清毒托表之药，俾服数剂以善其后。

按：此证既出痧矣，原不料其后复出疹，而每剂药中皆有透表之品者，实恐其蕴有痧毒未尽发出也。而疹毒之终能发出，实即得力于此。然非临时细细体察，拟方时处处周密，又何能得此意外之功效哉！

按：此证非幼科，亦因温而兼疹，故连类及之，且俾人知温而兼疹之证，非独幼科有之，即壮年亦间有之也。(《医学衷中参西录·治幼年温热证宜预防其出痧疹》)

痔 疮

○ 曾治奉天大西关马姓叟，年近六旬，患痔疮，三十余年不愈。后因伤寒证，热入阳明之腑，投以大剂白虎汤数剂，其病遂愈，痔疮竟由此除根（张氏在医案前论述说，穷极石膏之功用，恒有令人获意外之效者。编者注)。(《医学衷中参西录·石膏解》)

梅 毒

○ 沈阳县暑科长某，患梅毒，在东人医院治疗二十余日，头面肿大，下体溃烂，周身壮热，谵语不省人事，东人谓毒已走丹不可治。其友人警务处科员孙俊如，邀愚往东人院中为诊视。疑其证夹杂温病，遂用生石膏细末半斤，煮水一大瓶，伪作葡萄酒携之至其院中，托言探友，盖不欲东人知为疗治也。及入视病人，其头面肿而且红，诊其脉洪而实，知系夹杂温病无疑，嘱将石膏水徐徐温服。翌日，又往视，其头面红肿见退，脉之洪实亦减半，而较前加数，仍然昏愦谵语，分毫不省人事。所饮石膏之水尚余一半，俾自购潞党参五钱，煎汤兑所余之石膏水饮之。翌日又往视之，则人事大清，脉亦和平。病人遂决意出彼院来院中调治，后十余日其梅毒亦愈。此证用潞党参者，取其性平不热也。(《医学衷中参西录·人参解》)

第五节 五官科医案

眼 病

○ 丙寅季春，愚自沧来津，馆于珍簠胡道尹家。有门役之弟李汝峰，为纺纱厂学徒，病目久不愈。眼睑红肿，胬肉遮睛，觉目睛胀疼甚剧，又兼耳聋鼻塞，见闻俱废，跬步须人扶持。其脉洪长甚实，左右皆然。其心中甚觉发热，舌有白苔，中心已黄，其从前大便原燥，因屡服西药大便日行一次。知系冬有伏寒，感春阳而化热，其热上攻，目与耳鼻皆当其冲也。拟用大剂白虎汤以清阳明之热，更加白芍、龙胆草兼清少阳之热。病人谓厂中原有西医，不令服外人药，今因屡服其药不愈，偷来求治于先生，或服丸散犹可，断乎不能在厂中煎服汤药。

愚曰："此易耳。我有自制治眼妙药，送汝一包，服之眼可立愈。"遂将预轧生石膏细末两半与之，嘱其分作六次服，日服三次，开水送下，服后又宜多喝开水，令微见汗方好。持药去后，隔三日复来，眼疾已愈十之八九，耳聋鼻塞皆愈，心中已不觉热，脉已和平。复与以生石膏细末一两，俾仍作六次服。将药服尽痊愈。至与以生石膏细末而不明言者，恐其知之即不敢服也。后屡遇因伏气化热病目者，治以此方皆效。(《医学衷中参西录·论目疾由于伏气化热者治法》)

〇 李汝峰，年二十岁，文安人，在天津恒源纺纱厂学徒，得眼疾久不愈。

[病因]厂中屋宇窄狭，人口众多，不得空气，且工作忙碌，致发生眼疾。

[证候]眼睑红肿，胬肉遮睛甚剧，目睛胀疼，不但目不能见，且耳聋鼻塞见闻俱废，跬步须人扶持。其脉象洪长，按之甚实，两部皆然，其心中甚觉发热，舌有白苔，中心已黄。其从前大便原秘，因屡次服西医之药，大便日行两次。

[诊断]此证当系先有外感伏气积久化热，又因春阳萌动，屋宇气浊，激动伏气窜入阳明，兼入少阳，此《伤寒论》阳明篇中所谓少阳阳明也。是以脉象若斯之洪实，其热上冲遂至目疼、鼻塞、耳聋也。当用药清其伏气之热而诸病自愈矣。

[处方]拟用大剂白虎汤以清阳明之热，更加白芍、龙胆草以清少阳之热。病人谓厂中原有西医，不令服外人药，今因屡次服其药而病寝加剧，故偷来求治于先生，或服丸散犹可，断乎不能在厂中煎服汤药。愚曰："此易耳，我有自制治眼妙药送汝一包，服之必愈。"遂将预轧生石膏细末二两与之，嘱其分作六次服，日服三次，开水送下，服后宜多饮开水，令微见汗方好。

[**效果**]隔三日复来，眼疾已愈十之八九，耳聋鼻塞皆愈，心已不觉热，脉已和平。复与以生石膏细末两半，俾仍作六次服，将药服尽痊愈。至与以生石膏而不欲明言者，恐明言之彼将不敢服矣。(《医学衷中参西录·头部病门·眼疾》)

鼻　渊

○ 近治奉天大西关溥源酱房郭玉堂，得此证(指鼻渊，编者注)半载不愈。鼻中时流浊涕，其气腥臭，心热神昏，恒觉眩晕。其脉左右皆弦而有力，其大便恒干燥，知其肝移热于脑，其胃亦移热于脑矣。恐其病因原系风袭，先与西药阿司匹林瓦许以发其汗，头目即觉清爽。继为疏方，用生石膏两半，龙胆草、生杭芍、玄参、知母、花粉各四钱，连翘、金银花、甘草各二钱，薄荷叶一钱。连服十剂，石膏皆用两半，他药则少有加减，其病遂脱然痊愈。

○ 又治奉天测量局护兵某，得此证(指鼻渊，编者注)七八日，其脉浮而有力，知其因风束生热也。亦先用阿司匹林瓦许汗之。汗后，其鼻中浊涕即减，亦投以前方，连服三剂痊愈(张氏在医案前论述说，石膏之性，又善治脑漏。方书治脑漏之证，恒用辛夷、苍耳。然此证病因，有因脑为风袭者，又因肝移热于脑者。若因脑为风袭而得，其初得之时，或可用此辛温之品散之，若久而化热，此辛温之药即不宜用，至为肝移热于脑，则辛温之药尤所必戒也。编者注)。(《医学衷中参西录·石膏解》)

喉　证

○ 胡珍簠，道尹，年五十四岁，原籍云南，寓天津一区，于仲秋感受温病兼喉疼证。

[**病因**]子孙繁多，教养皆自经心，又兼自理家中细务，劳心过度，暗生内热。且日饮牛乳两次作点心，亦能助热，内热上潮，遂觉咽喉不利，至仲秋感受风温，陡觉咽喉作疼。

[**证候**]表里俱觉发热，咽喉疼痛，妨碍饮食。心中之热时觉上冲，则咽喉之疼即因之益甚。周身酸懒无力，大便干燥，脉象浮滑而长，右关尤重按有力，舌上白苔满布。

[**诊断**] 此证脉象犹浮，舌苔犹白，盖得病甫二日，表证犹未罢也。而右关重按有力，且时觉有热上冲咽喉者，是内伤外感相并而为病也。宜用重剂清其胃腑之热，而少佐以解表之品，表解里清，喉之疼痛当自愈矣。

[**处方**] 生石膏四两（捣细）、西药阿司匹林一瓦；单将生石膏煎汤一大盅，乘热将阿司匹林融化其中服之。因阿司匹林实为酸凉解肌之妙药，与大量之石膏并用，服后须臾，其内伤、外感相并之热，自能化汗而解也。

[**效果**] 服后约半点钟，其上半身微似有汗，而未能遍身透出，迟一点钟，觉心中之热不复上冲，咽喉疼痛轻减。时在下午一点钟，至晚间临睡时，仍照原方再服一剂，周身皆得透汗，安睡一夜，翌晨诸病若失矣。

胡珍簠君前清名进士，为愚民纪后初次来津之居停也。平素博极群书，对于医书亦恒喜披阅。惟误信旧说，颇忌生用石膏。经愚为之解析则豁然顿悟，是以一日之间共服生石膏八两而不疑，经此番治愈之后，益信生石膏为家常必需之品。恒预轧细末数斤，凡家中人有心中觉热者，即用两许，煮水饮之，是以家中终岁鲜病者。(《医学衷中参西录·温病门·温病兼喉疼》)

○ 戊辰在津，有第一中学教员宋志良君素喜阅拙著，孟夏时其长子慕濂患温疹兼喉证。医者皆忌重用凉药，服其药数剂，病转增剧。继延愚为诊视，其脉洪长有力，纯乎阳明胃腑蕴有实热；其疹似靥未靥；视其咽喉两旁红，微有烂处；心中自觉热甚；小便短赤；大便三日未行。为开大剂白虎汤，加连翘四钱，薄荷叶钱半以托疹外出。方中石膏重用生者四两，恐药房中以煅者充之，嘱取药者视其将大块生石膏捣细，且带一小块来视其果系生石膏否。迨药取至，其小块果为生石膏，而细面灰白，乃系煅者。究问其故，是预制为末，非当面捣细者。愚因调志良曰："石膏煅用，性同鸩毒。若用至一两，即足误人性命。可向杂货铺中买生者，自制细用之。"于是依愚言办理。将药煎汤三盅，分三次温饮下，病大见愈，而脉仍有力，咽喉食物犹疼。继又用原方，先取鲜白茅根二两煮水以煎药，仍分三次服下，尽剂而愈，大便亦通下（张锡纯在本案前阐发说，至于温病，或温而兼疹，其兼咽喉证者尤多。方书名其证为烂喉痧，其证多系有传染之毒菌。治之者，宜注意清其温热，解其疹毒，其咽喉之证亦易愈。试举治验之案以明之。编者注）

○ 后其次子亦患温疹喉证，较其兄尤剧。仍治以前方，初次即用茅根汤煎药，药方中生石膏初用三两，渐加至五两始愈。

○ 继其幼女年七岁亦患温疹喉证，较其两兄尤重，其疹周身成一个，肉皮皆红（俗谓此等疹皆不能治愈）。亦治以前方，为其年幼，方中生石膏初用二两，后加至六两，其热稍退而喉痛不减，其大便六日未行，遂单用净芒硝俾淬水服下，大便即通，其热大减，喉痛亦愈强半。再诊其脉虽仍有力，实有浮而还表之象，遂用西药阿司匹林一瓦，因病机之外越而助其出汗。果服后周身得汗，霍然痊愈。志良因告愚曰："余从前有子女四人，皆因此证而殇，今此子女三人，服先生药完全得愈，始知医术之精，洵有夺命之权也。"

按：温疹之证。西人名为猩红热，有毒菌传染，原不易治，而兼咽喉证者治之尤难。仲景所谓"阳毒为病，面赤斑斑如锦纹，咽喉痛，唾脓血"者，当即此证。近世方书中又名为烂喉痧，谓可治以《伤寒论》麻杏甘石汤。然麻杏甘石汤中石膏之分量原为麻黄之二倍。若借用其方则石膏之分量当十倍于麻黄（石膏一两麻黄一钱）；其热甚者，石膏之分量又当二十倍于麻黄（石膏二两麻黄一钱），然后用之无弊。本期第五卷中曾详论之。近闻友人杨达夫言，有名医精于伤寒，偶患喉证，自治以麻杏甘石汤，竟至不起。想其所用之分量皆按原方而未尝为之通变也，使其早见拙论，又何至有此失乎。

○ 辛未仲春，天津法租界瑞云里沈姓学生，年十六岁，得温疹兼喉痧证。其得病之由，因其身体甚胖，在体育场中游戏努力过度，周身出汗，为风所袭。初微觉恶寒头疼，翌日表里俱壮热，咽喉闷疼。延医服药病未见轻，喉中疼闷似加剧，周身又复出疹，遂延愚为诊治。其肌肉甚热，出疹甚密，连无疹之处其肌肉亦发红色，诚西人所谓猩红热也。其心中亦自觉热甚，其喉中扁桃处皆有红肿，其左边有如榆荚一块发白。自谓不准饮食疼难下咽，即呼吸亦甚觉有碍。其脉左右皆洪滑有力，一分钟九十八至。愚为刺其少商出血，复为针其合谷，又为拟一清咽表疹泻火之方俾服之。

生石膏（捣细）二钱、玄参六钱、天花粉六钱、射干三钱、牛蒡子（捣细）三钱、浙贝母（捣碎）三钱、青连翘三钱、鲜茅根三钱、甘草钱半、粳米三钱。

共煎汤两大盅，分两次温服下。

翌日复为诊视，其表里之热皆稍退，脉象之洪滑亦稍减，疹出又稍加多，前三日未大便，至此则通下一次。再视其喉，其红肿似加增，其白处则大如钱矣。病人自谓："此时饮水必须努力始能下咽，呼吸之滞碍似又加剧。"愚曰："此为极危险之候，非刺患处出血不可。"遂用圭式小刀尖于喉左右红肿之处各刺一长口，放出紫血若干，呼吸骤觉顺利。继再投以清热、消肿、托表疹毒之剂，病遂痊愈（张锡纯在本案前论述说，白喉之病，又恒有与烂喉痧相并者。编者注）。

○ 又治沧州友人董寿山，年过三旬，初则感冒发颐，继则渐肿而下延至胸膺，服药无效。时当中秋节后，淋雨不止，因病势危急，冒雨驱车迎愚。既至，见其颔下连颈，壅肿异常，抚之硬而且热，色甚红，纯是一团火毒之气，下肿已至心口；其牙关不开，咽喉肿疼，自牙缝进水半口，必以手掩口，十分用力始能下咽；且痰涎填满胸中，上至咽喉，并无容水之处，进水少许，必换出痰涎一口；且觉有气自下上冲，常作呃逆；其脉洪滑而长，重按有力，一分钟约近九十至；大便数日未行。愚曰："此俗所称虾蟆瘟也。其毒热炽盛，盘踞阳明之腑，若火之燎原，必重用生石膏清之，乃可缓其毒热之势。"从前医者在座，谓曾用生石膏一两，毫无功效。愚曰："石膏乃微寒之药，《本经》原有明文，仅用两许何能清此炽盛之热毒。"遂为疏方，用生石膏四两，清半夏四钱，金线重楼三钱，连翘二钱，射干二钱。煎服后，觉药停胸间不下，其热与肿似有益增之势。知其证兼结胸，火热无下行之路，故益上冲也。复急取生石膏四两，赭石三两，又煎汤服下，仍觉停于胸间。又急取赭石三两，蒌仁二两，芒硝八钱，又煎汤饮下，胸中仍不开通。此时咽喉益肿，再饮水亦不能下咽，病家惶恐无措。愚晓之曰："余所以连次亟亟用药者，正为此病肿势浸长，恐稍缓则药不能进。今其胸中既贮如许多药，断无不下行之理。药下行则结开便通，毒火随之下降，而上焦之肿热必消矣。"时当晚十点钟，至夜半觉药力下行，黎明下燥粪若干，上焦肿热觉轻，水浆可进，晨饭时牙关亦微开，服茶汤一碗。午后肿热又渐增，抚其胸，热又烙手，脉仍洪实。意其燥粪必未尽下，遂投以大黄四钱，芒硝五钱，又下燥粪，兼有溏粪，病遂大愈。而肿处之硬者仍不甚消，胸间抚之犹热，脉象亦仍有余热。又用生石膏四两，金银花、连翘各五钱，煎汤一大碗，分数次温饮下，日服一剂，三日痊愈。寿山从此愤志学医，今已成名医矣。

按：按此病实温疫（疫有寒温两种而寒者甚少），确有传染至猛至烈之毒菌，是以难治。又按此证当二次用药时，若加硝、黄于药中，早通其大便，或不至以后如此危险，而当时阅历未深，犹不能息息与病机相赴也。（《医学衷中参西录·详论咽喉证治法》）

牙　痛

○ 愚素无牙疼病。丙寅腊底，自津回籍，早六点钟之车站候乘，至晚五点始得登车，因此感冒风寒，觉外表略有拘束，抵家后又眠于热炕上，遂陡觉心中发热，继而左边牙疼。因思解其外表，内热当消，牙疼或可自愈。服西药阿司匹林一瓦半（此药原以一瓦为常量），得微汗，心中热稍退，牙疼亦觉轻。迟两日，心中热又增，牙疼因又剧。方书谓上牙龈属足阳明，下牙龈属手阳明，愚素为人治牙疼有内热者，恒重用生石膏少佐以宣散之药清其阳明，其牙疼即愈。于斯用生石膏细末四两，薄荷叶钱半，煮汤分两次饮下，日服一剂。两剂后，内热已清，疼遂轻减。

翌日因有重证应诊远出，时遍地雪深三尺，严寒异常，因重受外感，外表之拘束甚于初次，牙疼因又增剧，而心中却不觉热。遂单用麻黄六钱（愚身体素强壮是以屡次用药皆倍常量非可概以之治他人也），于临睡时煎汤服之。未得汗。继又煎渣再服，仍未得汗。睡至夜半始得汗，微觉肌肤松畅，而牙疼如故。剧时觉有气循左侧上潮，疼彻辅颊，且觉发热。有时其气旁行，更疼如锥刺。恍悟此证确系气血挟热上冲，滞于左腮，若再上升至脑部，即为脑充血矣。遂用怀牛膝、生赭石细末各一两煎汤服之，其疼顿愈，分毫不复觉疼，且从前头面畏风，从此亦不复畏风矣。盖愚向拟建瓴汤方，用治脑充血证甚效，方中原重用牛膝、赭石，今单用此二药以治牙疼，更捷如影响，此诚能为治牙疼者别开一门径矣，是以详志之。(《医学衷中参西录·自述治愈牙疼之经过》)

第四章 他人用石膏医案

伤　寒

○ 曾治一少年，伤寒已过旬日，阳明火实，大便燥结，投一大剂白虎汤，一日连进二剂，共用生石膏六两，至晚九点钟，火似见退，而精神恍惚，大便亦未通行，再诊其脉，变为弦象，夫弦主火衰，亦主气虚。知此证清解已过，而其大便仍不通者，因其元气亏损，不能运行白虎汤凉润之力也。遂单用人参五钱，煎汤俾服之，须臾大便即通，病亦遂愈。

盖治此证的方，原是白虎加人参汤。因临证时审脉不确，但投以白虎汤，遂致病有变更。幸迷途未远，犹得急用人参，继所服白虎汤后以成功。诚以日间所服白虎汤尽在腹中，得人参以助之，始能运化。是人参与白虎汤，前后分用之，亦无异于一时同用之也。益叹南阳（指张机，编者注）制方之神妙，诚有令人不可思议者也。吴又可谓，如人方肉食而病适来，以致停积在胃，用承气下之，惟是臭水稀类而已；于承气汤中，单加人参一味，虽三四十日停积之物于是方下。盖承气借人参之力鼓舞胃气，宿物始动也。又可此论，亦即愚用人参于白虎汤后，以通大便之理也（本案是湖北省潜江红十字分会张港义务医院院长崔兰亭用其方所治疗的医案，张锡纯在其医案前论述说，重用石膏以退火之后，大便间有不通者，即可少用通利之药通之。此固愚常用之法，而随证制宜，又不可拘执成见。编者注）。（《医学衷中参西录·治伤寒温病同用方·仙露汤》）

○ 李东垣尝治一阴盛格阳伤寒，面赤烦渴，脉七八至，但按之则散。用姜附汤加人参投之，得汗而愈。

按：阴盛格阳烦渴，与阳证烦渴确有分辨。阳证烦渴，喜用大碗饮凉水，饮后必轻快须臾。阴盛格阳烦渴，亦若嗜饮凉水，而饮至口中，又似不欲下咽，不过一两口而止。（《医学衷中参西录·治伤寒温病同用方·仙露汤》）

李士材曰：休宁吴文哉伤寒，烦躁面赤，昏乱闷绝，时索冷水。其弟日休，求余诊视。手扬足掷，五六人制之，方得就诊。其脉洪大无伦，按之如丝。余曰，浮大沉小，阴证似阳也，与附子理中汤，当有生理。日休骇曰：医者十辈至，不曰柴胡、承气，则曰竹叶石膏。今反用热药，恶乎敢？余曰，温剂犹生，凉剂立危矣。遂用理中汤，加人参四钱、附子三钱，煎成，将药碗置冷水中，候冷与饮。服后一时，狂躁定矣。再剂而神爽，服参五斤而安。文哉遗以书曰：弟为俗医所误，既登鬼录矣，而兄翁拯全之，大奇亦大幸也。方弟燥热之时，医以三黄汤入牛黄，服之，转加闷绝，举室哀号，惟候目瞑而已。不意兄翁毅然以为可活，参附以投，阴霾见睍。荆妻稚子，含泪欢呼。父母生之，而兄翁再生之，大恩罔极，莫可言喻。敢志巅末，乞附案峡，俾天下万世，知药不可轻投，命不可轻弃，何莫非大仁人回春之泽哉。

按：此案中有曰，时索冷水，而不曰时饮凉水，盖索者未必能饮也。(《医学衷中参西录·治伤寒温病同用方·仙露汤》)

○ 斯年（指民国十三年，编者注）初冬，因兵革不靖，请假旋里。适生佃户郭姓之女得伤寒证，三四日间阳明热势甚剧，面赤气粗，六脉洪数，时作谵语。为开寒解汤，因胸中觉闷，加瓜蒌仁一两，一剂病愈。(《医学衷中参西录·孙香荪来函·用生石膏治退病验案》)

○ 同邑友人李曰纶，悬壶津门，曾治一阳明腑实证，其脉虽有力而数逾六至，曰纶先投以白虎汤不效，继因其脉数加玄参、沙参以滋其阴分仍不效，询方于愚。答曰：此白虎加人参汤证也。曰纶谓，此证非在汗吐下后，且又不渴不烦，何为用白虎加人参汤？愚曰：用古人之方，当即古人立方之意而推广变通之，凡白虎汤所主之证，其渴与烦者，多因阴分虚损，而脉象数者独非阴分虚损乎？曰纶闻愚言而心中会悟，改投以白虎加人参汤一剂而愈。
(《医学衷中参西录·续申白虎加人参汤之功用》)

○ 吴门顾松园名靖远，因父患热病，为庸医参、附所误。发愤习医，寒暑无间者，阅三十年。尝著有《医镜》十六卷，惜无刊本。近见陆定圃进士《冷庐医话》，载其治王缵功阳明热证，主白虎汤，每剂石膏三两，两剂热顿减。而遍身冷汗，肢冷发呃，别医谓非参、附不克回阳，诸医和之。群哗曰：白虎再投必毙。顾引仲景热深厥亦深之文，及喻嘉言阳证变阴厥，万中无一之说，谆谆力辩。诸医固执不从，投参、附回阳敛汗之剂，汗益多，而体益冷，反诋白虎之害。微阳脱在旦暮，举家惊惶，复求顾诊。仍主白虎汤，连服两大剂，汗止身温。再以前汤加减，数服而痊。因著《辨治论》，以为温热病中，宜用白虎汤并不伤人，以解世俗之惑。

　　按：此案服白虎汤两剂后，而转热深厥深者，以方中所用三两犹轻，不能胜此病也。若如前案中，每剂用石膏半斤，则无斯弊矣。幸其持论不移，卒能以大剂白虎汤挽回此证。又幸思此证者，必为壮实之人，其素日阴分无亏。不然服参附一剂之后，其病即不可问矣，岂犹容后日复用白虎汤哉。(《医学衷中参西录·治伤寒温病同用方·仙露汤》)

　　○ 喻嘉言曰：徐国桢伤寒六七日，身热目赤，索水到前，复置不饮。异常烦躁，将门牖洞启，身卧地上，辗转不快，更求入井。一医急以承气与服。余诊其脉，洪大无伦，按之无力。谓医者曰：此用人参、附子、干姜之证，奈何认为下证？医曰：身热目赤，有余之邪，躁急如此，再以人参、附子、干姜服之，踰垣上屋矣。余曰：阳欲暴脱，外显假热，内有真寒，以姜、附投之，尚恐不能胜回阳之任，况敢用纯阴之药，重劫其阳乎！观其得水不欲咽，情已大露。岂水尚不欲咽，而可用大黄、芒硝乎？天地燠蒸，必有大雨，此证顷刻一身大汗，不可救矣。惟用姜、附，可谓补中有发，并可以散邪退热，一举两得，至稳至当之法，何可致疑？吾在此久坐，如有差误，吾任其咎。于是以附子、干姜各五钱，人参三钱，甘草二钱，煎汤冷服，服后寒战，戛齿有声。以重绵和头复之，缩手不肯与诊，阳微之状始著。再与前药一剂，微汗热退而安。

　　上所录医案，皆阴极似阳也。然其证百中不一见。愚临证数十年，亦未尝见，其证之少可知。至阳极似阴，外面虽见大寒之状，仍须投以大剂寒凉者，愚曾治过数次。前哲医案中，亦多有之。今复登数则于下，可与上列之案对观，庶可分辨阴阳于毫厘之间也。(《医学衷中参西录·治伤寒温病同用方·仙露汤》)

温　病

　　○ 丁卯中秋，曾治天津西广开傅姓少年，患温证，胃热气逆，无论饮食药物下咽即吐出。延医治疗，皆因此束手。弟忽忆《衷中参西录》温病门载治毛姓媪医案，曾用此方以止呕吐，即以清胃腑之大热，遂仿而用之。食梨一颗，蘸生石膏细末七钱余，其吐顿止，可以进食。然心中犹觉热，再投以白虎加人参汤，一剂痊愈。以兹小小便方，能挽回人命于顷刻，即名之为夺命金丹，亦不为过也（李曰纶在本案前阐发说，至诸方之中效而且奇者，用鲜梨片蘸生石膏细末，以止寒温证之呕吐是也。编者注）。(《医学衷中参西录·李曰纶来函》)

○ 湖北潜江红十字分会张港义务医院院长崔兰享君来函云：丁卯仲夏，国民革命军第二十军四师七旅旅长何君身染温病，军医以香薷饮、藿香正气散治之不效。迎为诊视，遵用《衷中参西录》清解汤（薄荷叶四钱、蝉蜕三钱、生石膏六钱、甘草一钱五分。治温病初得，头疼，周身骨节酸疼，肌肤壮热，背微恶寒无汗，脉浮滑者。中有石膏六钱。编者注），一剂而愈。时因大军过境温病盛行，以书中清解汤、凉解汤、寒解汤、仙搏饮、从龙汤、馏水石膏饮，有呕者兼用代赭石膏本此数方变通而用之，救愈官长目兵三千余人，共用生石膏一千余斤，并无偾事。(《医学衷中参西录·石膏治病无分南北论》)

○ 纪文达曰：乾隆癸丑春夏间，京中多疫。以张景岳法治之，十死八九。以吴又可法治之，亦不甚效验。有桐城一医，以重剂石膏治冯鸿胪星实之姬，人见者骇异。然呼吸将死，应手辄痊。踵其法者，活人无算。有一剂用至八两，一人服至四斤者。虽刘守真之《原病式》，张子和之《儒门事亲》，专用寒凉亦未敢至是。实自古所未闻矣。

按：桐城医者，文达未详其姓名。友人刘仲华告愚曰：此医姓余名霖字师愚。于乾隆间著书，名《疫疹一得》。其间重用石膏方名清瘟败毒散。后道光间，归安江笔花著《医镜》，内有治一时疫发斑，用石膏至十四斤，而斑始透。盖深得余师愚之法者。(《医学衷中参西录·治伤寒温病同用方·仙露汤》)

○ 今季秋，敝处张氏之女得温病甚剧，服药无效，医言不治，病家以为无望。仆适在家叔经理之同德公司内，与为比邻，其母乞求强仆往视。见其神昏如睡，高呼不觉，脉甚洪实。用先生所拟之石膏粳米汤，生石膏用三两，粳米用五钱。见者莫不惊讶诽笑，且有一老医扬言于人曰："蔡某年仅二十，看书不过年余，竟大胆若此！石膏重用三两，纵煅透用之亦不可，况生者乎？此药下咽，人即死矣。"有人闻此言，急来相告。仆曰："此方若用煅石膏，无须三两，即一两亦断送人命而有余。若用生者，即再多数两亦无碍，况仅三两乎。"遂急催病家购药，亲自监视，煎取清汤一大碗，徐徐温灌下。病人霍然顿醒。其家人惊喜异常，直以为死后重生矣。闻其事者，互相传告以为异事，且有来相质问者。因晓之曰："《神农本经》原谓石膏微寒，非多用不能奏功，且其性凉而能散，故以清外感实热，直胜金丹。煅之则凉散之性变为收敛，可代卤水点豆腐，若外感有实热者服之，能使人痰火凝滞，固结不散，外感之热永无消路，其人不死何待。盖人皆误信后世本草，谓石膏大寒，且言煅不伤胃，遂畏其大寒而煅用之。不知自后世本草有此数语，遂误尽天下苍生矣。余向者亦未能知，近因阅现时名医著作，乃能豁然贯通。"因取《衷中参西录》例言中所论石膏示之。其人细观一过，喟然悦服。继而热疟流行，经仆重用生石膏治愈者不胜计。浸至求治者无虚日，均照先生之方治之，莫不随手奏效。未知何以能立诸多妙方以概治诸病，真令人欣佩无已也。然学无止境，愿先生以后益广为著作，遍行医界，唤醒梦梦，斯固仆之留香默祝者也（《医学衷中参西录·石膏治病无分南北论》中也录有本案，编者注）。（《医学衷中参西录·蔡维望来函》）

○ 民国十六年孟春，同事赵明仲君，江苏人，得温病，请为诊视。满面及口内皆肿，舌苔灰腻而厚，两寸脉大于尺部一倍。为开白虎加人参汤，生石膏用二两，以其舌苔灰腻，以生杭芍代知母，又加云苓、滑石各五钱。其令亲实业厅秘书张惠臣君适在座，见生石膏二两，为之咋舌。赵君因知生治病多效，服之不疑。连服二剂，病始痊愈。以后张君有病，亦请为诊治焉。（《医学衷中参西录·孙香荪来函·用生石膏治退病验案》）

○ 民国十四年春，同所俞品三君佣妪之子，来津学木工。因身体单薄，又兼天热，得温病，请为诊视。脉浮数而滑，舌苔白厚，时时昏睡。为开清解汤，生石膏用一两，为其脉数，又加玄参五钱。一剂病愈。（《医学衷中参西录·孙香荪来函·用生石膏治退病验案》）

○ 素读大著，字字金玉，中医之赖以不取缔者，先生之力居多也。继冲近治一伏温病，壮热烦渴，脉来洪实兼数，大解十日未行。欲透其邪，则津液已衰，恐有汗脱之虞，欲通其便，则并无承气确征。细思此证。乃阳明热久，其阴铄耗。遵先生重用生石膏之训，即用生石膏二两，合增液汤，加鲜金钗石斛、香青蒿各三钱。病家疑忌，见者皆以为药性过寒凉。余愤然曰："择医宜慎，任医宜专，既不信余药，请余何为？"病家不得已，购药一剂，俾煎汤两盅，作两次服下，而热势益炽，病家疑药不对证。余曰："此非药不对证，乃药轻不胜病耳。"遂俾将两剂并作一剂，煎汤一大碗，徐徐温饮下。移时汗出便通，病若失。众人竟推余重用生石膏之功，然不读先生书，何能如此放胆哉。故详书以报知先生，而先生提倡重用生石膏之功德，真无量哉！使医界中人皆以先生之心为心，救人愈多矣。(《医学衷中参西录·刁继冲来函》)

○ 天津锅店街东口义合胜皮店学徒奎禄，得温病，先服他医清解之药数剂无效。弟诊其脉象，沉浮皆有力。表里壮热无汗。投以书中寒解汤原方，遍身得汗而愈。由斯知方中重用生石膏、知母以清热，少加连翘、蝉蜕以引热透表外出，制方之妙远胜于银翘散、桑菊饮诸方矣，且由此知石膏生用诚为妙药。从治愈此证之后，凡遇寒温实热诸证，莫不遵书中方论，重用生石膏治之。其热实脉虚者，亦莫不遵书中方论，用白虎加人参汤，或用白虎加人参以生山药代粳米汤，皆能随手奏效，以之救人多矣。推本溯源，实皆我兄德惠所及也。(《医学衷中参西录·李曰纶来函》)

○ 邑赵家庄赵绍文，患温病。医者投以桂枝汤，觉热渴气促。又与柴胡汤，热尤甚，且增喘嗽，频吐痰涎，不得卧者六七日。医者谓病甚重，不能为矣。举家闻之，惶恐无措。伊弟绍义延为诊治。既至，见病人喘促肩息，头汗自出，表里皆热，舌苔深灰，缩不能言。急诊其脉，浮数有力，重按甚空。因思此证阳明热极，阴分将竭，实为误服桂枝、柴胡之坏证。急投以白虎加人参以山药代粳米汤，更以玄参代知母。连服两剂，渴愈喘止，脉不浮数，仍然有力，舌伸能言，而痰嗽不甚见轻。继投以从龙汤，去苏子，加人参四钱，天冬八钱。服七剂痊愈。(《医学衷中参西录·董寿山来函》)

○ 又外祖家观涛表弟，由过力而得温病，五六日竟热渴饮冷，谵语不识人。脉洪数有力，左寸尤甚。夫温病之脉，右盛于左者其常也，今则脉象如此，当系热邪传心，乱其神明，是以昏愦殊甚。急用犀角三钱，羚羊角二钱，生石膏二两，甘草钱半，煎汤一大碗，分三次温服，每次送服朱砂细末四分，尽剂而愈。(《医学衷中参西录·董寿山来函》)

中　暑

○ 斯年（指民国十六年，编者注）仲夏，舍亲傅立钟得暑热病，请为诊视。面红气粗，两寸脉弦硬而浮，两尺细数，身体颤动。为开白虎加人参汤，生石膏用二两。因其阴分亏损，为加大生地五钱，玄参五钱；又因脉浮，加青连翘三钱，一剂遗身凉汗而愈。

按：后世本草谓石膏煅不伤胃，此诚谬说。乃一倡百和，流毒无穷，直使患寒温者皆入危险之境，此医学中一大障碍也。我师为悲悯所迫，大声疾呼，唤醒医界，谓石膏生用直同金丹，煅用即同鸩毒（谓煅石膏可代卤水点豆腐，是以不可用），广登报章，举世医界奉为圭臬。而流俗医者，不明化学，犹坚执旧说，蛊惑病家，误人性命，是诚孽由自作矣。（《医学衷中参西录·孙香荪来函》）

发　热

○ 民国十三年八月，财政厅友人张竹荪之女公子发热甚剧，来询方。为开生石膏一两半，煎汤饮之。其热仍不稍退，又来询方。答以多煎石膏水饮之，必能见愈。竹荪购石膏数两，煮汤若干，渴则饮之，数日而愈。（《医学衷中参西录·孙香荪来函》）

○ 濮依云曰：家君于壬午夏病热，喜立日中，且恶凉饮，脉则皆伏。群医咸谓三阴证，慈未之敢信，质于师陆九芝（清代名医陆懋修，编者注）先生。先生惊曰：此温热之大证，阳极似阴也。误用辛热必殆。乃迭进芩、连、膏、黄，热象大显。石膏用至斤许，热乃渐退。窃思此疾当畏寒，脉伏时，谁知其为大热者？若非家君早令习医，受吾师至教，笃信吾师之说，必为群医所误矣。（《医学衷中参西录·治伤寒温病同用方·仙露汤》）

喘　证

○ 门人高如璧，曾治一外感痰喘，其脉甚虚，如璧投以小青龙汤，去麻黄，加杏仁，又加野台参五钱，生石膏八钱，一剂而喘定。继用拙拟从龙汤（从龙汤：龙骨一两、牡蛎一两、生白芍五钱、清半夏四钱、紫苏子四钱、牛蒡子三钱，热者酌加生石膏数钱或至一两；治外感痰喘，服小青龙汤，病未痊愈，或愈而复发者。编者注），亦加参与石膏，病若失。

按：如此调方，以治外感之痰喘兼虚者，诚为稳善，较愚之用补药于小青龙汤后者，可谓青出于蓝矣。(《医学衷中参西录·治伤寒方·小青龙汤解》)

○ 友人张少白曾治一阎姓叟，年近七旬，素有痨疾，发则喘而且嗽。于丙午冬，感冒风寒，上焦烦热，痨疾大作，痰涎胶滞，喘促异常。其脉上部洪滑，按之有力。少白治以生石膏二两，以清时气之热，因兼痨疾，加沉香五钱，以引气归肾。且以痰涎太甚，石膏能润痰之燥，不行痰之滞，故又借沉香辛温之力，以为石膏之反佐也。一日连服两剂，于第二剂，加清竹沥二钱，其病若失。痨疾自此亦愈，至今数年未尝反复。

观此案，则石膏之功用，不几令人不可思议哉。然非其人感冒伤寒，又孰能重用石膏，为拔除其痨疾哉。(《医学衷中参西录·治伤寒温病同用方·仙露汤》)

○ 又长子荫潮，曾治一外感痰喘，喘逆甚剧，脉甚虚数。诸医因喘剧脉虚数，皆辞不治。荫潮投以小青龙汤，去麻黄，加杏仁，又加人参、生石膏各一两，一剂病愈大半。继投以从龙汤（从龙汤：龙骨一两、牡蛎一两、生白芍五钱、清半夏四钱、紫苏子四钱、牛蒡子三钱，热者酌加生石膏数钱或至一两；治外感痰喘，服小青龙汤，病未痊愈，或愈而复发者。编者注），去半夏，加人参、生石膏，两剂痊愈。(《医学衷中参西录·治伤寒方·小青龙汤解》)

神　昏

○ 又江苏崇明协平乡保坍工程筹备处，蔡维望君来函云："今季秋敝处张氏女得温病甚剧，服药无效，医言不治，病家以为无望。仆适在家叔经理之同德公司内，与为比邻。其母乞求强仆往视。见其神昏如睡，高呼不觉，脉甚洪实。用先生所拟之石膏粳米汤，生石膏用三两，粳米用五钱。见者莫不惊讶诽笑。且有一老医扬言于人曰：'蔡某年仅弱冠，看书不过逾年，竟大胆若此。石膏重用三两，纵煅用之亦不可，况生者乎，此药苟下咽，病人即死矣。'有人闻此言，急来相告。仆曰：'此方若用煅石膏，无须三两，即一两亦断送人命而有余。若用生者，即再多数两亦无妨，况仅三两乎。'遂急催病家购药，自监视煎取清汤一大碗，徐徐温饮下，病人霍然顿醒。其家

人惊喜异常。闻其事者互相传告，以为异事。(《医学衷中参西录·石膏治病无分南北论》)

○ 又江苏崇明协平乡保圩工程筹备处，蔡维望君来函云：又苏州交通部电话局，张玉阶夫人病重，电报连催至苏诊治。既至，有医在座，方开金银花一两，山栀八分，黄芩六分等药十七味，加牛黄丸一较。该医请仆诊断，脉洪带数，神昏烦躁，舌苔微黄，喉红小疼，断为春温重证，已入阳明之腑。因思苏州病家畏石膏如虎，良药埋没已久，今次可为石膏昭雪。乃放胆投白虎汤加党参，以生山药代粳米，为其喉红小疼更以玄参代知母，生石膏用八两。该医大为骇异，因将先生所论石膏之理，详为讲解，彼终不悟。遂催病家速购药，石膏要整块自制为末，以免药房以煅者误充。共煎汤一大碗，分数次徐徐温饮下，至明晨热退神清。该医又来探视，则病人正食粥矣。该医再三注目，一笑而去。揣该医之意，必以为其愈非真愈也。何至若斯之惑欤？嘻！"(《医学衷中参西录·石膏治病无分南北论》)

便　　秘

○ 又王御史庄赵希贤之子，年十九岁，偶得温病，医者下之太早，大便转不通者十八日，热渴喘满，舌苔干黑，牙龈出血，目盲谵语，腹胀如鼓，脐突出二寸，屡治不效。忽大便自利，完谷不化，随食随即泻出。诊其脉尽伏。身冷厥逆，气息将无。乍临茫然不知所措，细询从前病状及所服之药，始悟为阳极似阴，热深厥亦深也。然须用药将其滑泻止住，不复热邪旁流，而后能治其热厥。遂急用野台参三钱，大熟地、生山药、滑石各六钱。煎服后，泻止脉出，洪长滑数，右部尤甚。继拟以大剂白虎加人参汤，生石膏重用至八两。竟身热厥回，一夜甚安。至明晨，病又如故。试按其腹中，有坚块，重按眉皱似疼，且其腹胀脐突若此，知其内有燥粪甚多。遂改用大黄一两，芒硝六钱、赭石、蒌仁各八钱，煎汤一大盅，分两次温饮下，下燥粪二十七枚而愈。(《医学衷中参西录·董寿山来函》)

痢　　疾

○ 尝观丁仲祜所译东人《赤痢新论》，有医案二则，一为宫野某女，一为田中某女，皆痢而兼瘟。身发剧热，心机亢进，脉搏百一十至，神昏谵语。若投以拙拟重用生石膏之方皆可随手奏效，乃东人不知治瘟但知治痢，致二证皆至不起。夫著《赤痢新论》者，为志贺洁系东人，著名医学博士，能于痢证中考验出阿米巴赤痢，谓起于热带而渐及于温带、寒带。其痢毒为动物之菌，寄居人腹为其为慢性之痢。且为动物之菌，故其治法与寻常赤痢不同。其研究痢证可谓精矣，而竟于痢而兼瘟之证研究未到，诚以东人崇尚西法，不善治瘟且不知用石膏，故于痢证兼瘟者犹一间未达也。(《医学衷中参西录·石膏解》)

○ 门人高如璧曾治一媪，年近七旬。于春初得伤寒证，三四日间，烦热异常，又兼白痢，昼夜滞下无度，其脉洪滑兼浮。如璧投以寒解汤［寒解汤：生石膏一两、知母八钱、连翘一钱五分、蝉蜕一钱五分。治周身壮热，心中热而且渴，舌上苔白欲黄，其脉洪滑。或头犹觉疼，周身犹有拘束之意者。或问：此汤为发表之剂，而重用石膏、知母，微用连翘、蝉蜕，何以能得汗？答曰：用此方者，特恐其诊脉不真，审证不确耳。果如方下所注脉证，服之覆杯可汗，毋庸虑此方之不效也。盖脉洪滑而渴，阳明腑热已实，原是白虎汤证。特因头或微疼，外表犹似拘束，是犹有一分太阳流连未去。故方中重用石膏、知母以清胃腑之热；而复少用连翘、蝉蜕之善达表者，引胃中化而欲散之热，仍还太阳作汗而解。斯乃调剂阴阳，听其自汗，非强发其汗也。况石膏性凉(《本经》谓其微寒即凉也)味微辛，有实热者，单服之即能汗乎。编者注］，加生杭芍三钱，一剂微汗而热解，痢亦遂愈。(《医学衷中参西录·治温病方·寒解汤》)

阳 痿

○ 徐灵胎又曰：嘉兴朱宗臣以阳胜阴亏之体，又兼痰涎气逆。医者以温补治之，胸膈否塞，而阳道痿。群医谓脾肾两亏，将恐无治。就余于山中。余视其体丰而气旺，阳升而阴不降，诸窍皆闭。笑谓之曰：此为肝肾双实证，先用清润之品，加石膏以降其逆气，后以消痰开胃之药，涤其中宫，更以滋肾强阴之药，镇其元气。阳事既通，五月后，妻即怀孕，得一女。又一年，复得一男。

观此案，则无外感而有实热者，石膏亦可用也。俗医妄谈，谓石膏能寒人之下焦，令人无子，何其言之谬耶(《医学衷中参西录·石膏解》中也录有本案，

编者注）！（《医学衷中参西录·治伤寒温病同用方·仙露汤》）

○ 近治奉天南市场俊记建筑公司经理王海山，其证亦与前案朱宗臣之病相似。愚师徐氏之意，亦先重用生石膏以清其痰火，共服药十余剂痊愈。海山年四十余，为无子，纳宠数年，犹未生育，今既病愈，想亦育麟不远矣。（《医学衷中参西录·石膏解》）

拘 挛

○ 太医院吏目杨荣春，号华轩，南皮人。曾治一室女，周身拘挛，四肢不能少伸，年余未起床矣。诊其脉，阳明热甚。华轩每剂药中，必重用生石膏，以清阳明之热。共用生石膏四斤，其病竟愈。盖此证必因素有外感之热，传入阳明经。医者用甘寒滞泥之品，锢闭其热于阳明经中，久而不散。夫阳明主宗筋，宗筋为热所伤而拘挛，久之周身之筋皆病矣。此锢闭之热，惟生石膏可清之内消，兼逐之外出，而他药不能也（《医学衷中参西录·石膏解》中也录有本案，编者注）。（《医学衷中参西录·治伤寒温病同用方·仙露汤》）

○ 吴鞠通治何姓叟，手足拘挛，误服桂、附、人参、熟地等补阳，以致面赤，脉洪数，小便闭，身重不能转侧，手不能上至鬓，足蜷曲丝毫不能移动。每剂药中重用生石膏半斤，日进一剂，服至三月后，始收全功。（《医学衷中参西录·论用药以胜病为主不拘分量之多少》）

痹 证

○ 又天津西门外王媪，年下十七岁，右膝盖部发炎，红热肿疼，食减不眠。其嗣如珍延为诊视。至其家，闻病者呼号不止，口称救命。其右脉洪数有力，心悸头眩，舌苔白而腻，大便三日未行，小便赤热。按此足征湿热下注。予以活络效灵丹（当归五钱、丹参五钱、生明乳香五钱、生明没药五钱。若为散，一剂分作四次服，温酒送下。治气血凝滞，疬癖癥痕，心腹疼痛，腿疼臂疼，内外疮疡，一切脏腑积聚，经络湮淤。编者注），加生石膏六钱，知母、怀牛膝、生薏米各四钱，甘草梢一钱。嘱服一剂。次日自能来寓，其疼减肿消，夜已成寐，尚云右臂酸疼，又即原方加青连翘、金银花、油松节各二钱，服之痊愈。（《医学衷中参西录·相臣哲嗣毅武来函》）

疟　病

○ 袁简斋曰："丙子九月，余患疟，饮吕医药，至日昃（指太阳偏西，编者注）忽呕吐，头眩不止。家慈抱余起坐，觉血气自胸偾起，性命在呼吸间。忽有征友赵藜村来访，家人以疾辞。曰：'我解医。'乃延入诊脉看方，笑曰：'容易。'命速买石膏，加他药投之。余甫饮一勺，如以千钧之石，将肠胃压下，血气全消。未半盂，沉沉睡去，头上微汗，朦胧中闻先慈喵曰：'岂非仙丹乎？'睡须臾醒，君犹在座。问：'思西瓜否？'曰：'想甚。'即买西瓜。曰：'凭君尽量，我去矣。'食片许，如醍醐灌顶，头目为清，晚食粥。次日来曰：'君所患者，阳明经疟，吕医误为太阳经，以升麻、羌活二味升提之，将君气血逆流而上，惟白虎汤可治，然亦危矣。'"详观此案，石膏用之得当，直胜金丹，诚能挽回人命于顷刻也。（张氏在医案前论述说，且重用石膏治疟，亦非自愚昉也。）（《医学衷中参西录·治伤寒温病同用方·仙露汤》中也录有本案，编者注）。（《医学衷中参西录·石膏解》）

真寒假热

○ 明李士材治鲁藩阳极似阴证，时方盛暑，寝门重闭，密设毡帷，身复貂被，而犹呼冷。士材往视之曰："此热证也。古有冷水灌顶法，今姑通变用之。"乃以生石膏三斤煎汤三碗，作三次服。一服去貂被，再服去毡帷，服至三次体蒸流汗，遂呼进粥，病若失矣。（《医学衷中参西录·论用药以胜病为主不拘分量之多少》）

产后发热

○ 友人毛仙阁曾治一少妇，产后十余日，周身大热无汗，心中热而且渴。延医调治，病势转增，甚属危急。仙阁诊其脉甚洪实，舌苔黄而欲黑，撮空摸床，内风已动。治以生石膏三两，玄参一两，野台参五钱，甘草二钱。为服药多呕，取竹皮大丸之义，加竹茹二钱，煎汤一大碗，徐徐温饮下，尽剂而愈。

观此案，则外感之热，直如燎原，虽在产后，岂能从容治疗乎。孙思邈曰：智欲圆而行欲方，胆欲大而心欲小。世俗医者，遇此等证，但知心小，

而不知胆大。岂病人危急之状，漠不关于心乎？（《医学衷中参西录·治伤寒温病同用方·仙露汤》）

产后温病

○ 铁岭友人吴瑞五精医学，尤笃信拙著《衷中参西录》中诸方，用之辄能奏效。其侄文博亦知医。有戚家延之治产后病，临行瑞五嘱之曰："果系产后温热，阳明胃腑大实，非用白虎加人参汤不可，然用时须按《医学衷中参西录》中讲究，以生山药代粳米、玄参代知母，方为万全之策，审证确时，宜放胆用之，勿为群言所阻挠也。"及至诊视，果系产后温病，且证脉皆大实，文博遵所嘱开方取药，而药房皆不肯与，谓产后断无用石膏之理，病家因此生疑。文博辞归，病家又延医治数日，病势垂危，复求为诊治。文博携药而往，如法服之，一剂而愈。（《医学衷中参西录·石膏解》）

○ 徐灵胎曰：西濠陆炳若之夫人，产后感风热，瘀血未尽。医者执产后属虚寒之说，用干姜、熟地治之，汗出而身热如炭，唇燥舌紫，仍用前药。余是日偶步田间看菜花，近炳若之居，趋迎求诊。余曰：生产血枯火炽，又兼风热，复加刚燥滋腻之品，益火塞窍，凶危立见，非石膏则阳明之盛火不解。遵仲景法，用竹皮、石膏等药。余归，而他医至，笑且非之，谓自古无产后用石膏之理。益生平未见仲景方也。其母素信余，立主服之，一剂而苏。明日炳若求诊，余曰，更服一剂，即痊愈矣，毋庸易方，如言而愈。观此案，则产后病寒温者，石膏亦所不忌也。

按：《金匮》有竹皮大丸，治妇人乳中虚，烦乱呕逆，即此案所谓产后风热也。竹皮大丸中，原有石膏，故徐氏谓遵仲景之法。而愚治产后寒温之实热，则用白虎加人参汤，以玄参代知母。盖退寒温之实热，知母不如石膏，而其性实寒于石膏，当为产后所忌。故竹皮大丸中不用知母。至玄参则宜于产乳余疾，《本经》有明文也。用白虎汤之例，汗吐下后，皆加人参，以其虚也。产后较汗吐下后更虚，故必加之方妥。（《医学衷中参西录·治伤寒温病同用方·仙露汤》）

○ 一赵姓妇，年二十余，产后八九日，忽得温病。因误用热药发汗，致热渴喘促，舌苔干黑，循衣摸床，呼索凉水，病家不敢与。脉弦数有力，一息七至。急投以白虎加人参以山药代粳米汤。为系产后，更以玄参代知母。方中生石膏重用至四两。又加生地、白芍各数钱。煎汤一大碗，分四次温饮下。尽剂而愈。当时有知医者在座，疑而问曰："产后忌用寒凉，何以如此放胆，重用生石膏？且知母、玄参皆系寒凉之品，何以必用玄参易知母？"答曰："此理俱在《衷中参西录》。"遂于行箧中出书示之。医者细观移时，始喟然叹服。(《医学衷中参西录·董寿山来函》)

〇 又马家庄外祖家表妹，字于孙庆屯张姓。因产后病温，服补药二十余剂，致大热、大渴、大汗，屡索凉水。医者禁勿与饮，急欲投井。及生视之，舌黑唇焦，目睛直视，谵语发狂。诊其脉，细数有力。问其小便赤涩，大便紫黑黏滞，不甚通利。盖以产后血虚，又得温病，兼为补药所误，以致外邪无由而出，内热如焚，阴血转瞬告罄。急投以白虎加人参汤，仍用山药、玄参代粳米、知母。服后一夜安稳，黎明旋又反复，热渴又如从前。细思产后血室空虚，邪热乘虚而入，故大便紫黑，宜调以桃仁承气场，以下其瘀血，邪热当随之俱下。因小便赤涩，膀胱蓄热，又加滑石四钱，甘草钱半。乃开药房者系其本族，谓此药断不可服。病家疑甚，复延前医相质。前医谓，此病余连治三次，投以温补药转剧，昨服白虎加人参汤，既稍见轻，想服承气汤亦无妨也。病家闻之，始敢煎服。因方中大黄重用六钱，俾煎汤一盅半，分三次温饮下。逾三点钟，降下大便如胶漆者二次，鲜红色者一次，小便亦清利，脉净身凉而愈。(《医学衷中参西录·董寿山来函》)

〇 自离函丈，每怀救诲，时时无忘。生刻下所医之病，俱用《衷中参西录》方，莫不立竿见影，大起沉疴。

本村张氏妇，得温病，继而小产，犹不以为意。越四五日，其病大发。遍请医生，均谓温病小产，又兼邪热太甚，无方可治。有人告以生自奉天新归，其夫遂造门求为诊治。生至其家，见病人目不识人，神气恍惚，渴嗜饮水，大便滑泻，脉数近八至，且微细无力，舌苔边黄中黑，缩不能伸。举家泣问："此病尚可救否？"答曰："此病按常法原在不治之例。然余受名师传授，竭吾能力，或可挽回。"为其燥热，又兼滑泻，先投以《衷中参西录》滋阴清燥汤。一剂泻止，热稍见愈。继投以大剂白虎加人参以山药代粳米汤，为其产后，以玄参代知母，为其舌缩脉数，阴分大亏，又加枸杞、生地。煎汤一大碗，调入生鸡子黄三枚，分数次徐徐温饮下。精神清爽，舌能伸出。

连服三剂痊愈。众人皆曰神医。生曰："此皆遵余师之训也。若拘俗说，产后不敢用石膏，庸有幸乎。特是用石膏必须仿白虎加人参汤之义，而以参佐之耳，余师所著《衷中参西录》中论之详矣。"（《医学衷中参西录·杨鸿恩来函》）

儿　科

○ 小儿悦生，今年秋夏之交，陡起大热，失常神呆，闭目不食，家慈见而骇甚。锡光因胸有成竹定见，遂曰："此无忧。"即用书中石膏阿司匹林汤，照原方服法，服后即神清热退。第二日午际又热，遂放胆再用原方，因其痰多而咳，为加清半夏、牛蒡子，服之痊愈。（《医学衷中参西录·王锡光来函》）

○ 友人刘仲华，济南博雅士也，精通医学。曾治一孺子，出疹刚见点即回。医者用一切药，皆不能表出。毒气内攻，势甚危急，众皆束手。仲华投以《伤寒论》麻杏甘石汤，一剂疹皆发出，自此遂愈。夫麻杏甘石汤，为汗后、下后，汗出而喘无大热者之方，仲华用以治疹，竟能挽回人命于顷刻，可为善用古方者矣。（《医学衷中参西录·治治瘟疫瘟疹方·清疹汤》）

○ 又乙丑季夏，愚在籍，有南门里张姓幼子患暑温兼痉，其痉发时，气息皆闭，日数次，灼热又甚剧，精神异常昏愦，延医数人皆诿为不治。小儿荫潮投以大剂白虎汤，加全蜈蚣三条，俾分三次饮下，亦一剂而愈。（《医学衷中参西录·论小儿痉病治法》）

疹

○ 吕沧洲云：一人，伤寒十余日，身热而静，两手脉尽伏。医者以为坏证弗与药。余诊之，三部脉举按皆无。舌苔滑，两颧赤如火，语言不乱。因告之曰：此子必大发赤斑，周身如锦纹。夫血脉之波澜也，今血为邪热所搏，掉而为斑，外现于皮肤，呼吸之气无形可倚，犹沟渠之水虽有风不能成波澜也，斑消则脉出矣。及揭其衾，而赤斑烂然。与白虎加人参汤化其斑，脉乃复常。

按：发斑至于无脉，其证可谓险矣。即遇有识者，细诊病情，以为可治，亦必谓毒火郁热盘踞经络之间，以阻塞脉道之路耳。而沧洲独断为发斑则伤血，血伤则脉不见。是诚沧洲之创论，然其言固信而有征也。

○ 忆己亥春，尝治一少年吐血证。其人大口吐血，数日不止，脉若有若无，用药止其血后，脉因火退，转分毫不见。愚放胆用药调补之，竟得无恙（见寒降汤条）。夫吐血过多可至无脉，以正沧洲血伤无脉之说确乎可信，此阳毒发斑也。（《医学衷中参西录·治治瘟疫瘟疹方·青盂汤》）

○ 斯年（指民国十六年，编者注）仲春，俞品三君之三位女公子皆出瘟疹。生为诊视，皆投以清解汤（薄荷叶四钱、蝉蜕三钱、生石膏六钱、甘草一钱五分。治温病初得，头疼，周身骨节酸疼，肌肤壮热，背微恶寒无汗，脉浮滑者。编者注），加连翘、生地、滑石而愈。同时之患此证者，势多危险。惟生投以此方，皆能遂手奏效，诚良方之可以活人也。（《医学衷中参西录·孙香荪来函》）

牙　痛

○ 又二小儿年十二岁，右边牙疼，连右腮亦肿疼。因读先生自述治愈牙疼之经过，知腮肿系外感受风，牙疼系胃火炽盛，遂先用西药阿司匹林一瓦，服后微见汗。继用生石膏二两，荷薄叶钱半，连服三剂痊愈。

内子（指赵利庭妻子，编者注）见两次用《衷中参西录》方治愈儿女之病，遂含泪言曰：“《衷中参西录》之方，用之对证，无异金丹。若早有此书，三小儿不至夭折！”言之若甚痛惜，举家为之惨然。因从前三小儿之病，与小女相似，而竟未能治愈也。仆今言此，欲人知先生之书，若早置一编，以备查阅，洵堪为举家护命之宝符，甚勿若仆有晚置此书之悔也。（《医学衷中参西录·赵利庭来函》）